科学出版社"十四五"普通高等教育本科规划教材

针灸治疗学

主　编　马铁明　佘延芬

科学出版社

北　京

内 容 简 介

为深入学习贯彻党的二十大精神,适应新形势下中医药行业高等教育教学改革和中医药人才培养的需要,本教材立足健康中国建设,展示针灸成果;结合一线教师的临床经验,介绍针灸临床基础指导原则;重点介绍各科常见病的针灸治疗,突出临床特色,体现中医药文化自信,促进中医药传承创新发展。教材编写遵循"三基""五性""三特定"的原则,各参编人员坚持质量把控,内容上循序渐进、通俗易懂、纸数融合、可操作性强,较传统教材新配备了数字增值服务模块、思想政治教育模块、案例思考教学模块,在提高学生学习效果的同时,更增强了爱国主义理想信念的教育。

本教材适用于针灸推拿学专业五年制学生,或供考研或自学使用。

图书在版编目(CIP)数据

针灸治疗学 / 马铁明,佘延芬主编. —北京:科学出版社,2023.6
科学出版社"十四五"普通高等教育本科规划教材
ISBN 978-7-03-075385-4

Ⅰ.①针… Ⅱ.①马… ②佘… Ⅲ.①针灸疗法-高等学校-教材
Ⅳ.①R245

中国国家版本馆 CIP 数据核字(2023)第 065538 号

责任编辑:郭海燕 李 媛/责任校对:刘 芳
责任印制:赵 博/封面设计:蓝正设计

科 学 出 版 社出版
北京东黄城根北街 16 号
邮政编码:100717
http://www.sciencep.com

保定市中画美凯印刷有限公司印刷
科学出版社发行 各地新华书店经销
*
2023 年 6 月第 一 版 开本:787×1092 1/16
2024 年 7 月第二次印刷 印张:18
字数:467 000
定价:65.00 元
(如有印装质量问题,我社负责调换)

编 委 会

前　言

　　针灸治疗学是研究运用针灸方法治疗疾病的临床课程，是针灸推拿学专业的主干课程。本课程体现了中医学知识与理论、针灸学理论与技术等的综合应用，对于学生步入临床具有重要的指导意义。学生通过本教材的学习，可以开阔知识视野，养成科学态度，培养专业自信、创新意识和动手能力，更可以掌握系统的临床诊疗知识体系，以及应用针灸疗法诊治疾病的能力。

　　本教材的编写始终以教材的"三基五性"要求为指导，内容结构设计合理，体现临床特色，同时融入思政元素，贯彻落实党的二十大精神，体现"立德树人"的教育任务。在此基础上，本教材重点突出以下几点：一是辨证论治，教材中的辨证分型、针灸治疗与中医执业医师考试大纲保持一致，便于学生多方位应用；二是病种选择，疾病为适用于针灸治疗的常见病、多发病，阐述临床常用治疗方法，更加贴近临床实际，突出实用性；三是扩展知识，纳入临床疾病最新的研究进展及治疗方法，补充原有教材不足之处，与时俱进地加入新内容，理论与实践紧密结合，符合临床发展需求。

　　本教材分为两篇。上篇为总论，阐述针灸学的基本理论，包括针灸治疗作用与治疗原则、针灸治病特点与临床诊治特点、针灸处方与特定穴的应用；下篇为各论，阐述疾病的针灸治疗，包括内科、妇儿科、皮外科、骨伤科、五官科、急证及其他病证；附录为参考资料，包括时间针灸学和针灸歌赋选。其中，上篇由马铁明、荆秦、王荣编写；下篇各论中内科病证由宋春华、徐派的、袁锦虹、杨旭光、兰彩虹编写；妇儿科病证由赵彩娇、焦琳、董国娟、具紫勇编写；皮外科病证由张友贵、惠建荣、李漾编写；五官科病证由吴明霞、屠建锋、郁洁编写；骨伤科病证、急症、其他病证由陈泽林、周思远、刘安国、周传龙、李昭凤编写；附录由佘延芬、张晓琪、牛乾编写。本教材由马铁明、佘延芬主持，全体编委参与编写，科学出版社对教材的编写给予精心的组织和指导。

　　在本书编写过程中，全体人员团结协作，力求尽心尽力编写出高质量的教材，但编写难免存在疏漏不妥之处，期望广大师生在使用本教材过程中提出宝贵意见，以便今后修订和提高。

《针灸治疗学》编委会

2023 年 1 月

目　录

上篇 总论

第一章　针灸治疗作用与治疗原则

第一节　针灸治疗作用

针灸治疗作用是指针灸在治疗疾病过程中所表现出的基本作用。生理情况下，机体处于经络通畅、脏腑协调、阴阳平衡的状态。病理情况下，机体出现脏腑功能失调，经络气血壅滞的异常情况，进而导致阴阳失调。针灸治疗以通经络、行气血、调阴阳为根本，从而达到治疗疾病的目的。针灸治疗作用复杂多样，总体上可概括为疏通经络、扶正祛邪和调和阴阳三个方面。

一、疏 通 经 络

祛除瘀阻之邪、恢复经络通畅，是针灸最直接和最基本的治疗作用。《灵枢·经脉》曰："经脉者，所以能决死生，处百病，调虚实，不可不通。"经络"内属于脏腑，外络于肢节"，其主要生理功能是运行气血。经络功能正常时，气血运行通畅，濡养脏腑器官、体表肌肤以及四肢百骸，从而发挥其正常的生理功能，即"内灌脏腑，外濡腠理"。若经络功能失常，气血运行不畅，甚则气血瘀滞，阻遏经络，均会导致经络的病理变化，引起疾病的发生。因此，各种内外因素引起的经络瘀阻不通是疾病发生的重要病机之一，经络瘀阻不通临床常表现为麻木、疼痛、肿胀、拘挛等症状，甚或体表脉络循行之处出现瘀斑、充血、结节、条索状等阳性反应物等。《灵枢·刺节真邪》曰："用针者，必先察其经络之实虚……一经上实下虚而不通者，此必有横络盛加于大经，令之不通，视而泻之，此所谓解结也。"解结即疏通经络，使脉道通畅，气血调和。针灸疏通经络主要是根据病变部位及经络循行与联系，选择特定部位和腧穴，采用毫针泻法、三棱针点刺出血、皮肤针叩刺、拔罐或灸法等方法，使经络通畅，气血运行正常，达到治疗疾病的目的。正如《备急千金要方》所说："凡病皆由血气壅滞，不得宣通。针以开导之，灸以温暖之。"

二、扶 正 祛 邪

针灸疗法扶助机体正气、祛除病邪，以发挥扶正祛邪的作用，是针灸治疗的根本法则和手段。《素问·刺法论》曰："正气存内，邪不可干。"《素问·评热病论》曰："邪之所凑，其气必虚。"疾病的发生、发展及其转归的过程，实质上是正邪相争的过程，说明疾病的发生是由于正气相对不足，邪气相对强盛所致。扶正即扶助正气，增强抗病能力，有助于抗邪；祛邪即祛除病邪，减轻疾病症状，减轻对正气的损伤。正胜邪退则病情缓解，正不胜邪则病情加重。针灸扶正祛邪的作用与补泻手法、穴位的补泻性能有关，正虚邪不胜者，宜扶正为主；邪盛正未衰者，宜祛邪为主。因此，扶正祛邪既是使疾病向良性方向转归的基本保证，又是针灸治疗疾病的作用过程。

三、调 和 阴 阳

针灸疗法促进患者机体从阴阳失衡状态向平衡状态转化达到阴阳调和的作用，是针灸治疗最终要达到的根本目的。《灵枢·根结》曰："用针之要，在于知调阴与阳，调阴与阳，精气乃光，合形与气，使神内藏。"疾病的发生机理是极其复杂的，六淫、七情、饮食、劳倦等内外因素均可导致人体脏腑功能的偏盛偏衰，阴阳失去相对平衡，从而引起疾病的发生，即"阴胜则阳病，阳胜则阴病"。针灸调和阴阳的作用，主要是通过经络阴阳属性、穴位配伍和针刺手法完成的。《素问·阴阳应象大论》曰："故善用针者，从阴引阳，从阳引阴。"指出针灸调和阴阳的基本方法就是"阳证治阴，阴证治阳"。例如，中风后出现的足内翻，从经络辨证上可确定为阳（经）缓而阴（经）急，治疗时采用补阳经而泻阴经的针刺方法；失眠或多寐的治疗，则根据阳跷、阴跷主眼睑开合，取与阴跷相通的照海和与阳跷相通的申脉进行治疗，依据阳气盛则失眠，阴气盛则多寐的思想，失眠补阴跷（照海）泻阳跷（申脉），多寐补阳跷（申脉）泻阴跷（照海）。

综上所述，调节作用是针灸最本质的作用，针灸通过调节人体稳态系统而发挥作用。疏通经络是扶正祛邪和调和阴阳的基础，即经络畅通有利于扶正祛邪和调和阴阳作用的发挥；扶正祛邪是治疗疾病的作用过程，其目的是使阴阳平衡，而调和阴阳又常常依赖于扶正祛邪作用。针灸的治疗作用既是相对独立的，更是相互关联的，只是在具体的疾病治疗过程中，要抓住主要矛盾，强化某一作用为主导。

第二节　针灸治疗原则

针灸治疗原则是运用针灸治疗疾病必须遵循的基本法则，是确立治疗方法的基础。在应用针灸治疗疾病时，具体的治疗方法多种多样，从总体上把握针灸的治疗原则具有执简驭繁的重要指导意义。针灸的治疗原则可概括为治神守气、补虚泻实、清热温寒、治病求本和三因制宜等五个方面。

一、治 神 守 气

在针灸治疗原则中，治神守气居于首要地位。正如《素问·宝命全形论》曰："凡刺之真，必先治神。"由此可见，治神守气是针灸施治的基础和前提，是充分调动医者和患者双方积极性的关键措施，也是现代中医学模式的具体体现。针灸治疗过程中，医者应宁神聚意，心无旁骛，认真操作，正神守气；患者应客观认识疾病，配合治疗，安神定志，意守感传。简而言之，治神守气既能更好地发挥针灸疗法的作用，提高治疗效果，又能有效地防止针灸意外事故的发生。

（一）治神

神，是机体的生命活动的外在表现，是对精神意识、思维活动及脏腑气血津液外在表现的概括。治神贯穿于针灸治病的全过程，主要包括两方面：一是指在针灸操作过程中，医者专一其神，意守经气，患者神情安定，意守感传；二是指在施治前后注重调治患者的精神状态。《素问·诊要经终论》强调"刺针必肃"，要求医者在患者面前要严肃、认真，不可轻浮冷漠、以貌取人。施术时注意力集中，取穴准确，操作谨慎，专心致志，做到"神在秋毫，属意病者"（《灵枢·九针十二原》）。另外，《备急千金要方》说："凡大医治病，必当安神定志。"也隐含医者在施术前应充分沟通，将针灸疗法的相关事宜告诉患者，以便稳定情绪，消除紧张心理之意。对于精神高度紧张、情绪波动不定以及大惊、大恐、大悲之人，应暂时避免针刺，以防神气散亡，造成不良后果；对于疑难病症、慢性痼疾或情志致病者，应强化医患沟通，鼓励患者树立战胜疾病的信心，积极配合治疗，促使疾病康复。

（二）守气

气，主要指经气。《灵枢·刺节真邪》说："用针之类，在于调气。"经气虚实是脏腑、经络功能盛衰的标志，其在针灸疗法中的体现又有得气、气行、气至病所等形式。而得气的快慢、气行的长短、气至病所的效应，常常又与患者的体质、对针刺的敏感度，医生取穴的准确性、针刺方向、角度、深度的合理性，以及刺激强度、补泻手法应用等因素密切相关。基于这些因素，医者治神守气，往往对诱发经气、加速气至、促进气行和气至病所起到决定性的作用。患者的意守感传，亦能为守气打下良好的基础。如能在医者进针、行针过程中配合做呼吸运动，其临床治疗效果会更好。《灵枢·九针十二原》说："粗守形，上守神。"守神即守气，守气的过程也含有治神的内容，守气必先治神。如气不至，则可恰当运用切、扪、循、按等行气辅助手法，或巧妙配合语言暗示，以诱发经气的出现。一旦针下气至，就要"密意守气"，做到"经气已至，慎守勿失……如临深渊，手如握虎，神无营于众物"（《素问·宝命全形论》）。

二、补虚泻实

补虚泻实即扶助正气，祛除邪气。《素问·通评虚实论》曰："邪气盛则实，精气夺则虚。""虚"指正气不足，"实"指邪气有余。虚则补，实则泻，属于正治法。《灵枢·经脉》曰："盛则泻之，虚则补之……陷下则灸之，不盛不虚，以经取之。"在针灸临床上，补虚泻实的原则有其特殊含义。

（一）虚则补之，陷下则灸之

"虚则补之"即虚证采用补法治疗。针刺补虚主要是通过针刺手法的补法、穴位的选择和配伍等而实现的。如气血虚弱者，有肢软无力、腹泻、遗尿等症状，可取气海、关元、足三里等具有补益作用的腧穴和有关脏腑经脉的背俞穴、原穴施行补法，或施行温补灸法，可调整脏腑功能，促进气血生化，起到补益正气的作用。

"陷下则灸之"，属于虚则补之的范畴，即气虚下陷的治疗原则是以灸治为主。当气虚出现陷下的证候时，应用温灸方法可较好地起到温补阳气、升阳举陷的作用，如子宫脱垂可灸百会、气海、关元等。

（二）实则泻之，菀陈则除之

"实则泻之"即实证采用泻法治疗。针刺泻实主要是通过针刺手法的泻法、穴位的选择和配伍等而实现的。如在穴位上施行捻转、提插、开阖等泻法，可以起到祛除人体病邪的作用；对于高热、中暑、昏迷及各种原因引起的剧痛等，选用十宣、水沟、素髎、丰隆等偏泻性能的腧穴，针用泻法或点刺放血，达到祛邪之目的。

"菀陈则除之"，"菀"同瘀，有瘀结、瘀滞之义。"陈"即陈旧，引申为时间长久。"菀陈"泛指络脉瘀阻之类的病证；"除"即清除，指清除瘀血的刺血疗法等。即对于络脉瘀阻不通引起的病证，宜采用三棱针点刺出血，达到活血化瘀的目的。如闪挫扭伤、丹毒、红丝疔等引起的肌肤红肿热痛、青紫肿胀、体表红丝窜行等，可在局部络脉或瘀血部位施行三棱针点刺出血法，以活血化瘀、解毒泻火、消肿止痛。若病情较重者，可点刺出血后加拔火罐，利于排出更多恶血，促进病愈。另外，腱鞘囊肿取局部阿是穴、小儿疳证取四缝点刺放血治疗也属于此范畴。

（三）不盛不虚，以经取之

"不盛不虚"，并非病证本身无虚实可言，而是脏腑、经络的虚实表现不甚明显。一般是指病变脏腑、经脉本身的病变，而不涉及其他脏腑、经脉，属本经自病。治疗应按本经循经取穴，在针刺时，多采用平补平泻的针刺手法。

三、清 热 温 寒

"清热"就是热性病证治疗用"清"法；"温寒"就是寒性病证治疗用"温"法。《灵枢·经脉》曰："热则疾之，寒则留之。"即针对热性病证和寒性病证运用清热、温寒的治疗原则。

（一）热则疾之

热则疾之是指热性病证的治疗原则是浅刺而疾出针，手法宜轻而快，可以不留针或针用泻法，以清泻热毒。例如，风热感冒者，当取大椎、曲池、合谷、外关等穴浅刺疾出，即可达到清热解表的目的；若伴有咽喉肿痛者，可用三棱针在少商点刺出血，以加强泻热、消肿、止痛的作用。

（二）寒则留之

寒则留之是指寒性病证的治疗原则是深刺而久留针，以达温经散寒的目的。因寒性凝滞而主收引，针刺时不易得气，故应留针候气；加艾灸更能助阳散寒，使阳气得复，寒邪乃散。如寒邪在表，留于经络者，艾灸法较为相宜；若寒邪在里，凝滞脏腑，则针刺应深而久留，或配合"烧山火"针刺手法，或加用艾灸，以温针法较为适宜。

四、治 病 求 本

治病求本就是在治疗疾病时要抓住其发生的根本原因，采取针对性的治疗方法。中医学中，"标"、"本"是一个相对的概念，可用以说明病变过程中各种矛盾的主次关系。如从正邪双方而言，正气为本，邪气为标；从病因与症状而论，病因为本，症状为标；从疾病的先后来看，旧病、原发病为本，新病、继发病为标，等等。治病求本是一个基本法则。临床上常常会遇到疾病的标本缓急等特殊情况，这时就要灵活掌握，处理好治标与治本的关系。

（一）急则治标

急则治标是当标病处于紧急的情况下，首先要治疗标病。这是在特殊情况下采取的一种权宜之法，目的在于抢救生命或缓解患者的急迫症状，为治疗本病创造有利条件。例如，不论任何原因引起的高热抽搐，应当首先针刺大椎、水沟、合谷、太冲等穴，以泻热、开窍、息风止痉；任何原因引起的昏迷，都应先针刺水沟以醒脑开窍；当患者出现小便潴留时，应首先针刺中极、水道、秩边，急利小便；当患者出现大便秘结时，应先针刺丰隆、左归来、左水道，急通大便，再根据疾病的发生原因从本论治。因此，中医临证强调结合大小便通与不通判定标本缓急。

（二）缓则治本

《素问·阴阳应象大论》曰："治病必求于本。"在通常情况下，治疗疾病要坚持"治病求本"的原则，针对导致疾病发生的根本原因予以治疗，尤其是对于慢性病和急性病的恢复期有重要的指导意义。正虚者固其本，邪盛者祛其邪；治其病因，症状可除；治其先病，后病可解。这就是"伏其所主，先其所因"的深刻含义。如肾阳虚引起五更泄，泄泻是其症状为标，肾阳不足为本，治宜灸气海、关元、命门、肾俞以助肾阳治其本。

（三）标本同治

标本同治是在标病和本病并重的情况下，应当采取标本同治的方法。如体虚感冒，若单纯解表可使正气更虚，单纯扶正又可留邪，故应当益气解表，益气为治本，解表为治标，宜补足三里、关元，泻合谷、风池、列缺等，标本同治，攻补兼施。

五、三 因 制 宜

"三因制宜"是指因时、因地、因人制宜，即根据患者所处的季节（包括时辰）、地理环境和个人的具体情况，而制订适宜的治疗方法。

（一）因时制宜

四时气候的变化对人体的生理功能和病理变化有一定的影响，因此，针灸治疗疾病时要考虑季节气候和时辰因素。春夏之季，阳气升发，人体气血趋向体表，病邪伤人多在浅表；秋冬之季，人体气血潜藏于内，病邪伤人多在深部。故治疗上春夏宜浅刺，秋冬宜深刺。古代医家还根据人体气血流注盛衰与一日不同时辰的相应变化规律，创立了子午流注针法等。另外，因时制宜还包括针对某些疾病的发作或加重规律而选择有效的治疗时机。如精神疾患多在春季发作，故应在春季之前进行治疗；乳腺增生症患者常在经前乳房胀痛较重，治疗也应在经前一周开始。

（二）因地制宜

由于地理环境和气候条件不同，人体的生理功能、病理变化有所区别，治疗应有差异。如在寒冷地区，治疗多用温灸，而且应用壮数较多；在温暖地区，治疗多用针刺，少用灸法。正如《素问·异法方宜论》指出："北方者……其地高陵居，风寒冰冽，其民乐野处而乳食，脏寒生满病，其治宜灸焫。南方者……其地下，水土弱，雾露之所聚也，其民嗜酸而食胕，故其民皆致理而赤色，其病挛痹，其治宜微针。"

（三）因人制宜

根据患者性别、年龄、体质等不同特点而制订适宜的治疗方法。由于男女在生理上有不同的特点，如女子以血为用，在治疗妇科病时要多考虑调理冲脉、任脉等。《灵枢·逆顺肥瘦》曰："年质壮大，血气充盈，肤革坚固，因加以邪，刺此者，深而留之……婴儿者，其肉脆血少气弱，刺此者，以毫针，浅刺而疾发针，日再可也。"可见，患者个体差异决定不同的治疗方法，如体质强壮者，针刺手法宜重；体质虚弱者，针刺手法宜轻。

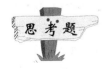 如何理解"三因制宜"对临床的指导作用？

第二章 针灸治病特点与临床诊治特点

第一节 针灸治病特点

针灸治疗疾病的特点是由其自身的作用性质所决定的，了解其治病特点对于临床正确选择针灸疗法具有重要的指导意义。

（一）重在调节

针灸治疗中，针刺属于机械性刺激，艾灸属于温热性刺激，二者通过刺激腧穴，疏通经络，以调节机体阴阳气血、脏腑功能及筋肉活动等，达到治疗疾病的目的。《灵枢·刺节真邪》曰："用针之类，在于调气。""调"阐述的就是针刺的调节属性，主要通过机械物理性刺激调节经气，激发正气，促进自身的调节功能，提高自身抗病能力和自我康复能力，使机体从病理状态向生理状态转归，将失衡的机能与物质重归正常状态，而不是外源性物质的补充，这是与药物治病的根本区别。针灸的自身调节作用具有双向良性、生理性、整体性调节的特点，即适宜的针灸刺激作用于机体产生兴奋或抑制的双向效应，在不同水平上同时对多个器官功能产生影响，并综合调节全身各系统的功能，从而使机体趋向正常生理状态。另外，针灸补泻亦是通过调节脏腑的功能和气血的运行得以实现。

（二）起效快捷

《灵枢·九针十二原》所说："刺之要，气至而有效。效之信，若风之吹云，明乎若见苍天。"描述了针刺疗效显著且快捷的特点。《肘后歌》曰"腰腿疼痛十年春，应针不了便惺惺"，即腰腿疼痛久病者，针刺未结束，患者已感到明显好转，充分说明针刺治病起效所需的时程短，疗效快。如临床上失眠的患者常感到头目涨而昏沉，椎动脉型颈椎病患者出现眩晕等，针刺风池持续行针 1～3 分钟，患者常有头目清爽或眩晕即刻减轻的感觉；功能性单纯性胃肠痉挛出现的胃痛、腹痛，针刺足三里常可立即止痛等。针刺直接通过刺激神经系统发挥瞬间反射性调节效应，正是针灸治病的优势之一。

（三）适用广泛

随着针灸临床实践的不断深化，针灸治疗的病种在不断扩大。总体而言，凡是依靠促进机体自身调节机能可以实现良性转归的疾病，都是针灸治疗的适应证。临床上针灸治疗疾病的效应情况是有差别的，某些疾病单用针灸治疗就可取得良好疗效；部分疾病针灸可作为主要治疗方法，亦提倡多种疗法并用，即结合药物或其他疗法共同发挥协同增效的作用；还有一类疾病针灸主要作为辅助治疗手段发挥作用。本书所列病证均是针灸的适应病证，熟悉针灸适应病证的具体变化规律对于指导针灸临床具有重要意义。

（四）安全无害

药物作为外源性物质，尤其治疗中还要借助一些药物的偏性发挥作用，产生一定的毒副作用是难以避免的。针灸主要是通过激发机体自身的调节机能，促进机体释放一些内源性物质，以发挥防治疾病的效应，既不会产生毒性损害，也有效避免了治疗过程中可能对肝肾等脏器的影响与侵害，这正是针灸被称为"绿色疗法"的原因所在。针灸疗法也存在不良反应，但多是在施治过程中发生，如进针时引起的疼痛、个别患者的晕针现象、艾灸出现的水疱等或是一些意外损伤，这些情况的出现主要是医者操作不当或不熟悉人体解剖结构，或疏忽大意所引起，强化医德和技能的提升，就会有效避免。总之，针灸的疗效是建立在发挥机体自我调节作用的基础上。医者要掌握疾病发生发展的过程和阶段，科学而灵活地运用针灸的各种疗法；当针灸激发或促进机体自身调节功能难以实现疾病的良性转归时，应及时选择或辅以药物等其他疗法，以提高临床疗效。

第二节　针灸临床诊治特点

针灸临床诊治与中医学的其他学科相似，包括中医临床四诊及各种辨证方法和针灸临床独特的经络辨证方法。将脏腑、八纲、经络等辨证方法紧密结合，分析疾病的病因病机，做出正确的诊断，从而确定针灸治疗方案。因此，针灸临床诊治特点归纳为辨病论治、辨证论治及辨经论治。

一、辨病论治

辨病是基于现代医学对疾病的认识而进行的诊断及鉴别诊断，以现代医学临床认识为核心；同时更加侧重对于疾病的个体特征和发生发展规律的掌握，需要完整系统的观察。临床治疗以取效为目的，中西医汇通融合非常有意义，针灸临床将"辨病"认识应用于疾病的诊治过程中，既有利于选择更适宜的治疗方案，又有助于判断治疗效果和预后。如临床常见的腰痛，中医辨证将之分为寒湿腰痛、瘀血腰痛和肾虚腰痛几大类，而现代医学认为有数十种病可引起腰痛，譬如腰椎退行性改变、腰椎间盘脱出、腰肌劳损、肾脏病变、腰椎结核、肿瘤等。因此，在中医辨证施治的大原则下，不同疾病引发腰痛的治疗方案和医嘱各有不同，既应考虑用温阳散寒、活血化瘀、补肾强腰的针灸治法，也应该考虑不同穴位的不同操作方法的应用和（或）其他针灸疗法，同时，更应该结合必要的现代医学治疗手段，相辅相成。

二、辨证论治

辨证，即运用中医理论，将四诊所搜集到的有关疾病的各种症状和体征，加以分析、综合判断为某种性质的"证候"，亦即"证"。辨证论治是中医学的基本特点之一，包括八纲辨证、脏腑辨证、气血津液辨证等。其中，八纲辨证是各种辨证的总纲，故本节对八纲辨证进行简单介绍。

八纲指阴、阳、表、里、寒、热、虚、实八种基本证候。八纲辨证是临床通过四诊搜集的临床资料进行综合分析，运用八纲进行归纳，判断疾病的病位、病性等情况的辨证方法。

（一）阴阳

阴阳是中医理论的核心，亦是八纲辨证的总纲。阴阳代表事物相互对立又相互联系的两个方面，所有疾病的病理变化可归纳为阴证、阳证两大类。病在表、在腑，属阳；病在里、在脏，属阴。阳证多取三阳经及督脉，采用针刺时宜浅刺，少留针；阴证多取三阴经及任脉，采用灸法。

（二）表里

表里是辨别疾病部位深浅和病情轻重的纲领。一般说来，病在经络、皮肉者，属表；病在脏腑者，属里。表证以手太阴经、足太阳经及督脉为主，疏散表邪，宜浅刺、疾刺；里热证以阳明经、督脉为主，宜深刺，宜泄；里虚证以足太阴经、足少阴经及任脉为主，宜留针，宜补。如外感表证初期取大椎浅刺出血。

（三）寒热

寒热是辨别疾病性质的纲领。寒属阴，寒证采用温中散寒、培补命火等治疗，多取手足三阴经及任脉，宜灸；热属阳，热证采用清热解毒、清热开窍等治疗，多取手足三阳经及督脉，宜泻。

（四）虚实

虚实是辨别人体正气强弱和邪气盛衰的纲领。实证，指邪气亢盛的证候，多见于急性病；虚证，指正气不足的证候，多见于慢性病或重病之后。针灸临床中，辨别虚实决定并指导实施补泻方法。实证以邪气盛为主，多取手足三阳经及督脉，宜泻；虚证以正气不足为主，多取手足三阴经及任脉，宜补。

临床上，寒热夹杂、真热假寒、真寒假热等需要仔细辨别，灵活施治。

三、辨 经 论 治

辨经，即运用经络理论，根据患者的各种症状和体征辨别其病变经络脏腑归属，从而选择相应的经络腧穴进行治疗。明代张三锡《经络考》载："脏腑阴阳各有其经，四肢筋骨各有其主，明其部以定经。"围绕脏腑经络进行辨证，复杂的证候即有所归属，可以有的放矢地指导循经取穴，大大提高治病效果。如头痛患者取穴主要根据经脉分布特点进行辨证归经，前额头痛者，多与足阳明胃经有关；两侧头痛者，多与少阳经有关；后项头痛者，多与太阳经有关；巅顶头痛者，多与督脉、足厥阴肝经有关。肝气郁结型乳痈，因厥阴之脉布于胸胁，达于乳部，肝郁化火，循经上乳，结聚成痈，故可取肝经行间、期门等穴进行治疗。另外，经络理论也可用于临床诊察，通过直接观察经络所过部位发生的各种异常变化进行归经，如经络腧穴出现皮疹、凹陷、色素沉着等。

总之，针灸临床中，要结合不同诊疗思路，运用辨证、辨经、辨病施治的不同特点，全面把握疾病的本质和特征，制定合适的针灸处方，提高临床疗效。

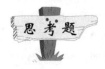

1. 如何运用辨病、辨证及辨经结合指导临床实践？
2. 如何理解针灸治疗的调节属性？

第三章　针灸处方与特定穴的应用

第一节　针灸配穴处方

一、针灸处方的发展

春秋战国至隋唐时期的相关著作为针灸处方的发展奠定了坚实的基础。这一时期针灸处方主要有以下特点：①多为单穴，多穴处方较少；②注重特定穴应用，逐步完善特定穴理论；③循经取穴为主，其他取穴为辅。

宋、金、元时期是针灸配穴处方大量出现的时期，其处方特点主要有：①穴位与手法并重，处方结构初见雏形；②部分针灸处方中加入方义；③按时取穴法，穴位与针灸施术时间相结合。

明清时期针灸处方已具备较为完整的形式，如《针灸大成》理法详尽，选穴法度严谨，针法灸法并用、穴法手法同施、针灸药物按摩并重，极大地丰富了针灸处方的内容。

近现代的针灸处方逐渐完整体现了针灸理、法、方、穴、术的具体内涵，并尝试将针灸的基本处方与现代中西医学的病症相关联，向规范化、标准化方向发展。

简言之，针灸处方也可以理解为在中医理论尤其是经络学说的指导下，结合腧穴理论、刺法理论等，对疾病的治疗用穴进行选择和配伍，明确刺灸方法的过程。针灸处方包括理、法、方、穴、术等五个方面，以腧穴和刺灸法应用为核心。

二、腧穴的选择

腧穴的选择是针灸处方的第一组成要素，腧穴选择是否精当直接关系着针灸的治疗效果。在确定处方穴位时，我们应该遵循基本的选穴原则和配穴方法。

（一）选穴原则

选穴原则是指临证选取穴位应该遵循的基本法则，包括近部选穴、远部选穴和辨证、对症选穴。近部选穴和远部选穴是针对病变部位较为明确的疾病而确定的选穴原则；辨证选穴和对症选穴则是针对疾病表现出的证候或某些主要症状而确定的选穴原则。

1. 近部选穴　是在病变局部或临近的范围内选取相关穴位。即根据"腧穴所在，主治所在"的腧穴作用规律，选择病变部位处或临近部位的穴位进行针刺治疗。如眼病取睛明，耳疾取听宫，鼻病取迎香，巅顶痛取百会，胃痛取中脘等。《素问·调经论》中"病在筋，调之筋；病在骨，调之骨"的论述，也体现了近部选穴的原则。当病变局部出现痛点、压痛点时，在局部选阿是穴也是临床上常用的近部选穴方法。

2. 远部选穴　是在病变部位所属和相关的经络上，距病位较远的部位选取穴位。即依据经络与脏腑组织器官的关联特征选择特定经络上腧穴进行针刺治疗，即"经脉所过，主治所及"。如足少阳胆经循行与目关联，故目疾可取光明；诸如牙痛取足阳明胃经内庭，下牙痛取手阳明大肠经合谷；耳疾取手少阳三焦经中渚等均是此理。远部选穴是经络辨证在处方中运用的重要表现形式之一，临床应用十分广泛，尤其是运用四肢肘膝关节以下的穴位治疗头面、五官、躯干、脏腑病证最为常用。《灵枢·终始》中"病在上者下取之，病在下者高取之，病在头者取之足，病在足者取之腘"的论述正是远部选穴原则的体现。临床上，常将近部与远部选穴配合应用，如面瘫局部取颊车、地仓、颧髎，近部取翳风、风池，远部取合谷等。

3. 辨证选穴　是运用八纲辨证等理论，明确疾病的因机证治关系，选取相应穴位。如烦热盗汗多由肾阴不足导致，当取足少阴肾经的肾俞、太溪；抽搐惊厥多与肝阳化风相关，当取足厥阴肝经的太冲、行间等；临床上有些病证，如发热、疲乏无力或虚脱、昏迷等均无明确病变部位，而呈现全身症状，也应采用辨证选穴的方法。对于病变部位明确的疾病，根据其病因病机而选取穴位，亦是辨证选穴原则的体现。如牙痛根据病因病机可分为风火牙痛、胃火牙痛和肾虚牙痛，风火牙痛取风池、外关，胃火牙痛取内庭、二间，肾虚牙痛取太溪、行间。

4. 对症选穴　是根据疾病的特殊或主要症状而选取具有特定作用的穴位，是腧穴特殊治疗作用及临床经验在针灸处方中的具体运用。如汗证取合谷、复溜；牙痛选择上关、颊车等。根据奇穴的主治特点，小儿疳积取四缝，虫证取四白、百虫窝，腰痛取腰痛点，落枕取外劳宫，哮喘取定喘穴，崩漏取断红穴，胆绞痛取胆囊穴等，均属于对症选穴。

（二）配穴方法

配穴方法是在选穴原则的指导下，针对疾病的病位、病因、病机等，选取主治作用相同或相近，或对于治疗疾病具有协同增效作用的腧穴进行组合应用的方法。临床上穴位配伍的方法多种多样，总体可归纳为按经脉配穴法和按部位配穴法两大类。

1. 按经脉配穴法　是以经脉或经脉相互联系为基础而进行穴位配伍的方法，主要包括本经配穴法、表里经配穴法、同名经配穴法。

（1）本经配穴法：是当某一脏腑、经脉发生病变时，即选取该脏腑相关经脉、或病经上的具有特定作用的腧穴进行组合应用的配穴方法。如胆经郁热导致少阳头痛，可在足少阳胆经上近取率谷、风池，远取荥穴侠溪；胃火循经上扰导致牙痛，可在足阳明胃经上近取颊车，远取荥穴内庭。

（2）表里经配穴法：是以脏腑、经脉的阴阳表里配合关系为依据进行穴位组合的配穴方法。即当某一脏腑、经脉发生疾病时，可取该经和其表里经上的穴位进行组合。如风热袭肺导致感冒咳嗽，可选肺经的尺泽和其表里经大肠经的曲池、合谷。《灵枢·五邪》载："邪在肾，则病骨痛，阴痹……取之涌泉、昆仑。"另外，原络配穴法是表里经配穴法中的特殊实例，在特定穴的临床应用中将详细论述。

（3）同名经配穴法：是基于同名经"同气相通"理论，将手足同名经的腧穴相互组合的配穴方法。如前额疼痛取手阳明经合谷配足阳明经内庭，落枕取手太阳经后溪配足太阳经昆仑。

2. 按部位配穴法　是结合腧穴分布部位进行穴位配伍的方法，主要包括上下配穴法、前后配穴法、左右配穴法。

（1）上下配穴法：是将上肢穴位与下肢穴位，或腰部以上穴位与腰部以下穴位进行组合应用的配穴方法，在临床上应用较为广泛。如胃脘痛可取上肢穴位内关，下肢穴位足三里；阴挺可上取头面百会，下取腿部三阴交；又如肾阴不足导致咽喉肿痛，上可取曲池或鱼际，下可取太溪或照海。八脉交会穴的配对应用就是本配穴法的应用典范，具体配伍应用将在特定穴的临床应用中介绍。

（2）前后配穴法：是将身体前部和后部的腧穴进行组合应用的配穴方法。主要是将胸腹部和背腰部的腧穴配对应用，《黄帝内经》将其称为"偶刺"。本配穴方法常用于治疗脏腑疾患，如膀胱疾患，前取水道或中极，后取膀胱俞或秩边；肺病可前取华盖、中府，后取肺俞、膈俞。俞募配穴法就是本配穴法的应用典范。

（3）左右配穴法：是将身体左侧和右侧的腧穴进行组合应用的配穴方法。本方法主要根据经脉左右对称分布规律和部分经脉左右交叉的特点总结而成。临床上选择左右同名腧穴配合运用，可更好地发挥腧穴的协同增效作用，如胃痛可选双侧足三里、梁丘等。左右配穴法并不局限于选双侧同名腧穴，如左侧偏头痛，可选同侧太阳、头维和对侧外关、足临泣；左侧面瘫可选同侧颊车、地仓和对侧合谷，也称之为左右交叉配穴。

以上介绍的选穴原则和配穴方法，在临床应用时要灵活掌握。一个针灸处方常是几种选穴原则和多种配穴方法的综合运用，如上述的左侧偏头痛，选同侧太阳、头维和对侧外关、足临泣，既包含了左右配穴法，又包含了上下配穴法，此外，临床还有对应点选穴、首尾衔接选穴等方法，因此，选穴原则和配穴方法主要是从理论上提供了针灸处方选穴的基本思路。

（三）针刺腧穴的先后顺序

《灵枢·周痹》云："痛从上下者，先刺其下以过之，后刺其上以脱之。痛从下上者，先刺其上以过之，后刺其下以脱之。"《内经知要》云："凡病色先起外部而后及内部者，……当先治其外，后治其内。若先起内部而后及外部者，……当先治其阴，后治其阳。"可见如疾病的发生部位、性质不同，针刺的顺序则不同。

现在一般认为，针刺的先后顺序原则包括：先针主穴，再针配穴；原因不明的急性病症可先选取远部穴位，后选取近部穴位，而局部病症明确者可先选取近部穴位再选取远部穴位。也可以结合针刺操作特点选择不同的顺序，譬如先上后下，先近后远，先躯干后四肢等。

三、刺灸法的选择

刺灸法的选择是针灸处方的第二组成要素，是影响针灸疗效的关键环节之一，包括治疗方法、操作技术和治疗时机的选择。相同的选穴可因刺灸法的不同而出现不同的治疗效果。因此，在针灸处方中必须重视刺灸法的说明和标识。

（一）治疗方法的选择

《灵枢·九针十二原》提出九针"各不同形，各以任其所宜"，因此，针对患者的病情和具体情况可采用不同的针灸治疗方法。在针灸处方中，必须说明采用针灸疗法中的何种具体方法，如毫针刺法、艾灸方法，还是耳针法、拔罐法、皮肤针法等，均应明确标注（表3-1）。

（二）操作技术的选择

当治疗方法确定后，还要明确其具体操作技术，如选用毫针刺法之补法、泻法，还是平补平泻法，选用艾灸方法之悬起灸、实按灸等，均需标注清楚。如果处方中的部分穴位，针刺操作的角度、深度、方向等不同于常规刺法的应用，或要求特殊的针感、限定经气传导方向时，均要特别标注。此外，针灸治疗的时间是1～2次/日，还是每周1次，应根据具体情况而定。

（三）治疗时机的选择

治疗时机是提高针灸疗效的重要方面，病情发展的不同阶段必然会对临床疗效产生一定的影响。一般来说，针灸治疗疾病没有特殊严格的时间要求。但是，当某些疾病的发作或加重呈现明显的时间规律性时，临床上治疗时机的选择在这类疾病的治疗上有极其重要的意义，在发作或加重前进行针灸治疗可提高疗效。如痛经在月经来潮前几天开始针灸，直到月经结束为止；女性不孕症，在排卵期前后几天连续针灸等，也应在处方中说明。

表 3-1　针灸处方常用的符号

治疗方法	符号	治疗方法	符号
针刺补法	T	拔罐法	○
针刺泻法	⊥	电针	IN
针刺平补平泻法	|	皮肤针	※
艾炷灸	△	皮内针	○ —
艾条灸	×	穴位注射	IM
温针灸	△ |	三棱针点刺放血	↓

第二节　特定穴的临床应用

一、五输穴的临床应用

五输穴即井、荥、输、经、合五个具有特定名称和固定排列顺序的腧穴，分布于四肢肘膝关节以下，是远部选穴的主要穴位，临床应用非常广泛。十二经脉中的每条经脉都有 5 个穴位属于五输穴，并具有特定的五行属性，按照"阴井木"、"阳井金"和五行生克规律进行配属。十二经脉五输穴穴名及其五行属性见表 3-2 及表 3-3 所示。

表 3-2　阴经五输穴表

经脉名称	井（木）	荥（火）	输（土）	经（金）	合（水）
手太阴肺经	少商	鱼际	太渊	经渠	尺泽
手厥阴心包经	中冲	劳宫	大陵	间使	曲泽
手少阴心经	少冲	少府	神门	灵道	少海
足太阴脾经	隐白	大都	太白	商丘	阴陵泉
足少阴肾经	涌泉	然谷	太溪	复溜	阴谷
足厥阴肝经	大敦	行间	太冲	中封	曲泉

表 3-3　阳经五输穴表

经脉名称	井（金）	荥（水）	输（木）	经（火）	合（土）
手阳明大肠经	商阳	二间	三间	阳溪	曲池
手少阳三焦经	关冲	液门	中渚	支沟	天井

经脉名称	井（金）	荥（水）	输（木）	经（火）	合（土）
手太阳小肠经	少泽	前谷	后溪	阳谷	小海
足阳明胃经	厉兑	内庭	陷谷	解溪	足三里
足少阳胆经	足窍阴	侠溪	足临泣	阳辅	阳陵泉
足太阳膀胱经	至阴	足通谷	束骨	昆仑	委中

根据古代文献和现代临床应用情况，将五输穴的应用归纳为以下几方面：

（一）按穴位主病特点选用

《灵枢·顺气一日分为四时》云："病在脏者，取之井；病变于色者，取之荥；病时间时甚者，取之输；病变于音者，取之经；经满而血者，病在胃及以饮食不节得病者，取之于合。"《灵枢·邪气脏腑病形》云："荥输治外经，合治内腑。"指出了荥穴和输穴主要治疗经脉循行所过部位的病证，合穴主要治疗内腑病证。其后，《难经·六十八难》又作了补充："井主心下满，荥主身热，输主体重节痛，经主喘咳寒热，合主逆气而泄。"综合现代临床的应用情况，井穴多用于急救，如昏迷可取十二井穴；荥穴主要用于治疗热证，如身热，咽喉干痛者可取手太阴肺经荥穴鱼际；阳经输穴多用于肢节疼痛，阴经输穴多主脏病；经穴多主喘咳痰热，如火邪犯肺引起咳嗽可取手太阴肺经经穴经渠；合穴多主腑病。

（二）按五行生克关系选用

《难经·六十九难》提出"虚则补其母，实则泻其子"的理论，将五输穴与五行、五脏相配合，根据"生我者为母，我生者为子"的原则，虚证用母穴，实证用子穴。这一取穴法称为子母补泻取穴法。在具体运用时，分本经子母补泻和异经子母补泻。

1. 本经取穴法　如肺经的实证，应"泻其子"，肺在五行中属"金"，因"金生水"，"水"为"金"之子，故可选本经属"水"的五腧穴，即合穴尺泽；肺经的虚证，应"补其母"，肺属"金"，"土生金"，"土"为"金"之母，因此，可选本经属"土"的五输穴，即输穴太渊。

2. 异经取穴法　如肺经的实证，在五行配属中肺属"金"，肾属"水"，肾经为肺经的"子经"，根据"实则泻其子"的原则，应在其子经（肾经）上选取"金"之"子"即属"水"的五输穴，为肾经合穴阴谷；肺经的虚证，在五行配属中肺属"金"，脾属"土"，脾经为肺经的"母经"，根据"虚则补其母"的原则，应在其母经（脾经）上选取"金"之"母"即属"土"的五输穴，为脾经输穴太白。

（三）按时间选用

天人相应是中医整体观念的重要内容，经脉的气血运行和流注也与季节和每日时辰的不同有密切的关系。《难经·七十四难》云："春刺井，夏刺荥，季夏刺输，秋刺经，冬刺合。"这实质上是根据手足三阴经的五输穴均以井木为始，与一年的季节顺序相应而提出的季节选穴法。另外，子午流注针法则是根据一日之中十二经脉气血盛衰开阖的时间不同，而选用不同的五输穴。

二、原穴、络穴的临床应用

原穴、络穴多分布于四肢腕踝关节附近。原穴是脏腑经气经过和留止的部位。《难经·六十六难》说："三焦者，原气之别使也，主通行三气，经历于五脏六腑。"意即原气源于肾间动气，以三焦为别使，输布全身，调和内外，宣导上下，关系着脏腑气化功能，而原穴正是其所流注的部位。《难经·六十六难》指出："五脏六腑之有病者，取其原也。"因此，原穴主要用于治疗五脏六腑的疾病，也可通过原穴的变化协助诊断五脏六腑的疾病。络穴是络脉从本经别出的部位。络穴除可治疗其络脉的病证外，由于十二经之络脉具有加强表里两经联系的作用，因此，络穴又可治疗表里两经的病证，正如《针经指南》所说："络穴正在两经中间……若刺络穴，表里皆治。"如脾经络穴公孙，既可治疗脾经病证，又可治疗胃经病证；胆经络穴光明，既可治疗胆经病证，又可治疗肝经病证。络穴的作用主要是扩大了经脉的主治范围。

临床上，原穴、络穴是经常选用的腧穴之一，可以单独使用，亦可配合使用。原络配穴法中，常把先病脏腑的原穴和后病的相表里经脉的络穴相配合，称为主客原络配穴法。如患者发热恶寒，咳嗽，肺经先病，后出现腹泻，先取其原穴太渊，大肠后病，再取其络穴偏历；反之，患者出现腹泻，大肠先病，先取其原穴合谷，后出现发热咳嗽，肺经后病，再取其络穴列缺。十二经脉原穴、络穴见表3-4。

表3-4　十二经脉原穴与络穴表

经脉名称	原穴	络穴	经脉名称	原穴	络穴
手太阴肺经	太渊	列缺	手阳明大肠经	合谷	偏历
手厥阴心包经	大陵	内关	手少阳三焦经	阳池	外关
手少阴心经	神门	通里	手太阳小肠经	腕骨	支正
足太阴脾经	太白	公孙	足阳明胃经	冲阳	丰隆
足厥阴肝经	太冲	蠡沟	足少阳胆经	丘墟	光明
足少阴肾经	太溪	大钟	足太阳膀胱经	京骨	飞扬

三、郄穴的临床应用

郄穴为各经气血汇集之处，多分布于四肢肘膝关节以下，是治疗本经和相应脏腑病证的重要穴位，尤其在治疗急症方面有独特的疗效。郄穴除十二经脉各有一个外，阴维脉、阳维脉、阴跷脉和阳跷脉各有一个郄穴，共 16 个郄穴。如肺病咯血，可取肺经郄穴孔最；心脏急性病证，可取心经郄穴阴郄或心包经郄穴郄门；急性胃脘痛，取胃经郄穴梁丘等。脏腑疾患可反映在相应的郄穴，因此，郄穴可协助诊断。十六经脉郄穴见表3-5。

表3-5　十六经脉郄穴表

经脉名称	郄穴	经脉名称	郄穴
手太阴肺经	孔最	手阳明大肠经	温溜
手厥阴心包经	郄门	手少阳三焦经	会宗
手少阴心经	阴郄	手太阳小肠经	养老
足太阴脾经	地机	足阳明胃经	梁丘
足厥阴肝经	中都	足少阳胆经	外丘
足少阴肾经	水泉	足太阳膀胱经	金门
阴维脉	筑宾	阳维脉	阳交
阴跷脉	交信	阳跷脉	跗阳

四、背俞穴、募穴的临床应用

　　背俞穴是脏腑经气输注的背部腧穴，属阳；募穴是脏腑经气汇集的胸腹部腧穴，属阴，二者在分布上与对应的脏腑所在位置相接近，一前一后，大体对应，主要用于治疗相关脏腑的病证。临床上，背俞穴、募穴可单独使用，譬如腑病多选其募穴，脏病多选其背俞穴。如寒邪犯胃出现的胃痛，可灸胃之募穴中脘；膀胱气化功能失常出现的尿潴留，可选膀胱俞；胆石症出现的胁痛，可选胆俞。此外，背俞穴和募穴还可用于治疗与对应脏腑经络相联属的组织器官疾患，如肾开窍于耳，耳疾可选肾俞；肝开窍于目，又主筋，目疾、筋病可选肝俞。《灵枢·卫气》云："气在胸者，止之膺与背俞。气在腹者，止之背俞……"说明了脏腑之气可通过气街与其俞、募穴相联系。由于背俞穴、募穴均与脏腑之气密切联系，因此，背俞穴、募穴还可以组合运用，以发挥其协同作用，即为俞募配穴法。根据《难经·六十七难》"阴病行阳，阳病行阴。故令募在阴，俞在阳"，《素问·阴阳应象大论》"从阴引阳，从阳引阴"等理论确定俞募配穴原则，脏病（阴病）多与背俞穴（阳部）相关，腑病（阳病）多与募穴（阴部）联系。如胃脘痛为阳病，则先取中脘，后取胃俞。脏腑背俞穴与募穴见表3-6。

表3-6　背俞穴与募穴表

经脉名称	背俞穴	募穴	经脉名称	背俞穴	募穴
肺	肺俞	中府	大肠	大肠俞	天枢
心包	厥阴俞	膻中	三焦	三焦俞	石门
心	心俞	巨阙	小肠	小肠俞	关元
脾	脾俞	章门	胃	胃俞	中脘
肝	肝俞	期门	胆	胆俞	日月
肾	肾俞	京门	膀胱	膀胱俞	中极

五、下合穴的临床应用

　　下合穴为手三阳经合于足三阳经的三个腧穴。《灵枢·邪气脏腑病形》指出"合治内腑"，概括了下合穴的主治特点，即下合穴主要用于治疗六腑疾病。临床上六腑相关的疾病常选其相应的下合穴治疗，如胃痛选足三里，肠痈取上巨虚，胆绞痛选阳陵泉等。另外，下合穴也可协助诊断。下合穴见表3-7。

表3-7　下合穴表

六腑	下合穴	六腑	下合穴	六腑	下合穴
大肠	上巨虚	小肠	下巨虚	三焦	委阳
胃	足三里	膀胱	委中	胆	阳陵泉

六、八会穴的临床应用

　　八会穴即脏、腑、气、血、筋、脉、骨、髓的经气汇聚的八个穴位，多分布于躯干。对于各自关联的脏、腑、气、血、筋、脉、骨、髓病证具有特殊治疗作用，临床上常把其作为治疗这些病证的主要穴位。如六腑之病，可选腑会中脘，血证可选血会膈俞，髓海不足导致的眩晕选髓会悬钟等。八会穴见表3-8。

表 3-8　八会穴表

八会	穴位	八会	穴位	八会	穴位	八会	穴位
脏会	章门	气会	膻中	筋会	阳陵泉	骨会	大杼
腑会	中脘	血会	膈俞	脉会	太渊	髓会	悬钟

七、八脉交会穴的临床应用

八脉交会穴即任、督、冲、带、阴跷、阳跷、阴维、阳维脉交会于十二正经中的八个腧穴，分布于四肢腕踝关节上下。《医学入门》说："周身三百六十穴统于手足六十六穴，六十六穴又统于八穴。"这里的"八穴"即八脉交会穴。临床上，当奇经八脉出现相关的疾病时，可取对应的八脉交会穴来治疗。如阳跷脉病变导致失眠，可选申脉；督脉病变出现腰脊强痛，可选后溪；冲脉病变出现胸腹气逆、呕吐等，可选公孙。临床上更经常将公孙和内关、后溪和申脉、足临泣和外关、列缺和照海相配合，治疗关联部位的病证。八脉交会穴及主治病证见表 3-9。

表 3-9　八脉交会穴及主治表

穴名	主治	相配合主治
公孙	冲脉病证	心、胸、胃疾病
内关	阴维脉病证	
后溪	督脉病证	目内眦、颈项、耳、肩部疾病
申脉	阳跷脉病证	
足临泣	带脉病证	目锐眦、耳后、颊、颈、肩部疾病
外关	阳维脉病证	
列缺	任脉病证	肺系、咽喉、胸膈疾病
照海	阴跷脉病证	

八、交会穴的临床应用

交会穴是两条或两条以上经脉相交会的腧穴，具有治疗交会经脉及所属脏腑疾病的作用。全身约有 100 个交会穴，有的在体表交会，有的在体内贯通。如大椎为诸阳经之交会穴，疏通一身之阳；三阴交本属足太阴脾经腧穴，又是足三阴经的交会穴，一穴而通三经，不仅治疗脾经病证，也可治疗足少阴肾经和足厥阴肝经的病证，气血水并调，成为妇科常用之穴。

以上十类特定穴主治作用特色鲜明，临床时可根据病证特点灵活对应选穴。病证单一时单穴使用即可，病证复杂时可组穴配伍应用。这些在与临床相关的古代针灸歌赋中体现得较为明确。

针灸歌赋是古代针灸名家临床经验的高度概括与总结，用词凝练，内容丰富，被历代医籍收录珍藏，得以流传至今。简而言之，其有四大特点：一是用穴精练，效如桴鼓。歌赋内容充分体现了古人惜字如金的惯有特色，言简意赅，字简意深。诸如"百症赋"、"玉龙歌"以及杨氏《胜玉歌》等，无不体现这样的特点。二是不同医家之赋各有侧重，治病经验独具特色，同病异治、异病同治，处处闪现，互参互证。三是针灸歌赋结构工整，合辙押韵，诵读记忆方便，临证脱口而出，应用便捷。四是充分体现了少用穴妙用针的临床治疗理念。因此，歌赋也是我们临床取穴疗病的重要依据之一。

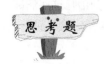

1. 针灸处方应体现哪些内容，核心要素是什么？
2. 举例说明如何运用子母补泻法？

下篇 各论

第四章 内 科 病 证

内科病证是下篇各论的第一部分内容，将以前期学习的中医学各基础理论课程为指导，阐述内科病证的专业基础理论和常见病证的基本知识及针灸辨证论治（概述、辨证要点、治疗、按语、文献摘录、案例分析、知识扩展）等内容。内科病症包括头面躯体病证（头痛、面瘫、面痛、中风、眩晕、痿证、痹证、颤证、瘿病九节内容）；神志病证（癫病、狂病、痫病、痴呆、郁病五节内容）；心肺病证[不寐、胸痹（心痛）、心悸、感冒、咳嗽、哮喘六节内容]；肝脾胃系病证（胃痛、腹痛、胁痛、呕吐、呃逆、便秘、泄泻、痢疾、黄疸、消渴十节内容）；肾系病证（水肿、淋证、慢性前列腺炎、遗精、阳痿、早泄、不育、癃闭八节内容）。通过教学使学生能系统掌握内科常见病证的概述、辨证要点、治疗等内容，熟悉和了解相关病证的病因病机、西医相关知识、按语、文献摘录、案例分析、知识扩展等内容。本部分介绍 38 个常见病证及相应附篇，教学时数为 40学时，随堂见习 8 学时，共计 48 学时。教学方法以课堂讲授为主，同时采用集中答疑、电化教学、课间见习等多种方法。此外，亦可根据各个病证的需要适当利用病历讨论等形式，以提高教学效果。

第一节 头 痛

一、概 述

头痛是患者自觉头部疼痛的一类病证，中医称"头风"，表现为头部不同部位的疼痛，且发作持续时间长短不一，是最常见的临床病证之一。

头痛的发生常与外感风邪、内伤情志、饮食劳倦、久病体虚等因素有关。本病病位在头，与肝、脾、肾关系密切，且与手足三阳经、足厥阴经、督脉密切相关。基本病机是气血失和，经络不通或脑络失养。无论外感或内伤等因素，使头部经络功能失常、气血失调、脉络不通或脑窍失养均可导致头痛。外感头痛多因风邪夹寒、热、湿邪，上犯巅顶，使清阳受扰，气血不畅，而出现头痛。内伤头痛常与肝、脾、肾三脏失调有关，因情志所伤，肝失疏泄，郁而化火，上扰清阳，而发头痛；脾胃虚弱，生化不足，或病后产后，营血亏虚，不能上荣于脑络，而致头痛；先天禀赋不足，或劳欲过度，肾精不足，髓海亏虚，导致头痛；嗜食肥甘，脾失健运，痰湿内生，上蒙清窍，因而头痛；外伤跌仆，或久病入络，气滞血瘀，脉络瘀阻，不通则痛，发为头痛。

西医学中，头痛多见于颅内疾病（急性脑血管疾病、脑炎、脑膜炎、脑外伤、脑肿瘤等）、颅外疾病（部分五官科疾病）及全身疾病（感染性发热、高血压等）。

本节主要讨论中医外感和内伤杂病以头痛为主症者，若为某一疾病发生过程中的兼症，也可参照本节治疗。

二、辨 证 要 点

主症　头部疼痛，甚则连及项背。头痛的性质多为跳痛、刺痛、胀痛、昏痛、隐痛，或头痛如裂等。每次发作可持续数分钟、数小时、数天，也有持续数周者。隐匿起病，逐渐加重或反复发作。

（一）辨经分型

阳明头痛　疼痛部位在前额、眉棱骨、鼻根部，也称前额痛、正头痛。
少阳头痛　疼痛部位在侧头部，包括耳部疾病引起的疼痛，也称侧头痛、偏头痛。
太阳头痛　疼痛部位在后枕部，或下连于项，也称后枕痛、后头痛。
厥阴头痛　疼痛部位在巅顶部，或连于目系，也称巅顶痛、头顶痛。
全头痛　疼痛部位在整个头部。

（二）辨证分型

头痛连及项背，发病较急，痛无休止，为外感头痛；发病缓慢，反复发作，时轻时重，多伴头晕，病势绵绵，时作时止，遇劳或情志刺激而发、加重，为内伤头痛。

1. 外感头痛
风寒头痛　头痛，恶风畏寒，口不渴。舌质淡红，苔薄白，脉浮紧。
风热头痛　头痛而胀，发热，口渴欲饮，小便黄。舌尖红，苔薄黄，脉浮数。
风湿头痛　头痛如裹，肢体困重。舌苔白腻，脉濡。

2. 内伤头痛
肝阳头痛　头胀痛、跳痛、掣痛或巅顶作痛，目眩，心烦易怒，面赤口苦。舌质红，苔黄，脉弦数。
肾虚头痛　头痛眩晕，时轻时重，视物模糊，五心烦热，口干，腰膝酸软。舌质红，少苔，脉细无力。
血虚头痛　头空痛，头晕，神疲乏力，面色无华，遇劳加重。舌质淡，苔白，脉细弱。
痰浊头痛　头痛昏蒙，脘腹痞满，呕吐痰涎。舌质淡，苔白腻，脉滑。
瘀血头痛　头痛迁延日久，或头部有外伤史，痛处固定不移，痛如锥刺。舌质紫暗，脉细涩。

三、治　　疗

（一）基本治疗

治法　调和气血，通络止痛。取头痛局部穴位为主，配合循经远端取穴。
主穴　阳明头痛：头维　印堂　阳白　阿是穴　合谷　内庭
　　　少阳头痛：太阳　丝竹空透率谷　风池　阿是穴　外关　足临泣　侠溪
　　　太阳头痛：天柱　后溪　昆仑　风池　阿是穴　申脉
　　　厥阴头痛：百会　四神聪　阿是穴　太冲　中冲　内关
　　　全头痛：百会　印堂　太阳　头维　合谷　风府　风池　外关　率谷
配穴　风寒头痛配风门、列缺；风热头痛配曲池、大椎；风湿头痛配头维、阴陵泉；肝阳头痛配行间、太溪、太冲；肾虚头痛配太溪、肾俞、肝俞；血虚头痛配三阴交、脾俞、足三里；痰浊头痛配中脘、丰隆；瘀血头痛配血海、膈俞。

方义 局部取百会、阿是穴,可疏导头部经气,调和气血,通络止痛;合谷与内庭、外关与侠溪、后溪与申脉、太冲与中冲分属于手足阳明经、少阳经、太阳经、厥阴经,每组两穴为同名经穴配合,一上一下,同气相求,疏导阳明、少阳、太阳、厥阴经气血;太冲调厥阴经气,配合内关共调厥阴头痛兼见之"干呕、吐涎沫"等肝寒犯胃、浊阴上逆之症;风府为风之门户,取之疏风散邪;风池系足少阳胆经、手少阳三焦经和阳维脉之交会穴,是祛风清热、通达脑、目脉络之重要腧穴。诸穴合用,共奏通经活络止痛之效。

操作 常规针刺,风池应严格掌握针刺的方向和深度,向鼻尖方向斜刺 0.8~1.2 寸,勿向枕骨大孔方向直刺太深,防止伤及延髓。风寒头痛风门可配合灸法;风热头痛大椎配合点刺放血疗法,或再配合拔罐疗法;瘀血头痛膈俞等穴可配合点刺放血疗法或刺络拔罐疗法。急性头痛每日治疗 1~2 次,慢性头痛每日或隔日治疗 1 次。

(二)其他治疗

1. 头针疗法 头痛剧烈者,局部阿是穴针刺得气后快速捻转 2~3 次,久留针。

2. 电针疗法 取百会、风池、阿是穴等,用疏密波中强度刺激,通电 30 分钟,每日 1 次,适用于头痛轻症。也可选用密波强刺激,再复通电 20 分钟,留针 20 分钟,再复通电 20 分钟,每日 1 次,适用于头痛重症或发作期。

3. 耳针疗法 取枕、额、脑、神门。毫针刺法、埋针法或压丸法。对于顽固性头痛可在耳背静脉点刺放血。

4. 皮肤针疗法 取太阳、印堂及阿是穴。用皮肤针中、重度叩刺,适用于外感头痛及瘀血头痛。

5. 火针疗法 在最痛点处,用细火针烧红后,快速刺入 0.2~0.5 寸,然后在其上、下、左、右相隔 0.5 寸处,分别点刺 0.1 寸。适用于血管源性头痛、顽固性头痛。

【按语】

1. 针灸治疗头痛的疗效主要取决于头痛的原因和类型,总体而言,功能性头痛的针灸效果较好。

2. 对于突发头痛或逐渐加重者,要及时进行 CT、磁共振等检查,查明原因,明确诊断。

3. 由于头痛反复发作,迁延不愈,故易产生消极、悲观、焦虑、恐惧等负面情绪,应给予患者精神上的安慰和鼓励,并可予以调神的针灸治疗。

4. 头痛患者在治疗期间禁烟酒;调情志;适当参加体育锻炼;避免过劳和精神刺激,注意休息。

文献摘录

1.《针灸大全》:"两眉角痛不已……攒竹二穴,阳白二穴,印堂一穴(两眉中间),合谷二穴,头维二穴。"

2.《玉龙歌》:"偏正头风痛难医,丝竹金针亦可施,沿皮向后透率谷,一针两穴世间稀。"

3.《标幽赋》:"头风头痛,刺申脉与金门。"

4.《神灸经纶·卷三》:"偏正头痛,脑空、风池、列缺、太渊、合谷、解溪,均灸。"

5.《医学纲目·卷之十五》:"尝治一老妇人头痛,久岁不已,因视其手足有血络,皆紫黑,遂用三棱针尽刺出其血,如墨汁者数盏,后视其受病之经灸刺之,而得痊愈。"

 ## 案例分析

常某,男,30 岁,初诊日期:2008 年 11 月 10 日。

主诉:右侧头痛 28 年,发无定时。现病史:28 年来常因感冒、疲乏、生气等原因诱发右侧头痛。起初口服镇痛剂,症状可缓解。近年疼痛每日频发,进行性加重,持续时间较长,口服多种中西药物疗效不佳。每次发作前有眠差、呕吐等症状,发作时从右眼目内眦处疼痛引发右侧头痛,曾出现发作性失神症状。现症见:右眼目内眦处疼痛剧烈，右侧头部胀痛，连及眼及颈。伴失眠、心烦焦虑、倦怠、头昏、记忆力差、恶心呕吐。查体：神清，面色暗淡，痛处皮肤无红肿，皮温不热，痛时结膜无充血、流泪，右侧头部可触及血管搏动，按压右眼目内眦睛明穴处疼痛缓解。舌质暗红，苔白腻，脉沉滑。脑血流图示，右侧大脑血流量较左侧略少。

中医诊断：头痛（少阳头痛）。

治则：疏通经络，调和气血。

选穴：百会、情感区（焦氏头针）、足临泣、外关、内庭、丝竹空透太阳、头维、攒竹、完骨。

诊疗思路：发作时从右眼目内眦处疼痛引发右侧偏头痛，"足少阳胆经之脉，起于目锐眦，上抵头角，下耳后循颈，行手少阳之前"，故本案属少阳头痛。治疗时循经远取，首选足少阳经的足临泣与手少阳经的外关同名经穴，经脉相连，经气相通，达到疏通少阳的治疗目的；患者发病和复发多由生气引起，而且抑郁扰神，使病情加重，故取百会、情感区（焦氏头针）以调神益智，安神定痛；少阳头痛连及阳明经分布区域，故取头维和内庭；配合局部腧穴，疏通经络，调和气血。

操作：百会、情感区、头维捻转稍加提插，由徐到疾，达200转/分以上，连续3~5分钟，留针8小时以上；足临泣、内庭泻法，并辅以弹法、飞法加强针感；2周1个疗程。在临床中运用辨经论治各种头痛，辅以特殊手法，都可达事半功倍之效。

此患针1次明显好转，1个疗程痊愈，随访1年未复发。

医嘱：治疗期间禁烟酒、调情志，适当体育锻炼，避免过劳和精神刺激，注意休息。

案例思考：1. 试析本病刺法运用和穴位配伍规律。

2. 试析头痛的分经论治诊疗思路。

知识扩展　头痛诊疗指南

临床上根据头痛起病方式将头痛分为：①急性起病的头痛：常见如蛛网膜下腔出血和其他脑血管疾病、脑膜炎或脑炎等；②亚急性起病的头痛：如颞动脉炎、颅内肿瘤等；③慢性起病的头痛：如偏头痛、紧张性头痛、丛集性头痛、药物依赖性头痛等。

根据头痛发生病因，国际头痛协会（IHS）于2013年制定的第三版（试用版）"头痛疾患的国际分类"[the International Classification of Headache Disorders 3nd Edition，ICHD-3（Beta Version）]将头痛分为三大类：①原发性头痛（the primary headaches）：包括偏头痛、紧张型头痛、三叉自主神经头面痛、其他原发性头痛；②继发性头痛（the secondary headaches）：包括头和（或）颈部外伤，头颅和颈部血管疾病，非血管性颅内疾病，物质或物质戒断，感染，内环境紊乱，头颅、颈、眼、耳、鼻、鼻窦、牙齿、口腔或其他颜面部结构病变，精神疾病引起的头（面）痛；③痛性脑神经病及其他面痛和其他头痛。

【附一】　偏头痛

偏头痛是由于神经、血管性功能失调所引起，以一侧头部疼痛反复发作，常伴有恶心呕吐，对光及声音过敏等特点的疾病。头痛往往始于头角部、眼眶或前额部，很快扩展到半侧头部，其疼痛性质多为胀痛、抽掣痛，有时疼痛剧烈难忍，甚至影响工作、生活；疼痛持续时间长短不一，疼痛缓解后亦如常人；任何时间均可发作，但以晨起时多发，症状可持续几小时到几天；典型的偏头痛有先兆症状，如眼前闪烁暗点、视野缺损、单盲或同侧偏盲等。

偏头痛属于中医学"头痛"、"头风"范畴。《素问》又称"脑风"、"首风"，其发生常与外感寒邪、情志内伤、痰浊壅盛等因素有关。本病病位在头。基本病机是气血失和，经络不通。

国际头痛协会将偏头痛分六型：无先兆偏头痛、有先兆偏头痛、慢性偏头痛、偏头痛并发症、很可能偏头痛、与偏头痛可能相关的周期性疾病等。非特异性钙拮抗剂氟桂利嗪是临床上治疗偏头痛的常用药物，可有效预防和治疗偏头痛。

针 灸 治 疗

治法　疏泻肝胆，通经止痛。取手足少阳、足厥阴经为主。

主穴　太阳　百会　头维　角孙　丝竹空透率谷　太冲　足临泣　风池

配穴　肝阳上亢配太溪、行间；痰浊上扰配中脘、丰隆；瘀阻脑络配膈俞、血海；气血亏虚配气海、膈俞、脾俞；肝肾阴虚配肝俞、肾俞。

方义　近部取百会、太阳、头维、角孙、丝竹空透率谷，疏通局部经络气血；远部取太冲、足临泣调节精气，疏经活络；偏头痛多位于少阳经循行部位，故取足少阳经与阳维脉之交会穴风池，可以祛风活血、通络止痛。

操作　风池、率谷、百会、太冲用泻法；太阳用三棱针点刺出血。当偏头痛发作时一般以远端取穴为主，用较强刺激。余穴常规针刺。

【按语】

1. 由于偏头痛的发病机制尚未完全清楚，目前西医学认为其是不可治愈的疾病；但可通过中医针灸缓解其症状，减少偏头痛的发作频次及缩短头痛的持续时间。

2. 偏头痛发作的诱因有精神紧张、疲劳、月经期、食物及某些药物等，所以避免上述可避免的诱因对本病的预防具有重要意义。

3. 本病预后难以判断，对于发病与月经有关的女性而言，一般青春期发病率高；如果在月经初期患病，当怀孕后发作减少或停止，但分娩后又重新发作，在围绝经期偏头痛或可复加重。

【附二】　紧张性头痛

紧张性头痛是以双侧枕部或全头部紧缩性及压迫性非搏动性疼痛为特点的疾病。多由精神紧张、焦虑等因素导致颈项部、头部肌肉的持久收缩和相应动脉的扩张而引起。除头痛外，常伴有疲倦、不愉快等感觉。疼痛部位一般位于枕部或枕下部，但也可在颞部、前额部、顶部，甚至整个头部；头痛可为单侧，也可为双侧；多数患者感到紧箍样、压迫样钝痛，但也可不感觉疼痛，而仅有一种头束感或压迫感；情绪不佳、紧张、失眠可使头痛加重；持续时间多为2～3小时，但也有达数日、数月，甚至数年之久的。

紧张性头痛属中医学"头痛"、"脑风"、"头风"范畴。本病多与感受外邪，或与内伤情志、饮食、体虚久病等因素有关。本病病位在头。基本病机是气血失和，经络不通或脑络失养。

西医学中，紧张性头痛又称神经性头痛、肌肉收缩性头痛、心因性头痛、压力性头痛等，是最常见的一种原发性头痛，约占头痛的 45%。多因焦虑、精神紧张及自主神经功能紊乱等因素导致。该病有间歇期与发作期之分，通常伴焦虑、抑郁、失眠、头晕及神疲乏力等症状。任何年龄均可发生，30 岁以上女性为高发人群。

针 灸 治 疗

治法　调神疏肝，通络止痛。取督脉、手足阳明、足少阳经为主。

主穴　百会　风池　四神聪　三阴交　神门　太冲　头维

配穴　肝郁气滞配膻中、期门；肝阳上亢配行间、侠溪；心脾两虚配心俞、脾俞、足三里；肝肾阴虚配肝俞、肾俞。

方义　百会为手足三阳经与督脉的交会穴，针刺百会可调神醒脑，通络止痛；四神聪、头维可多方位疏通头部气机，配合百会共奏调节元神之效；风池为足少阳胆经腧穴，针刺可疏通肝胆之气，促进头部气血运行，配合太冲能调节气机升降、疏调肝气；三阴交作为足三阴经交会穴，有疏经益气功效。此外还可选取神门调心穴位，可有效治疗头痛。

操作　风池用泻法，使局部产生较强的酸胀感。余穴常规针刺。

【按语】

1. 紧张性头痛较偏头痛预后好。有研究认为，本病约70%的患者有焦虑情绪，本病的发病与患者的体质、心理因素及生活环境均有密切关系。确诊后需及时向患者及家属说明本病的病因病性等，取得患者的配合。

2. 在治疗疾病的同时，做好患者的心理疏导，保持积极乐观的心态；养成规律的生活习惯；注意加强体育锻炼，提高身体素质及心理承受能力；通过心理调适和针灸治疗，可打破心理焦虑—肌紧张之恶性循环，更好地提高临床疗效。

第二节　面　瘫

一、概　述

面瘫是以口、眼向一侧歪斜为主要表现的病证，又称"口眼㖞斜"、"卒口僻"、"小中风"、"吊线风"。本病可发于任何年龄，无明显季节性，发病急速，以一侧面部发病为多，偶见双侧。

面瘫的发生常与劳累过度、正气不足、外感风寒或风热、情志刺激、外伤等因素有关。本病病位在面部，与手足太阳、阳明经经筋相关。基本病机是气血痹阻，经筋功能失调。中医学认为，劳作过度，机体正气不足，脉络空虚，卫外不固，风寒或风热乘虚直中面部经络，致气血痹阻，面部经筋功能失调，筋肉失于约束，故发㖞僻。

本病多指西医学的周围性面神经麻痹，最常见于特发性面神经麻痹，亦称面神经炎、贝尔麻痹（Bell paralysis）。其自身因素是由于局部受风或寒冷刺激，引起面神经及其周围组织的炎症、缺血、水肿，或自主神经功能紊乱，局部营养血管痉挛，导致组织水肿，使面神经受压而出现炎性变化，也有认为是风湿性或病毒感染所致；外周因素主要是茎乳孔内骨膜炎致面神经受压或血液循环障碍。外伤、格林-巴利综合征、耳源性疾病，以及腮腺、颌后区、后颅窝病变等也可引起本病。若患侧出现耳窍及外耳道疱疹称亨特综合征（Hunt综合征）。

本节主要介绍特发性面神经麻痹所致的周围性面瘫，其他原因引起的周围性面瘫可参照本节针灸治疗。

二、辨　证　要　点

主症　口眼㖞斜。本病一般急性发作，常在睡眠醒来时，突然出现患侧面部肌肉板滞、麻木、瘫痪，额纹消失，眼裂变大，露睛流泪，鼻唇沟变浅，口角下垂歪向健侧，患侧不能皱眉、蹙额、闭目、露齿、鼓颊；部分患者初起时有耳后疼痛，还可出现患侧舌前2/3味觉减退或消失、听觉过敏，唾液腺、泪腺分泌障碍，耳窍及外耳道疱疹等症状。病程日久，可因瘫痪肌肉出现挛缩，口角反牵向患侧，甚则出现患侧面肌痉挛，形成面肌"倒错"、"联动"等现象。

风寒外袭　见于发病初期，面部有受凉史。舌质淡，苔薄白，脉浮紧。

风热侵袭　见于发病初期，伴有发热，咽痛，耳后乳突部疼痛。舌质红，苔薄黄，脉浮数。

肝胆湿热　见于发病初、中期，患侧耳后痛，耳郭疱疹，侧头痛，口苦，急躁易怒等。舌质红，苔黄腻，脉滑数。

气滞血瘀　见于发病初、中期，部分患者有外伤史。舌质紫暗或有瘀点，脉细涩。

气血不足　多见于恢复期或病程较长的患者，兼见肢体困倦无力，面色淡白，头晕等。舌质淡，苔白，脉沉细。

三、治 疗

（一）基本治疗

治法 祛风通络，疏调经筋。取局部腧穴、手足阳明及太阳经为主。

主穴 攒竹 阳白 四白 颧髎 颊车 地仓 合谷 翳风 牵正 后溪

配穴 风寒外袭配风池、风府；风热侵袭配外关、曲池；肝胆湿热配行间、太冲；气滞血瘀配内关、三阴交；气血不足配足三里、气海；舌麻、味觉减退配廉泉、足三里；听觉过敏配听宫、中渚；鼻唇沟变浅配迎香；人中沟歪斜配水沟；颏唇沟歪斜配承浆；流泪配太冲、承泣；眼睑闭合不全配鱼腰、昆仑、睛明、申脉。

方义 中医经络理论认为"腧穴所在，主治所在"，故取攒竹、阳白、四白、颧髎、颊车、地仓等面部腧穴可疏调局部经筋气血，活血通络；依据"经脉所过，主治所及"，循经远端取合谷，可祛除阳明、太阳经筋之邪气，祛风通络，故有"面口合谷收"之意；翳风为祛除面风之要穴，具有疏风通络，通关利窍作用；牵正为经外奇穴，是治疗面瘫的经验效穴；后溪为手太阳小肠经穴，功于通经活络，是纠正鼻唇沟的经验效穴。

操作 面部腧穴均浅刺，行平补平泻法；翳风直刺 0.5～1 寸，以患者感受到酸麻胀感扩散至面部为度；发病初期，面部取穴宜少，手法宜轻；肢体远端腧穴行泻法且手法宜重；恢复期主穴多配合灸法，足三里行补法；出现"倒错"现象时补健侧，泻患侧，双侧针刺；治疗期间可嘱患者配合面部腧穴按摩，以及面部、耳后热敷。

（二）其他治疗

1. 电针疗法 取丝竹空与攒竹、牵正与四白、翳风与水沟、地仓与颊承浆，分别连电麻仪正负极，疏密波，通电 20～30 分钟，强度以患者面部肌肉微颤动而能耐受为宜。

2. 温针灸疗法 取患侧的翳风和健侧的合谷、足三里，取艾条置于针柄上，与皮肤距离 1～3 厘米，点燃艾条，温针灸 30 分钟，每日 1 次。

3. 皮肤针疗法 取阳白、颧髎、地仓、颊车轻叩，以局部潮红为度，每日或隔日 1 次。适用于恢复期。

4. 刺络拔罐疗法 取阳白、颧髎、地仓、颊车。用皮肤针叩刺或三棱针点刺放血后，配合拔火罐疗法，适用于恢复期。

5. 穴位贴敷疗法 取太阳、阳白、颧髎、地仓、颊车。将马钱子锉成粉末，取 1～2 分撒在胶布上，贴敷于穴位后 5～7 日更换 1 次；或用蓖麻仁捣烂加麝香少许，取绿豆粒大一团，贴敷于穴位后 3～5 日更换 1 次；或用白附子研细末，加冰片少许制成面饼，贴敷于穴位后每日更换 1 次。

【按语】

1. 针灸治疗面瘫具有良好疗效，是目前治疗本病安全有效的首选方法，宜尽早选择针灸治疗。病毒感染等所致的面瘫，急性期应联合西药行抗病毒、抗炎、营养神经、脱水等治疗。

2. 心理护理，许多患者因突然起病及后遗症，或因面瘫而羞愧见人，产生紧张、焦虑、恐惧的情绪，应耐心解释和安慰，缓解、稳定其紧张情绪，使之保持最佳身心状态治疗，以提高疗效。

3. 眼部护理，因眼睑闭合不全，易致眼部感染；外出时可戴墨镜、用眼罩护眼及每日点眼药水 2～3 次，消炎、营养，以预防感染。睡眠时，戴上眼罩或覆盖纱布保护。

4. 面瘫患者可配合面部功能锻炼，如抬眉、皱眉、挤眼、耸鼻、示齿、努嘴、鼓腮，每日 2～

3 次，每次每个动作 10～20 下，以防瘫痪肌肉萎缩，促进康复；40℃左右温热敷，每日 2～3 次。

5. 周围性面瘫的预后与面神经的损伤位置和损伤程度密切相关。损伤位置越浅，伴随症状越少，预后越好。由无菌性炎症导致的面瘫预后较好，一般均在 1～2 个月痊愈。而由病毒等导致的面瘫（如亨特综合征）多预后较差。若病程超过 3 个月恢复不好的，多留有面肌痉挛、倒错、联动等后遗症。

6. 本病应与中枢性面瘫相鉴别。

📝 文献摘录

1.《铜人腧穴针灸图经》："客主人，治偏风口歪斜。"
2.《玉龙歌》："口眼㖞斜最可嗟，地仓妙穴连颊车。"
3.《针灸甲乙经》："口僻不正，翳风主之。"
4.《针灸大成·卷八》："中风口眼㖞斜，听会、颊车、地仓。凡㖞向左者，宜灸右；向右者，宜灸左。各㖞陷中二七壮，艾炷如麦粒大，频频灸之，取尽风气，口眼正为度。"

案例分析

张某，男，23 岁。

主诉：左侧口眼歪斜 1 天。现病史：患者 1 天前因乘车吹风后，次日晨起发觉左侧面部歪斜，左眼睑不能闭合，抬眉困难，漱口漏水，吃饭食物留于颊齿之间，遂来诊。现症见：左侧面部肌肉瘫痪，口角下垂，歪向健侧，进食时食物滞留患侧，耳后疼痛。收入院对症药物治疗。查体：左侧额纹消失，左侧眼睑闭合不全，左侧鼻唇沟变浅，口角右歪，左耳后有压痛，无疱疹，鼓腮漏气，无味觉改变及耳鸣。舌质淡，苔薄黄，脉弦。

中医诊断：面瘫。

治则：祛风活血，疏经通络。

选穴：以面部瘫痪肌群的经筋透刺及围刺为主。

诊疗思路：患者由于风邪直中经络，气血痹阻，经筋功能失调而发病。本病病位在经筋。中医认为，三阳经经筋均上行于头面，故取颊、颧、额等处经筋透刺及围刺法疏导结聚。

操作：急性期面部穴位手法不宜过重，选择阳白透攒竹、丝竹空，进针 1～1.5 寸；四白透睛明，进针 1.5 寸；颊车透地仓，进针 1 寸，均施以平补平泻法，留针 20 分钟，每日 1 次。

采用上述方法治疗 1 周后，耳后疼痛好转，闭目露睛明显减轻，鼻唇沟明显，鼓腮不漏气。继续治疗 1 个月，再配合梅花针局部叩刺，以皮肤潮红为度，未留明显后遗症，痊愈出院。

医嘱：治疗期间宜清淡饮食，多休息；避免感染风寒，可配合热敷、理疗等。

案例思考：1. 试析本病的病因病机、证型、方义。
　　　　　2. 中枢性面瘫和周围性面瘫的临床表现有何区别？

知识扩展　面瘫后遗症

面神经麻痹如果迁延日久恢复不全时，常可出现瘫痪肌的挛缩、面肌痉挛或联带运动，称为倒错现象或面瘫后遗症。

（1）倒错现象：表现为患侧鼻唇沟加深，口角拉向患侧，眼裂变小，易将健侧误判为患侧；患侧面肌不自主抽动，紧张时症状更明显，严重时可影响正常工作。

（2）联带运动：表现为当患者瞬目时则发生患侧上唇轻微颤动；露齿时患侧眼睑不自主闭合；试图闭目时患侧额肌收缩；少数患者还可出现"鳄鱼泪征"，即进食时患侧眼流泪，或颞部皮肤潮红，局部发热，汗液分泌。这可能是面神经修复过程中神经纤维再生，误入邻近功能不同的神经鞘通路中所致。

第三节 面 痛

一、概 述

面痛是以头、眼、面颊部出现放射性、烧灼样及抽掣样疼痛为主症的病证。又称"头面痛"、"面风痛"、"面颊痛"。疼痛发作具有突然性、阵发性、短暂性、周期性的特点；初起疼痛时间较短，发作间歇较长，久则发作次数增多，疼痛程度加重，病情顽固，难以自愈；多发于一侧面部，以右侧面部为主（占61%左右），仅有极少数两侧面部同时受累。本病多发生于40岁以上中老年人（占70%~80%），高峰年龄在48~59岁，平均年龄为55岁，男女患病比例为1：1.5。

面痛的发生常与外感邪气、情志内伤、久病或外伤等因素有关。本病病位在面部，与手足三阳经、足厥阴肝经有密切关系。基本病机是面部经络气血痹阻，不通则痛。无论是外感邪气，还是内伤情志、久病或外伤成瘀，导致面部经络气血痹阻，经脉不通，均可产生面痛。风寒之邪侵袭面部阳明筋脉，寒性收引，凝滞筋脉，气血痹阻；或风热邪毒侵淫阳明，气血运行不畅；或外伤损及阳明筋脉，久病入络，致气滞血瘀，均可引发面痛。

面痛相当于西医学的三叉神经痛，三叉神经分为眼支、上颌支和下颌支，临床上以上颌支和下颌支受累最为常见。三叉神经痛分为原发性和继发性两种，原发性三叉神经痛的病因尚未明确；继发性三叉神经痛多有明确的病因，如颅底或桥小脑角肿瘤、脑膜炎、脑干梗死等，侵犯三叉神经的感觉根或髓内感觉核而引起的疼痛，多伴有邻近结构的损害和三叉神经本身的功能丧失，发病年龄常较轻，有神经系统阳性体征。

二、辨 证 要 点

主症 出现短暂的反复发作性剧痛。疼痛常自一侧的上颌支或下颌支开始，眼支起病者极少见。常表现为头面部三叉神经分布区内突然发作性疼痛，呈闪电样、刀割样、撕裂样、针刺样、烧灼样、电击样剧烈疼痛，持续数秒到数分钟，发作次数不定，痛时可引起面部肌肉抽搐，多伴有面部潮红、流泪、流涎、流涕等，常因说话、吞咽、刷牙、洗脸、冷刺激、情绪变化等诱发；间歇期无症状。疼痛以面颊、上下颌和舌部最明显，轻触鼻翼、颊部和舌等敏感部位可以诱发疼痛发作，称之为"扳机点"。

（一）辨经分型

足太阳经证 眉棱骨部位呈电灼样或针刺样疼痛（又称眼支痛）。

手足阳明、手太阳经证 上颌、下颌部呈电击样疼痛（又称上颌、下颌支痛）。

（二）辨证分型

外感风寒 遇寒则甚，得热则轻，鼻流清涕。舌质淡，苔白，脉浮紧。

外感风热 痛处有灼热感，流涎，目赤流泪。舌质红，苔薄黄，脉浮数。

气血瘀滞 外伤史，或病程日久，痛点多固定不移，情志变化可诱发。舌质暗或有瘀斑，脉细涩。

气血亏虚 病程日久，神疲乏力，心悸少寐。舌质淡，苔白，脉弱。

肝胃郁热 烦躁易怒，口渴便秘。舌质红，苔黄，脉弦数。

虚火上炎 面色潮红，形体消瘦，口干，手足心热。舌质红少苔，脉细数无力。

三、治　疗

（一）基本治疗

治法　通经活络，祛风止痛。取手、足阳明和足太阳经为主。

主穴　攒竹　四白　下关　地仓　颊车　承浆　太阳　合谷　内庭　太冲　风池

配穴　眼支痛配丝竹空、鱼腰、阳白；上颌支痛配颧髎、迎香；下颌支痛配颊颊车、翳风；外感风寒配列缺；外感风热配曲池、外关、大椎；气血瘀滞配内关、三阴交；气血亏虚配足三里、膈俞；肝胃郁热配行间、内庭；虚火上炎配太溪。

方义　攒竹、四白、下关、地仓、颊车、承浆、太阳为局部取穴，可疏通头面部经络；合谷、太冲分属手阳明、足厥阴经，两经循行均达于面部，故取合谷有"面口合谷收"之意；又合谷与太冲相配为"四关"穴，可祛风通络，止痛定痉；内庭为足阳明经荥穴，与面部腧穴相配，可清泻阳明热邪，疏通阳明经气血；下关为胃经与胆经之交会，可疏通局部经气；风池系足少阳胆经、手少阳三焦经和阳维脉之交会穴，可祛风清热，通络止痛，是通调头面经络之重要腧穴。

操作　毫针泻法。急性发作期宜先取远端穴，用重刺激手法，局部腧穴宜深刺，久留针。外感风寒证可酌情配合灸。鉴于扳机点的敏感性与神经末梢分布特点，为避免触发扳机点引发疼痛，应避开扳机点而在其周围针刺，且针具选择宜细，针刺部位宜深，手法宜轻，刺激范围宜广。

（二）其他治疗

1. 电针疗法　取攒竹、丝竹空、四白、下关、颊车、颊承浆，密波或疏密波，中、重度刺激，以患者耐受为宜。

2. 耳针疗法　取面颊、颌、额、胃、肾、神门等，毫针常规刺、埋针法或压丸法。

3. 皮肤针疗法　在局部及其周围找出麻痹点或酸胀点，作为叩刺重点，耳前、耳下、太阳穴、鼻部、两手掌及指端均可适当叩刺。在麻痹点或酸胀点叩刺宜重，其他均用轻、中度刺激，隔日1次。

4. 皮内针疗法　在面部寻找扳机点，将揿针刺入，以胶布固定，埋藏2～3日，更换揿针。

5. 火针疗法　在面部寻找压痛点，在最痛点处，用细火针烧红后，快速刺入0.2～0.5寸，然后在上下、左右各相隔0.5寸处，分别点刺0.1寸。每刺一次后，要烧针一次。

【按语】

1. 三叉神经痛是一种顽固难治之证，针刺有较好的止痛效果。对继发性三叉神经痛，要查明原因，积极治疗原发病。

2. 针灸治疗此病，宜采用对症取穴（近取）和辨证取穴相结合的方法。针刺手法，一般近取穴位应深刺、轻刺、久留针；远取穴位则用重刺，或行提插捻转等泻法；对于久病体虚的患者，无论近取或远取，都不宜做强烈的针刺手法，以免犯虚虚之戒。

3. 患者应起居有规律；忌食生冷辛辣刺激性食物；避免情绪过激和精神紧张。

4. 缓解期可用冷水擦面，以增强面部抗风寒的能力。

5. 注意休息，适当加强体育锻炼及有氧运动。

📖 **文献摘录**

1. 《备急千金要方·卷三十》："攒竹、龈交、玉枕，主面赤、颊中痛。"
2. 《针灸资生经·第六》："中渚，主颞颔痛、颔颅热痛、面赤……"
3. 《针灸大全·卷之四》："两眉角痛不已……攒竹二穴，阳白二穴，印堂一穴（两眉中间），合谷二穴，头维二穴。"

4.《针灸易学》:"颞颥痛:取中渚。眉间痛、眼昏:攒竹、头维。"

 案例分析

田某,男,42岁,初诊日期:2010年1月20日。

主诉:右侧眉棱骨连及前额部疼痛5个月。现病史:患者5个月前无明显诱因突然出现右侧眉棱骨连及前额部疼痛,有时自觉眶周、颞部疼痛,疼痛不剧烈,发作时间短,偶尔洗脸时触碰可诱发疼痛,自行服用止痛药,症状时轻时重。近期眉棱骨疼痛症状逐渐加重,呈发作性闪电样疼痛,遂到某院就诊,诊断为"丛集性头痛",给予药物(不详)治疗后疼痛症状未见缓解,近两日症状尤甚。现症见:右侧眉棱骨发作性疼痛,甚则不敢睁眼,痛连眶周、颞部,眠差,目赤流泪,饮食、二便正常。头部CT、血常规、血沉检查无异常。

查体:神疲倦怠,痛苦面容,面色少华,右侧三叉神经第一支支配区感觉过敏。舌质淡,苔薄黄,脉浮数。

中医诊断:面痛。

治则:疏风清热,通络止痛。

选穴:百会、情感区(焦氏头针)、攒竹透鱼腰^{右侧}、风池^{右侧}、太阳^{右侧}、合谷^{左侧}。

诊疗思路:患者以眉棱骨处疼痛为首发症状,又兼见前额、眶周、颞部疼痛。因感受风热之邪,邪气上扰头面,阻滞经络,不通则痛。治宜疏风清热,通络止痛。

操作:主穴选取攒竹,针刺方向透鱼腰,深达1.0~1.5寸,施以手法使针感扩散至整个前额部,效果最佳;又因巅顶之上,唯风可及,风热之邪循经上犯巅顶清窍,可诱发本病,故取百会、情感区以调神益智,通络止痛,达静则痛减之效;配风池以祛风通络、行气止痛;配太阳以通经活络,止痛宁神;配对侧合谷以清泻热邪,通络止痛。诸穴相配,以促病愈。

医嘱:患者应起居有规律,忌食生冷辛辣刺激性食物,避免情绪过激和精神紧张。缓解期可用冷水擦面,以增强面部抗风寒的能力,注意休息,适当加强体育锻炼。

案例思考:1. 试析本病的病因病机、针灸处方及方义。

2. 面痛采用何种补泻手法?刺激轻重如何把握?

知识扩展 微血管减压术

《三叉神经痛诊疗中国专家共识》中指出微血管减压术是目前三叉神经痛疗效最好和缓解持续时间最长的治疗方法,术后疼痛完全缓解率大于90%,术后1年、3年和5年的疼痛完全缓解率为80%、75%和73%。但是,微血管减压术也有较其他方法更多的风险,平均病死率为0.2%,术后面部感觉减退发生率7%,听力下降发生率10%,无菌性脑膜炎发生率11%,还有4%的风险会出现脑脊液漏、小脑缺血或者小脑血肿。

第四节 中 风

一、概 述

中风是以突然昏倒、不省人事,伴口角㖞斜、言语不利、半身不遂,或不经昏仆,仅以口角㖞斜、言语不利、半身不遂为主症的病证。因发病急骤,症见多端,病情变化迅速,与风之善行数变特点相似,故名"中风",又称"卒中"、"大厥"、"薄厥"、"偏枯"、"半身不遂"等。

中风的发生与多种因素有关,其中风、火、痰、瘀为主要病因。本病病位在脑,与心、肝、脾、肾关系密切。基本病机是脏腑阴阳失调，气血逆乱，上扰清窍，窍闭神匿，神不导气。急性期以风、火、痰、瘀等标实证候为主；恢复期及后遗症期则以虚实夹杂或本虚之证候为主。因年老体衰，或劳累过度，致肝肾阴虚，水不涵木，肝阳暴张，气血上逆；或体质肥胖，恣食厚味，痰浊内生，郁而生热，风阳夹痰，上蒙清窍；或五志过极，引动心火，风火相煽，气血上冲；气滞血运不畅，或气虚推动无力，日久血瘀于脑。若风、火、痰横窜经络，则发生中经络；若风、火、痰、瘀等病邪上扰，蒙蔽清窍，致"窍闭神匿，神不导气"时，则发生中脏腑。

中风相当于西医学的脑卒中，即脑血管意外，是指突然发生的由脑血管病变引起的局限性或全脑功能障碍，持续时间超过24小时，或引起死亡的临床综合征，包括脑梗死、脑出血和蛛网膜下腔出血等，其中脑梗死占全部脑卒中的 70%～80%，包括脑血栓形成、脑栓塞和腔隙性脑梗死等。脑卒中具有发病率高、病死率高、致残率高等特点，是危害中老年人健康和生命的常见三大疾病之一。世界卫生组织总结了脑卒中有关的主要危险因素，包括高血压、糖尿病、心脏病、短暂性脑缺血发作（TIA）、脑卒中、高血脂、肥胖、血小板集聚性高、高尿酸血症、感染、酒精中毒、吸烟、遗传或家族史等，控制好上述有关的主要危险因素，可有效预防本病的发生。

二、辨 证 要 点

（一）中风先兆

一般无神志改变，一侧肢体麻木，（或）活动不利，语言笨拙，容易被忽视；伴头晕目眩，舌强，口角流涎，头重脚轻，耳鸣目痛，心悸，失眠健忘。舌质红，苔薄，脉弦滑。

（二）中风

主症 突发半身不遂或伴口角㖞斜，语言不利。

根据有无意识障碍分为中经络与中脏腑两大类。以半身不遂、舌强语謇，口眼㖞斜而无意识障碍为主症者属中经络；以神志恍惚、迷蒙，嗜睡或昏睡，甚至昏迷，半身不遂为主症者属中脏腑。

1. 中经络

风痰阻络 兼见肢体麻木或手足拘急，头晕目眩。舌质淡，苔白腻，脉弦滑。

风阳上扰 兼见面红目赤，眩晕头痛，心烦易怒，口苦咽干，便秘尿黄。舌质红或绛，苔黄或燥，脉弦有力。

痰热腑实 兼见口黏痰多，腹胀便秘。舌质红，苔黄腻或灰黑，脉弦滑大。

气虚血瘀 兼见肢体软弱，偏身麻木，手足肿胀，面色淡白，气短乏力，心悸自汗。舌质暗，苔白腻，脉细涩。

阴虚风动 兼见肢体麻木，心烦失眠，眩晕耳鸣，手足拘挛或蠕动。舌质红，苔少，脉细数。

2. 中脏腑

闭证 兼见神昏面赤，呼吸急促，喉中痰鸣，牙关紧闭，口噤不开，两手握固，肢体强痉，二便不通。舌苔黄腻，脉洪大而数。

脱证 兼见面色苍白，昏聩无知，瞳神散大，手撒口开，四肢瘫软，汗多肢冷，二便自遗，气息短促。舌体痿，脉细弱或沉伏。如见冷汗如油，面赤如妆，脉微欲绝或浮大无根，是真阳外越之象，为危候。

三、治　疗

（一）基本治疗

1. 中风先兆

治法　滋水涵木。取督脉、足少阴、足厥阴经为主。

主穴　太溪　太冲　百会　肝俞　肾俞

配穴　语言不利配廉泉。

方义　太溪为肾经原穴，功长滋养真阴；太冲为肝经原穴，可平肝潜阳息风；中风病位在脑，督脉入络脑，"头为诸阳之会"，五脏六腑精气皆上会于头部，百会为督脉穴，位于头部，针刺百会可激发经气，调畅全身经脉，调理全身气血，调和阴阳，可泻热息风开头窍；肝俞、肾俞为肝、肾之背俞穴，有滋补肝肾精血作用。

操作　太溪、肝俞、肾俞用补法；太冲用泻法；余穴常规针刺；针刺肝俞时注意角度和深度，应斜刺 0.5～0.8 寸，勿直刺太深，以免伤及内脏。

2. 中风——中经络

治法　醒脑调神，疏通经络。取头穴、督脉、手厥阴及足太阴经为主。

主穴　头穴：顶颞前斜线　顶颞后斜线　顶旁 1 线　顶旁 2 线　颞前线　百会

　　　　体穴：水沟　内关　极泉　尺泽　委中　三阴交

配穴　风痰阻络配丰隆、合谷；风阳上扰配太冲、太溪；痰热腑实配曲池、内庭、丰隆；气虚血瘀配气海、血海、足三里；阴虚风动配太溪、风池；上肢不遂配肩髃、曲池、手三里、合谷；手指不伸配腕骨；下肢不遂配环跳、足三里、阳陵泉、悬钟、太冲、风市；病侧肢体拘挛者，肘部配曲泽、腕部配大陵、膝部配曲泉、踝部配太溪；足内翻配丘墟透照海；足外翻配太溪、中封；足下垂配解溪；口角㖞斜配颊车、地仓、合谷、太冲；语言謇涩配廉泉、通里、哑门；吞咽困难配廉泉、金津、玉液；头晕配风池、天柱；复视配风池、睛明；便秘配天枢、支沟；尿失禁、尿潴留配中极、关元。

方义　中风病位在脑，针刺头穴、百会等头部腧穴，可激发经气，调畅全身经脉，调理全身气血，调和阴阳；督脉入络脑，水沟为督脉要穴，可醒脑开窍，调神导气；心主血脉藏神，内关为心包经络穴，可调理心气、疏通气血；极泉、尺泽、委中，可疏通肢体经络；三阴交为足三阴经交会穴，可滋补肝肾。

操作　头穴快速捻转 3～5 分钟，每分钟 200 转左右，留针期间行针 2～3 次，并嘱患者主动或被动活动患侧肢体；水沟向上方斜刺 0.3～0.5 寸，用雀啄法，以眼球湿润为度；内关用捻转泻法；极泉在原穴位置下 1～1.5 寸心经上取穴，避开腋动脉，直刺进针 0.5～0.8 寸，用提插泻法，以患者上肢有麻胀感和抽动感为度；内关、尺泽、委中用提插泻法，使肢体有抽动感；三阴交用提插补法，沿胫骨内侧缘与皮肤成 45°。头部和肢体穴位可配合电针；头部用密波，肢体用疏密波、断续波等，强度以患者能耐受为度；每次通电 20～30 分钟。

3. 中风——中脏腑

（1）闭证

治法　平肝息风，醒脑开窍。取督脉、手厥阴经和十二井穴为主。

主穴　百会　水沟　十二井　太冲　丰隆　劳宫　内关　素髎　合谷

配穴　牙关紧闭加地仓、颊车；失语加通里、哑门；吞咽困难加照海、天突。

方义　中风病位在脑，百会位于头部，头为诸阳之会，针之可激发阳气，调畅全身经脉，调理全身气血，调和阴阳，醒脑开窍，调神导气；闭证为肝阳暴张，气血上逆所致，故取十二井穴点刺出血，并泻水沟，开窍启闭；足厥阴经循行至巅顶，泻太冲，降肝经逆气以平息肝阳；脾胃为生痰之源，痰浊壅遏，气机失宣，取足阳明经络穴丰隆，以豁痰开窍；"荥主身热"，故取手厥阴经荥穴劳宫清心泄热。

操作　素髎、水沟用雀啄法刺激，以患者面部表情出现反应为度；百会、太冲、合谷用泻法，强刺激；十二井穴用三棱针点刺放血。

（2）脱证

治法　回阳固脱，醒神开窍。取任脉为主。

主穴　百会　关元　神阙

配穴　虚汗不尽配阴郄；鼾睡不醒配申脉；小便不禁配水道、三阴交、足三里；虚阳浮越配命门、气海、肾俞、涌泉。

方义　中风病位在脑，百会位于头部，头为诸阳之会，针之可激发阳气，调畅全身经脉气血，调和阴阳，醒脑开窍，调神导气；任脉为阴脉之海，关元为任脉与足三阴经交会穴，为三焦元气所出，联系命门真阳，为阴中含阳的穴位，取之能回阳救逆；神阙为真气所系，故用大艾炷重灸，以回垂绝之阳。

操作　神阙用隔盐灸，关元、气海用大艾炷灸，灸至四肢转温为止。

（二）其他治疗

1. 电针疗法　在患侧上、下肢各选一组穴位，采用疏密波、断续波等，以肌肉微颤、患者能耐受为度，每次通电20～30分钟，每日1次。此法适用于半身不遂者。

2. 耳针疗法　取肾上腺、神门、肾、脾、心、肝、眼、胆、脑、耳尖、瘫痪相应部位、降压沟，每次选3～5穴，用毫针刺激双侧耳穴，闭证可耳尖放血。后遗症隔日1次，10次为1个疗程，休息5天，再做第2个疗程。疗程多少视病情而定。亦可用压丸法，每隔2～3天更换1次。

3. 特定电磁波谱（TDP）照射疗法　针刺得气后用TDP照射手部、足部等肢体活动不灵活部位，灯距在20cm左右，每次20～30分钟，以皮肤耐受为宜，每日1次。

4. 梅花针疗法　叩打三阳经、夹脊穴，常规操作。

【按语】

1. 针灸治疗中风及其后遗症疗效肯定，尤其头针疗法对于神经功能的康复疗效显著，如对肢体运动功能、语言等康复，有促进作用，治疗越早效果越好。

2. 中风的运动性瘫痪，一般开始是弛缓性（肌张力低下、腱反射降低或消失），被称为软瘫期，为最佳康复期，针灸疗效显著；以后肌张力逐渐增高，腱反射活跃或亢进，称为痉挛期，针灸作用缓慢。一般来说，精细运动功能恢复较难，所以肢体远端功能的恢复比近端慢；上肢功能比下肢功能恢复慢；上肢中又以手部运动的功能恢复最慢。

3. 中风急性期，若出现高热、神昏、心力衰竭、颅内压增高、上消化道出血等情况，应采取综合治疗措施。

4. 中风卧床患者应注意良肢位摆放，有利于康复；勤翻身叩背，并保持呼吸道通畅，防止发生褥疮及肺感染。

5. 中风应重在预防，如年逾四十，经常出现头晕头痛、肢体麻木，偶有发作性语言不利、肢体瘫软无力等，多为中风先兆，应加强防治。有效控制诱发因素，高血压、高血糖、高血脂等患者应控制好原发病。

📖 文献摘录

1. 《灵枢·热病》："偏枯，身偏不用而痛，言不变，志不乱，病在分腠之间，巨针取之，益其不足，损其有余，乃可复也。"

2. 《扁鹊神应针灸玉龙经·磐石金直刺秘传》："中风半身不遂，左瘫右痪，先于无病手足针，宜补不宜泻；次针其有病足手，宜泻不宜补；合谷一、手三里二、曲池三、肩井四、环跳五、血海六、阳陵泉七、阴陵泉八、足三里九、绝骨十、昆仑十一。"

3. 《神应经·诸风部》："不识人，水沟、临泣、合谷。"

4. 《针灸大成·卷八》："凡初中风跌倒，卒暴昏沉，痰涎壅滞，不省人事，牙关紧闭，药水不下，急以三棱针刺手十指十二井穴，当去恶血……但未中风时，一两月前或三四个月前，不时足胫上发酸重麻，良久方解，此将中风之候也。便宜急灸三里、绝骨四处，各三壮……中风，左瘫右痪，三里、阳溪、合谷、中渚、阳辅、昆仑、行间。"

5. 《证治汇补》："平人手指麻木，不时眩晕，乃中风先兆，须预防之，宜慎起居，节饮食，远房帏，调情志。"

👨‍⚕️ 案例分析

某患，男，55 岁，初诊日期：2018 年 11 月 13 日。

主诉：右侧肢体无力 14 天，伴手部挛萎。现病史：患者 14 天前无明显诱因出现持续右侧肢体无力，就诊于天津市某医院，头颅 CT 示脑梗死，予清除自由基、抗血小板、改善脑代谢、改善脑循环等药物治疗后，症状无明显缓解，为求进一步康复收入院。现症见：右侧肢体无力，手部挛萎。查体：神清，精神可，持续右侧肢体无力，但可对抗阻力，腕指活动差，精细动作差。右侧肢体肌力 4 级，双侧巴宾斯基征（+），奥本海姆征（+）。舌质淡，苔白，脉沉弦。

中医诊断：中风（中经络，半身不遂）。

治则：活血导气，疏通经络。

选穴：内关、人中、三阴交、合谷、三间、通里、养老、八邪。

诊疗思路：中风后手挛萎的主要病机为中风引起的窍闭神匿，神不导气，使经脉痹阻不通，气血不能濡养经筋所致，本病病位在脑，故予醒脑开窍针刺法以醒神开窍，调神导气以治其本，其病变在手部经筋，采用经筋刺法局部取穴，以疏通经络，梳理经筋。

操作：内关、人中、三阴交按醒脑开窍针刺法，先刺双侧内关，直刺 0.5~1 寸，采用捻转提插相结合的泻法，施手法 1 分钟；继刺人中，向鼻中隔方向斜刺 0.3~0.5 寸，用重雀啄手法，至眼球湿润或流泪为度；再刺三阴交，沿胫骨内侧缘与皮肤成 45° 斜刺，进针 1~1.5 寸，用提插补法，使患侧下肢抽动 3 次为度；合谷透三间，可以增加腕、手部经筋的刺激量，使针感更易扩散及传导至手指末端，进针 1~1.2 寸提插泻法，以食指不自主抽动为度；合谷针向第一掌指关节基底部，进针 1~1.2 寸，用提插泻法，以拇指不自主抽动为度；通里透养老 0.5~1 寸，用提插泻法使针感下传；上八邪针向掌指关节基底部进针 0.8~1.0 寸，用提插泻法以手指不自主抽动为度，以通利关节，改善五指的肌张力，疏通经络，行气活血，使局部气血流通以濡养经筋，均留针 30 分钟。

患者治疗 1 个疗程（14 次）后出院，腕指活动明显好转，精细动作较前改善。

医嘱：嘱患者加强日常康复锻炼，注意合理饮食。

案例思考：1. 试析本病的针灸特色方法及方义。

2. 中风的针刺诊疗要点是什么？

知识扩展　《脑卒中病情监测中国多学科专家共识》

移动卒中单元（mobile stroke unit）是针对急性脑卒中的一种新的院前诊疗模式，以救护车为载体，装配小型移动 CT、MRI 相关检验、监测设备及信息化支持系统，将脑卒中的检查、影像学诊断、治疗、监测融为一体，赢得救治"黄金时间"，为急性卒中的快速院前诊治提供重要支撑。CT是急性脑卒中鉴别诊断的首选方法，诊断脑出血的敏感性非常高，对于急性缺血性脑卒中患者行

CT 平扫以排除脑出血；MRI 诊断脑梗死的敏感性高于 CT，其中 DWI 诊断脑梗死的敏感度及特异度优于其他序列，有助于急性缺血性脑卒中的早期诊断；DSA 是诊断脑梗死的"金标准"，在时间紧急或条件不具备的情况下，CTA、MRA 也有助了解血管闭塞部位、有无斑块及其性质等。

【附】 假性延髓麻痹

一、概　　述

假性延髓麻痹（PBP）又称"假性球麻痹"，由双侧皮质延髓束损害所致。临床表现为吞咽困难、饮水呛咳、声音嘶哑、构音困难等症状，其中以吞咽困难最为突出，对患者造成的危害最大。

假性延髓麻痹属中医学"痿痹"、"噎膈"等范畴，其发生常与饮食不节、情志内伤、思虑过度、年老体衰等因素有关。本病病位在脑、累及舌咽，与心、肝、脾、肺、肾关系密切。基本病机是痰浊、瘀血阻滞脑络舌窍。本病多是在内伤积损的基础上，复因劳逸失度、情志不遂、饮酒饱食或外邪侵袭等触发，引起脏腑阴阳失调，血随气逆，肝阳暴张，内风旋动，夹痰夹火，横窜经脉，蒙蔽清窍，从而发生中风不语。

假性延髓麻痹吞咽困难主要是由于缺血性脑卒中患者发病后神经功能发生损伤而引起的，双侧的皮质延髓束损伤，导致受延髓神经支配的肌肉表现出上运动神经元麻痹或不完全麻痹，而出现吞咽功能障碍，构音障碍，软腭、喉咙和舌侧运动阻塞或情感障碍。目前我国脑血管疾病后假性延髓麻痹的发生率在 29.0%～60.4%。

二、针 灸 治 疗

治法　通关利窍，豁痰化瘀。以对症选穴、局部选穴为主，结合循经远端选穴。

主穴　廉泉　风池　完骨　通里　照海　合谷　太冲　阿是穴

配穴　偏瘫配肩髃、曲池、外关、后溪、环跳、足三里、阳陵泉、悬钟；吞咽困难配金津、玉液；强哭强笑配百会、印堂、水沟；中枢性尿失禁配四神聪、百会；痰多配丰隆、中脘。

方义　廉泉、风池、完骨为对症选穴、局部选穴，可疏通患部气血，通关利窍；通里为手少阴心经络穴，善治失音之疾，照海为足少阴经穴，又为八脉交会穴，通阴跷脉，与通里相配，可调理心肾之气，疏导气血；合谷、太冲相配，开四关，疏利气机；心开窍于舌，舌为心之苗，舌咽部为诸经上注头面之枢纽，针刺舌咽部阿是穴，可以调整手少阴、足太阴、足少阴的经气，起到调理气血，通利咽喉，舒利舌窍的作用。

操作　廉泉施以合谷刺法，先向舌根方向刺入 1.5～1.8 寸，再向左右各刺入 1.5～1.8 寸，以局部得气为宜；风池、完骨，针尖稍向内下方，刺入 1～1.5 寸，以咽喉部麻胀感为宜；余穴常规针刺。

【按语】

1. 针刺治疗本病效果较好，但需注意针刺的深度、方向及手法和刺激量。

2. 研究结果表明越早介入针刺治疗，改善椎-基底动脉供血，增加脑血流效果越显著。

3. 应重视导致皮质延髓束损伤的原发病治疗。

4. 反复呛咳极易引发介入性肺炎，增加相关并发症的发生风险。应积极改善患者的吞咽功能，降低营养不良及吸入性肺炎等疾病的发生风险。

第五节　眩　　晕

一、概　　述

眩晕是以头晕目眩、视物旋转为主症的一类病证，又称"头眩"、"掉眩"、"冒眩"、"风眩"等。

临床上有经常性眩晕与发作性眩晕之别。

眩晕的发生常与忧思恼怒、恣食厚味、劳伤过度、气血虚弱、头脑外伤等因素有关。本病病位在脑，与肝、脾、肾关系密切。基本病机虚证多为髓海不足，气血虚衰或肾精不足，清窍失养；实证多与风、火、痰、瘀扰乱清窍有关。因素体阳盛，或情志不舒，气郁化火，肝阴暗耗，致风阳升动，上扰清窍；或恣食肥甘，脾失健运，湿聚生痰，痰湿中阻，则清阳不升，浊阴不降；或劳伤过度，肾精亏损，致髓海不充；或久病体虚，或失血过多，或脾胃虚弱，致气血不足，脑失所养均可引发眩晕。

西医学认为，眩晕是一种主观运动幻觉或错觉，是机体对空间关系的定向和平衡障碍，分为系统性眩晕和非系统性眩晕两大类。系统性眩晕是由前庭系统病变引起，又称真性眩晕，根据其病变部位又可分为周围性眩晕和中枢性眩晕；前庭周围性眩晕可因梅尼埃病、急性中耳炎、良性发作性位置性眩晕和迷路动脉供血不足等引起；前庭中枢性眩晕常见于听神经瘤、小脑或脑干病变、后循环缺血、颞叶的肿瘤及癫痫、颈椎病变等。非系统性眩晕是由前庭系统以外的全身系统性疾病引起，如眼部疾病、心血管病（高血压、低血压、心力衰竭）、内分泌代谢病（低血糖、糖尿病）、贫血及血液病、感染、中毒和神经症等，又称假性眩晕。

二、辨 证 要 点

主症 头晕目眩，视物旋转。轻者如坐车船，飘摇不定，闭目少顷即可复常；重者两眼昏花缭乱，甚则黑蒙，旋摇不止，昏昏欲倒，难以站立，甚则跌仆。可伴有恶心呕吐，眼球震颤，耳鸣耳聋，汗出，面色苍白等症状。

（一）实证

肝阳上亢 眩晕耳鸣，头目胀痛，烦躁易怒，失眠多梦，面红目赤，口苦。舌质红，苔黄，脉弦数。

痰湿中阻 头重如裹，视物旋转，胸闷恶心，呕吐痰涎，口黏，纳差。舌质淡，苔白腻，脉濡滑。

瘀血阻窍 可有脑外伤史，头晕头痛，耳鸣耳聋，记忆力减退，失眠，心悸，精神不振，面唇紫暗。舌质暗有瘀斑，脉涩或细涩。

（二）虚证

气血两虚 头晕目眩，面色淡白或萎黄，唇甲不华，心悸少寐，神疲乏力，腹胀纳呆。舌质淡，苔白，脉细弱。

肾精不足 眩晕迁延日久，精神萎靡，视力减退，少寐健忘，心烦口渴，耳鸣，神疲乏力，腰酸膝软。舌质红，少苔，脉弦细。

三、治 疗

（一）基本治疗

1. 实证

治法 平肝潜阳，化痰定眩。取督脉、足厥阴、足少阳经为主。

主穴 百会 风池 太冲 内关

配穴 肝阳上亢配行间、侠溪、太溪；痰湿中阻配头维、中脘、丰隆；瘀血阻窍配膈俞、阿是穴；高血压配曲池、足三里。

方义　眩晕病位在脑，脑为髓海，督脉入络脑，故治疗首选位于巅顶之百会，可清头目、止眩晕；风池为足少阳胆经与阳维之会，疏调头部气机，有潜阳息风止眩晕之功；太冲为肝经原穴，可平肝潜阳；内关为八脉交会穴，通阴维脉，既可宽胸理气，和中止呕，又与太冲同名经配穴，加强平肝之力，共奏疏肝理气、化痰降浊之效。

操作　针刺风池应正确把握进针的角度和深度，针尖微向下，向鼻尖斜刺 0.8～1.2 寸，或平刺透风府。余穴常规针刺。

2. 虚证

治法　益气养血，填精益髓定眩。取督脉及肝、肾的背俞穴为主。

主穴　百会　风池　肝俞　肾俞　足三里

配穴　气血亏虚配脾俞、胃俞、气海；肾精不足配悬钟、太溪、三阴交。

方义　百会升提气血；风池位于头部，局部取穴，疏调头部气机；肝俞、肾俞可调补肝肾，填精益髓，培元固本；足三里补益气血，充髓止眩。

操作　百会、风池取平补平泻法，余穴可用补法、配合灸法。

（二）其他治疗

1. 头针疗法　取国际标准化分区颞后线、顶中线、枕下旁线，或焦氏头针晕听区，用毫针平刺，快速提插捻转，每分钟 200 转左右，操作 2～3 次，留针 30 分钟。

2. 电针疗法　取百会、风池等头部腧穴，疏密波，中强度刺激，每日 1 次，每次 20～30 分钟。

3. 三棱针疗法　眩晕剧烈时取印堂、太阳、百会、头维等。用三棱针点刺出血。

4. 耳针疗法　取肾上腺、皮质下、枕、脑、神门、额、内耳。每次取 3～5 穴，毫针刺法或压丸法。血压高者，可在尺泽部抽取静脉血 20～100 毫升，或降压沟、耳尖点刺放血。

【按语】

1. 针灸治疗本病效果较好，但应分清标本缓急。眩晕急重者，先治其标；眩晕较轻或发作间歇期，注意求因治本。

2. 治疗的同时应注意做相关检查以确定病因。如测查血常规（血红蛋白量、红细胞计数）、血压、心电图、电测听、脑干诱发电位、眼震电图及颈椎 X 线片等，如需要还应做 CT、MRI。

3. 痰浊中阻者应以清淡食物为主，少食肥甘厚味，以免助湿生痰，酿热生风。也应避免辛辣食品，戒烟酒，以防风阳升散之虞。

4. 如有长期使用链霉素、新霉素、卡那霉素等药物史者，多属药物中毒引起的眩晕症，往往以耳聋为主症，若听神经损害严重，则针灸疗效多不理想。

5. 本病应注意与中风、厥证相鉴别。

ⅲ 文献摘录

1. 《铜人腧穴针灸图经》："强间，治脑眩目晕、头痛不可忍、烦心呕吐涎沫、发即无时颈项强、左右不得顾。"

2. 《扁鹊神应针灸玉龙经·盘石金直刺秘传》："眩晕呕吐者，针风府；头眩善呕烦满者，取神庭、承光；头旋耳鸣取络却；头晕面赤不欲言，泻攒竹、三里、合谷、风池。"

3. 《针灸大全·卷之四》："阴厥头晕及头目昏沉，大敦二穴，肝俞二穴，百会一穴。"

4. 《针灸聚英》："头眩，夹痰气，虚火动其痰，针上星、风池、天柱。"

5. 《针灸资生经》："风眩，后顶、玉枕、颔厌。"

案例分析

侯某，女，29岁，初诊日期：2019年11月11日。

主诉：眩晕9个月，颈项酸胀2年，加重9个月。现病史：患者因平素长时间伏案工作，出现颈项部轻度酸胀感，间断发作，无头晕、头痛、双上肢麻木等症状，未予重视。2019年2月加班后突发眩晕，颈项部酸胀感加重，遂至江苏省中医院急诊科就诊，予血常规、心电图、头颅CT平扫等检查均未发现异常，次日至五官科就诊后，排除梅尼埃病、耳石症等耳源性疾病可能。现症见：眩晕，颈项部酸胀感明显，无胸闷、心慌、耳鸣、眼球震颤、双上肢麻木等症状。辅助检查：颈椎X线侧位、张口位片示颈椎生理弯曲变直，寰齿间隙左侧明显宽于右侧，颈椎椎间隙未见明显异常。经颅多普勒超声（TCD）示：左侧椎-基底动脉流速增快。查体：血压110/62mmHg，心率74次/分，双侧颈背部肌群僵硬，C2双侧横突压痛明显，双侧肩胛上角轻压痛，颈椎无明显功能受限，左侧前屈旋颈试验阳性。

中医诊断：眩晕。

治则：理气活血止眩。

选穴：印堂、百会、风池、昆仑、中渚。

诊疗思路：患者长期伏案工作，劳伤过度，气血瘀滞，脑失所养引发眩晕。

治以活血通络、醒神开窍止眩。取百会配伍印堂，具有醒神开窍、养心安神的功效，配合风池、昆仑、中渚祛风活血、通络止眩。

操作：运用提捏进针法针刺印堂0.3～0.5寸；平刺法针刺百会0.3～0.5寸；其余各穴直刺0.5～0.8寸；并配合电针治疗，双侧风池为一组，双侧昆仑为另一组，疏密波，根据患者耐受程度调节刺激强度；同时配合大椎及双侧肩胛上角拔罐治疗，留罐10分钟。

治疗结束后患者顿感项背部僵硬感缓解，眩晕感稍减轻，嘱其坚持治疗，每周3次，3次为1个疗程，3个疗程后复诊。

医嘱：平日注意休息，尽可能减少持续伏案工作时间，避免大幅度转头及旋颈动作。

案例思考：1. 试析本病的病因病机、针灸处方及方义。
2. 试析周围性眩晕和中枢性眩晕的区别。

知识扩展

1.《眩晕急诊诊断与治疗指南（2021年）》介绍了急性常见外周性眩晕的主要治疗方案与急性中枢性眩晕及主要治疗（表4-1，表4-2）。[①]

表4-1　急性常见外周性眩晕的主要治疗方案

常见外周性眩晕	主要治疗方案	推荐等级	证据等级
良性阵发性位置性眩晕	手法复位	A	I
梅尼埃病	控制发作诱因	A	II
	利尿剂	B	III
	糖皮质激素	B	III
前庭神经炎	糖皮质激素	B	III
	前庭康复	A	II
突聋伴眩晕	糖皮质激素、酚情巴曲酶等	B	III

① 中国医药教育协会眩晕专业委员会，中国医师协会急诊医师分会. 眩晕急诊诊断与治疗指南（2021年）[J]. 中华急诊医学杂志，2021，30（4）：402-406.

表 4-2　急性中枢性眩晕及主要治疗

中枢性眩晕常见疾病	主要治疗	推荐强度	证据等级
前庭性偏头痛	止痛、止晕、止吐	A	II
		B	III
TIA	抗血小板或抗凝、稳定斑块	A	I
	改善循环	A	II
脑梗死	溶栓或取栓	A	I 或 IV
	抗血小板聚集或抗凝	A	I
	稳定斑块	A	II
脑出血	对症、减轻脑水肿	A	III
中枢神经系统脱髓鞘	糖皮质激素免疫调节治疗	A	I
中枢神经系统感染	抗感染，必要时降颅压	B	III

2. 《2019 年头晕/眩晕基层诊疗指南》介绍了前庭周围性头晕/眩晕与前庭中枢性头晕/眩晕鉴别诊断如表 4-3 所示。

表 4-3　前庭周围性头晕/眩晕与前庭中枢性头晕/眩晕鉴别点

要点	前庭周围性头晕/眩晕	前庭中枢性头晕/眩晕
性质	旋转性或姿势不稳常见，常伴运动性错觉，与体位或头位变化相关	姿势不稳常见，可有旋转感，伴或不伴运动性错觉
起病急缓	多为急性或发作性	可为急性、发作性或慢性
眩晕严重程度	常较重	常较轻
持续时间	常较短，数小时或数天	常较长，可达数周
平衡障碍	不定，常与严重程度一致	常较重
迷走神经反应	恶心、呕吐、出汗常见，常反应剧烈	少见或不明显
听力下降/耳鸣	常有，常伴耳鸣、耳堵、听力减退或耳聋	常无
意识障碍	无	可有
自发性或凝视性眼球震颤	水平或水平略带旋转性，眼震方向不随注视方向改变而改变	水平、纯旋转或纯垂直，眼震方向随注视方向改变而改变
固视抑制	成功	失败
扫视试验	正常	欠冲/过冲
平滑追踪	正常	侵入性扫视
VOR 抑制	正常	抑制失败
躯体倾倒	与眼震慢相一致	与眼震无一定关系
CNS 症状/体征	无	常有
常见原因	迷路卒中、感染、外伤、肿瘤、药物中毒	脑血管病、CNS 感染、肿瘤、脱髓鞘病、变性病

注：VOR，前庭眼动反射；CNS，中枢神经系统

【附一】　高血压

一、概　　述

高血压是以安静状态下持续性动脉血压增高[收缩压≥140mmHg 和（或）舒张压≥90mmHg]为主要表现的

一种慢性病证。临床上高血压可分为原发性和继发性两大类，病因不明者称为原发性高血压；若高血压是某一种明确而独立的疾病所引起者，称为继发性高血压。

高血压属中医学"头痛"、"眩晕"、"肝风"等范畴。其发生多与情志失调、饮食失节、内伤虚损等因素有关。本病病位在脑，与肝、肾关系密切。基本病机是肾阴不足，肝阳偏亢，或风、火、痰、瘀扰乱清窍。长期忧思恼怒，或精神紧张致肝郁化火，肝阳上亢，出现头痛、眩晕、面红目赤等症；恣食肥甘厚腻，脾胃受损，聚湿成痰，痰浊上扰，发为头目胀重，眩晕呕恶，胸闷脘痞等症；年高体虚，肾阴素亏，阴不制阳，虚风上扰，遂致头晕目眩，耳鸣，视物模糊，潮热盗汗，腰膝酸软等症；病久阴损及阳，可见头目昏花，面色㿠白，肢冷腰酸，虚烦口渴等阴阳两虚之候，均可引发本病。

二、辨证要点

主症　常见头痛，头晕，头胀，眼花，耳鸣，心悸，失眠，健忘等。重则出现心脏、脑、肾、血管、眼底等器质性损害和功能障碍。

肝火亢盛　眩晕耳鸣，心烦易怒，头痛且胀，惊悸，面红目赤，口苦，尿黄便秘。舌质红，苔黄，脉弦。

阴虚阳亢　头重脚轻，心悸失眠，健忘，五心烦热，耳鸣。舌质红，苔少，脉弦细数。

痰湿壅盛　头重如裹，胸闷作恶，呕吐痰涎，食少脘痞。舌质淡，苔白腻，脉滑。

气虚血瘀　头痛，面色萎黄，心悸怔忡，气短乏力，唇甲青紫。舌质紫暗或有瘀点，脉细涩。

阴阳两虚　头痛，面色晦暗，耳鸣，心悸，动则气急，甚则咳喘，腰腿酸软，失眠或多梦，夜间多尿，时有浮肿。舌质淡或红，苔薄白，脉沉细。

三、针 灸 治 疗

治法　平肝潜阳，调和气血。取足厥阴、足少阳经为主。

主穴　风池　太冲　百会　合谷　曲池　三阴交

配穴　肝火亢盛配行间、曲泉；阴虚阳亢配肝俞、肾俞、太溪；痰湿壅盛配中脘、丰隆、阴陵泉；气虚血瘀配足三里、气海、血海、膈俞；阴阳两虚配关元、肾俞、命门；头晕头重配太阳、四神聪；心悸失眠配内关、神门。

方义　本病病位在脑，风池位于头部，可疏调头部气机，平肝潜阳；太冲为肝经原穴，可疏理肝气，平肝潜阳；百会是督脉穴，位于巅顶，督脉为阳脉之海，入络于脑，百会为诸阳之会，且与肝经相会，针百会以泻诸阳之气，平降肝火；曲池、合谷可清泻阳明，理气血降压；三阴交为足三阴经交会穴，用以调补脾肝肾，以治其本。

操作　太冲可向涌泉透刺，以增滋阴潜阳之力；余穴常规针刺；肝火亢盛、痰湿壅盛用泻法；阴虚阳亢、气虚血瘀用平补平泻法；阴阳两虚用补法，寒者配合灸；百会逆经平刺，可配合灸。

【按语】

1. 针灸治疗原发性高血压有一定效果，尤其对1、2期原发性高血压疗效较好。继发性高血压（症状性高血压），以治疗原发病为主。

2. 长期服用降压药物者，在针灸治疗期间不要突然停药。治疗一段时间，待血压降至正常或接近正常，自觉症状明显好转或基本消失后，再逐渐调节药量。

3. 高血压危象时慎用针灸，必须采取综合治疗措施。

4. 力戒烟酒，调畅情志，保证睡眠，控制体重，低盐、低脂饮食，适度运动锻炼，注意劳逸结合。

【附二】　梅尼埃病

一、概　　述

梅尼埃病又称美尼埃病或内淋巴积水，是一种特发性内耳疾病，耳部的膜迷路积水是导致本病的主要原因。以反复发作的旋转性眩晕、波动性听力下降、耳鸣和耳闷胀感为主要临床表现。患者突然发生眩晕，自觉头晕眼花，视物旋转动摇，轻者平卧闭目片刻即安，重者如坐舟车，旋转起伏不定，以致站立不稳，呈间歇性、不规则发作，伴有恶心、呕吐、面色苍白、冷汗、耳鸣、耳聋、暂时性眼球震颤等。每次眩晕发作均使听力进一步减退，发作过后可有部分恢复。眩晕症状可持续数分钟至数小时，若反复发作，间歇期可有数日至数年不等。

梅尼埃病属于中医学"眩晕"范畴。本病发生多与情志失调、饮食失节、内伤虚损等因素有关。本病病位在内耳，与肝、心、脾、肾关系密切。基本病机是肝阳上亢，痰湿中阻，耳窍闭阻或气血亏虚，肾精不足，耳窍失养。

梅尼埃病病因尚不明了，一般认为内耳淋巴积水和迷路水肿是引起内耳功能损害与继发内耳变性的主要原因。内耳淋巴积水的发病机制与应激、自主神经功能紊乱、免疫等各种因素有关。从西医角度分析病因：过敏引起，即神经性水肿；水与电解质平衡障碍，主要是水、盐；末梢血液循环障碍，即内耳淋巴积液；新陈代谢障碍与内分泌失调，如高血糖、低血糖均可引起内耳功能障碍，甲状腺功能减退，肾上腺功能减退，高脂血症等；维生素缺乏，主要是 B 族维生素；自主神经功能紊乱；与病毒和病灶感染有关。

二、辨 证 要 点

主症 以发作性眩晕，波动性、渐进性耳聋、耳鸣及耳胀满感为主症。

肝阳上亢 眩晕耳鸣，头目胀痛，口苦，失眠多梦，遇烦劳郁怒而加重，颜面潮红，急躁易怒。舌质红，苔黄，脉弦或数。

痰湿内阻 头晕目眩，头痛如裹，肢体困重，恶心呕吐，胸膈满闷。舌质淡，苔白腻，脉缓滑。

气血亏虚 头目眩晕，每于劳倦时发作或加重，神疲懒言，倦怠乏力，面色少华，唇甲色淡，心悸失眠，纳呆食少。舌质淡，苔白，脉细弱。

肾阴不足 眩晕耳鸣，精神萎靡，形体消瘦，腰膝酸软，少寐多梦，健忘，腰膝酸软，五心烦热。舌质红，少苔，脉细数。

阳气虚衰 起则头眩，视物旋转，甚则恶心呕吐，畏冷肢凉，口淡不渴，小便清长，大便溏薄。舌质淡，舌体胖嫩，脉沉迟或微弱。

瘀血阻络 眩晕，头痛，耳鸣，恶心呕吐，面色晦暗。舌质紫暗或有斑点，脉细涩。

三、针 灸 治 疗

治法 开耳窍，祛痰湿，通经络。取足厥阴、足少阳经为主，辅以耳部及头部腧穴。

主穴 百会 风池 内关 太冲 丰隆 三阴交 听宫 翳风 晕听区（焦氏头针）

配穴 肝阳上亢配太冲；痰湿内阻配中脘；气血亏虚配脾俞、膈俞、足三里；肾阴不足配肾俞、太溪、行间；阳气虚衰配关元、气海；瘀血阻络配膈俞、血海；耳鸣、耳聋配翳风、听会；呕吐配中脘。

方义 百会为手、足三阳经与督脉的交会穴，具有平肝潜阳、开窍醒神、升阳举陷、升清降浊、祛风止眩的作用；太冲为足厥阴肝经原穴，可平肝潜阳，降逆止眩；丰隆为足阳明胃经络穴，兼通脾胃，又可涤痰降浊；三阴交为足三阴经之交会穴，可调补三阴；翳风为手、足少阳之会，功可聪耳通窍，散内泄热；内关为手厥阴心包经络穴，通三焦经，有调理三焦气机的作用；听宫、风池可泄肝胆火，平肝息风，镇鸣聪耳；晕听区是治疗眩晕的经验穴。诸穴共用，可平肝潜阳，涤痰止眩。

操作 诸穴常规针刺，针刺得气后行补泻手法，发作期每日 1 次，间歇期隔日 1 次。百会可配合灸。

【按语】

1. 以中医辨证论治为原则，针灸治疗梅尼埃病疗效显著，且毒副作用少，因此在治疗梅尼埃病方面有良好的发展前景。

2. 除传统毫针刺外，火针、头皮针、耳针等其他针法运用于本病都取得了良好疗效，并且多种疗法相结合的综合治疗可提高疗效，强化了针灸治疗梅尼埃病的优势。

3. 西医对此病的病因学说颇多，虽然病理有比较统一的"膜迷路水肿积水"的认识，但不能完全解释临床所见各种表现。在临床治疗上尚无特效治疗方法，疗效缓慢，易反复发作，听力随发病次数增多，进行性损害致最终耳聋。

【附三】 颈性眩晕

一、概　述

颈性眩晕主要指颈椎高度、椎动脉长度失衡导致椎-基底动脉系统发生缺血而诱发的眩晕症状，主要表现为头晕目眩，视物旋转，轻者闭目即止，重者如坐车船，甚则仆倒；严重者可伴恶心呕吐、耳鸣、汗出、面色苍白等；急性或慢性起病，逐渐加重，或反复发作。

颈性眩晕属中医"眩晕"、"项痹"范畴。本病发生多与情志失调、饮食失节、内伤虚损、外伤等因素有关。本病病位在颈部经筋。基本病机是颈部气血不足，肝肾不足，筋脉失养。颈性眩晕多因颈部肌肉长期劳损，导致气血不荣、筋脉失养，或年老体弱、肝肾亏虚，加之饮食不节，嗜食肥甘，伤于脾胃，健运失司，水谷不化，聚湿生痰，痰浊中阻，清阳不升，清窍失养而发病。

颈性眩晕多与寰枢椎关节错位、脱位相关，在寰椎出现位移、旋转的病理改变后可导致椎动脉发生扭曲、牵拉等，使椎-基底动脉的供血不足，易诱发脑组织缺血引起眩晕。因为是颈部病变导致的眩晕，所以头晕通常发生在颈部活动后，颈性眩晕多与颈椎病相关。

二、针灸治疗

治法　活血化瘀，益气通络。取督脉、足太阳经为主。

主穴　颈3～5夹脊　大椎　风池　百会　完骨　太阳　肩外俞　外关　后溪　天柱

配穴　气血亏虚配血海、三阴交、脾俞；痰浊中阻配中脘、丰隆、阴陵泉。

方义　颈夹脊是经外奇穴，可舒筋活络、祛瘀止痛；风池可疏风益气；百会有通督理气、调和营卫的作用；针刺大椎、风池、百会、完骨、天柱，有益气升阳、活血行血作用；太阳、肩外俞、外关、后溪等穴，具有温通气血、活血祛瘀、扶正祛邪的功效。诸穴共奏活血化瘀，益气通络之效。

操作　颈夹脊向脊柱斜刺0.5～0.8寸；风池针尖朝鼻尖方向斜刺1寸左右；百会平刺0.6寸左右；风池和天柱可配合温针灸。

【按语】

1. 颈性眩晕的发病与寰枢椎错位相关，大部分患者为寰椎的侧移或旋转，在治疗时需纠正寰枢椎的错位。临床在治疗寰枢椎错位导致的颈性眩晕中以手术、枕颌牵引复位等为主，但手术风险较大，而牵引复位治疗周期较长，且疗效不尽如人意。中医在治疗寰枢椎错位中可采用针灸联合正骨手法。

2. 颈性眩晕患病人群年龄较大者偏多，如不及时治疗可能诱发其他并发症，严重时则会发生猝倒现象。

【附四】 良性阵发性位置性眩晕

一、概　述

良性阵发性位置性眩晕（BPPV）又称"耳石症"，是一种由头位变动所诱发的短暂阵发性眩晕，是前庭感受器及前庭神经颅外段（未出内听道）病变引起的眩晕，具有发作性、眩晕感、持续时间短、头位改变诱发等特点，眼震幅度小，多水平或水平加旋转眼震，眼震的快相向健侧或慢相向病灶侧，倾倒方向与眼震慢相一致；本病属于外周前庭性疾病，伴有特征性眼震，伴或不伴有耳聋、耳鸣及神经系统症状和体征，表现为头昏、头沉、走路不稳，大多呈持续性，可伴恶心、呕吐，常持续数月不等，是具有自限性的良性周期性眩晕。多发于中年人，女性略多。

良性阵发性位置性眩晕属于中医"眩晕"、"晕冒"范畴。本病发生多与肝肾亏损、肝阳上亢、肝风内动、气血不足、痰浊内阻、瘀血阻络等因素有关。本病病位在脑和耳。基本病机是痰浊、瘀血闭阻脑窍、耳窍或肝肾亏损、气血不足致脑窍、耳窍失养。长期劳累，致气血亏虚，气虚则清阳不升，血虚则脑失所养，故头晕目眩，劳则耗气。

耳石症是临床常见的一种内耳疾病，一般由耳石自囊斑脱落并落入半规管内所致。头部在受累半规管的平面运动后，耳石在重力的作用下移动，带动内淋巴液流动，使壶腹嵴顶偏移，诱发受累的半规管前庭传入电活动增加，从而激发位置性眩晕和眼震（管结石症）。后半规管结石症是良性阵发性位置性眩晕最常见的类型，占总发病的 80%~90%，右侧受累较左侧常见。该病的主要表现为短暂的旋转样感觉，反复短暂眩晕发作，持续时间通常不超过 1 分钟，症状发作与头部位置改变密切相关，一般在头位改变后诱发，如躺下或起床，在床上翻身，头向后仰或前倾等。

二、针 灸 治 疗

治法　滋补肝肾，潜阳息风（虚则补肾，实则泻肝）。取督脉、足少阳、足阳明经为主。

主穴　风池　完骨　百会　太冲　太溪　神门　天柱　申脉　太溪　曲泉

配穴　肝阳上亢配行间；气血不足配足三里；肾精不足配阴谷、涌泉；痰浊内阻配丰隆、中脘；瘀血内阻配三阴交、合谷、太冲。

方义　针刺风池、完骨，有疏风益气、行气养血、疏通经络之效；太冲为足厥阴肝经原穴，太溪为足少阴肾经原穴，曲泉为足厥阴肝经合穴，针刺三穴可清肝火，滋肾精而止头眩；天柱属足太阳膀胱经，又位于头与脑之间的头气街中，主通行气血，配合百会、申脉、神门，可疏理头部经气，使气血疏通、脉络通达、清窍得养，而达止眩晕之功。

操作　风池针尖朝鼻尖方向斜刺 1 寸左右；百会平刺 0.6 寸左右；风池和天柱可配合温针灸；余穴常规针刺。

【按语】

1. 针灸治疗良性阵发性位置性眩晕有较好疗效。

2. 本病病因目前还不是很明确，但大多是由耳石脱落所致。因该病的临床表现与短暂性脑缺血发作及颈源性眩晕等表现相近，极易造成漏诊和误诊，所以注意鉴别并对因治疗。

【附五】　眼性眩晕

一、概　　述

眼性眩晕又称非运动错觉性眩晕，主要表现为不稳感，眩晕持续时间较短，用眼过度时加重，闭眼休息后缓解或消失。常伴有视物模糊、视力减退或复视。眼性眩晕与复视，在斜视发生的早期出现，以后在向共同性斜视过渡的过程中，代偿头位不能发挥作用时也会出现。

眼性眩晕属于中医"眩晕"范畴，其发生主要与外邪侵袭、脏腑内伤、五运六气、气机失常等因素有关（《黄帝内经》）。本病病位在脑，累及眼，与心、肝、脾、肺、肾关系密切。基本病机是气血虚衰、肝肾亏虚，脑络眼窍不荣或风、火、痰阻滞脑络眼窍。本病多由内伤积损，复因劳逸失度、情志不遂、饮食不节或外邪侵袭等触发，引起脏腑、阴阳、气血失调，气机失常，扰动脑络及眼窍而发眩晕。

眼性眩晕包括先天性眼外肌麻痹（中枢神经系统的神经核与核上联系发育异常、传导神经、肌肉及筋膜发育异常；产伤即难产时产钳造成的颅骨骨折、眼眶受压等；生产早期疾病影响眼外肌）、后天性眼外肌麻痹、成人视网膜黄斑病变。后天性眼外肌麻痹会出现生理性眼性眩晕、先天性眼震及眩晕、视网膜剥离、各种原因引起的复视、眼肌辐辏不足、融合力不良和不能代偿性隐斜、引起影像不等、难以融合的疾病、佩戴不适的眼镜等几种情况。除视动性眩晕有明显的旋转感外，一般均呈视物或自身晃动不稳感，闭眼后症状常消失。

二、针 灸 治 疗

治法　调补肝胆，活血通络。取局部穴为主。

主穴　胆俞　日月　足三里　太冲　风池　光明　睛明　阿是穴

配穴　外感风热配少商、外关；肝胆火盛配行间、侠溪；心脾两虚配心俞、脾俞；肝肾不足配肝俞、肾俞、太溪。

方义　胆俞、日月分别为胆的背俞穴及募穴，太冲、风池分属肝胆两经，上下相应，俞募相配，可调理肝胆，导肝胆之火下行；足三里为胃经合穴，可补益脾胃，生化气血；目系"上出于脑，后出于项中"，故取项后风池以通经络，调目系；肝开窍于目，故取肝经之原穴太冲，胆经络穴光明，为原络配穴法，以及局部睛明、阿是穴等，以平肝息风，通络明目。

操作　诸穴常规针刺，眼周腧穴注意缓慢直刺 0.3 寸，或向眼球反方向斜刺 0.5～0.8 寸，或用手推开眼球缓慢直刺 0.5～1 寸，勿提插捻转。

【按语】

1. 针灸治疗本病有一定疗效，但对于先天重症患者可考虑手术治疗。
2. 注意劳逸结合，避免久视或劳倦，应保持睡眠充足。

第六节　痿　证

一、概　述

痿证是指以肢体筋脉弛缓、软弱无力，甚则不能随意运动或伴有肌肉萎缩、瘫痪为主症的一类病证。临床以下肢痿弱多见，故《黄帝内经》又有"痿躄"之称。"痿"指肢体痿弱不用，"躄"指下肢软弱无力，不能步履之意。

痿证的发生常与感受外邪、湿热浸淫、久病房劳、跌打损伤、饮食药物所伤等因素有关。本病病位在筋脉、肌肉，根于五脏虚损。基本病机实证多为筋脉肌肉受损，气血运行受阻；虚证多为气血阴精亏耗，筋脉肌肉失养。其病机常虚多实少，或由实转虚。外感湿热初期，邪热偏重，湿热闭阻经络，属实证；但久延肺胃津伤，肝肾阴血耗损，筋脉肌肉失养，则由实转虚；虚证可因久病体虚，或饮食不节，精血亏虚致经络阻滞，筋脉失于濡养而发病。

西医学中，痿证多见于运动神经元病、周围神经损伤、急性感染性多发性神经根炎、重症肌无力、进行性肌营养不良、外伤性截瘫、周期性瘫痪等疾病中。

二、辨证要点

主症　肢体软弱无力，筋脉迟缓，甚则肌肉萎缩或瘫痪。

肺热伤津　发热多汗，热退后突然出现肢体软弱无力，皮肤干燥，心烦口渴，小便短黄。舌质红，苔黄，脉细数。

湿热浸淫　肢体逐渐痿软无力，以下肢为重，或麻木而微肿，或自觉足胫有热感，小便赤。舌质红，苔黄腻，脉滑数。

脾胃虚弱　肢体逐渐痿软无力，食少纳呆，腹胀便溏，面色㿠白，神疲乏力。舌质淡或舌体胖有齿痕，苔腻，脉细无力。

肝肾亏虚　缓慢起病或下肢痿软无力日久，腰脊酸软，不能久立，或伴眩晕耳鸣，遗精或遗尿，无力行走，腿胫肌肉萎缩严重。舌质红，少苔，脉沉细。

脉络瘀阻　四肢痿弱，肌肉瘦削，手足麻木不仁，四肢青筋显露。舌质暗淡或有瘀点、瘀斑，脉细涩。

三、治　疗

（一）基本治疗

治法　调和气血，濡养筋肉。取手足阳明经和相应夹脊穴为主。

主穴　上肢：肩髃　曲池　外关　合谷　颈夹脊　胸夹脊

下肢：髀关　足三里　阳陵泉　悬钟　三阴交　解溪　腰夹脊

配穴　肺热津伤配鱼际、尺泽、大椎；湿热浸淫配阴陵泉、中极、内庭；脾胃虚弱配脾俞、胃俞；肝肾亏虚配肝俞、肾俞；脉络瘀阻配膈俞、血海。

方义　阳明经多气多血，且冲、任、督、带脉皆络合于阳明，主润宗筋，故《素问·痿论》有"治痿独取阳明"的原则，选上、下肢阳明经穴，可疏通经络，调理气血；夹脊穴位于督脉之旁，又与膀胱经经气相通，可调脏腑阴阳，通行气血；外关可疏通上肢经络气血；阳陵泉乃筋会，能通调诸筋；悬钟乃髓会，以补髓强筋壮骨；三阴交可健脾养肝益肾，濡养筋脉，强筋壮骨。

操作　鱼际、尺泽、内庭针用泻法，或用三棱针点刺出血；上肢肌肉萎缩手阳明经排刺；下肢肌肉萎缩足阳明经排刺。余穴常规针刺。

（二）其他治疗

1. 艾灸疗法　取神阙、中脘、关元、气海、足三里、脾俞、胃俞、肝俞、肾俞等，每次选2～3穴，重灸。

2. 电针疗法　取基本治疗之主穴，针刺得气后选3～4组接电针仪，用断续波中强度刺激，刺激量宜逐渐加强，以患肢出现规律性收缩为佳，每次20～30分钟。

3. 皮肤针疗法　取相应背俞穴，如肺俞、膈俞等和手阳明经线、足阳明经线。用皮肤针反复叩刺至潮红或微出血，青筋浮现部位还可配合刺络拔罐放血。隔日1次。

4. 头针疗法　取相应头针线，用毫针刺，中或重度刺激，隔日1次。

【按语】

1. 本病采用针灸疗法可获得较好效果，但久病难复者应配合中药、康复理疗等其他疗法。

2. 卧床患者应保持四肢功能位；还应采取适当活动体位等措施，避免发生褥疮、呼吸系统感染、泌尿系统感染、下肢深静脉血栓等并发症。在治疗的同时，应积极配合主动和被动肢体功能锻炼，以助尽早康复；本病常引起患者不同程度的精神心理压力，同时需密切关注患者心理健康。

3. 注意与偏枯、痹证相鉴别。

文献摘录

1. 《标幽赋》："悬钟、环跳、华佗刺躄足而立行。"

2. 《针灸逢源·卷五》："痿躄，环跳、中渎、足三里；足不能行，三里、三阴交、复溜、行间。"

 案例分析

孙某，女，33岁，初诊日期：2009年8月11日。

主诉：四肢乏力、活动不利，伴强哭1月余。现病史：该患于当年7月初无明显诱因，突然出现视物模糊、四肢无力、语謇，同事将其送至某市人民医院就诊，时以脑梗死收入院，给予降颅压、改善循环药物治疗3日未效，症状进行性加重。家人遂将其转入他院，检查结果回报，诊断为急性多发性硬化症，予以激素、丙种球蛋白、改善循环、营养神经等药物对症治疗3周余，症状得以控制。为寻求进一步康复，今来我院门诊就诊。现症见：四肢乏力、活动不利，伴强哭，语笨，情绪低落，饮食不佳，二便尚可。既往健康，有家族遗传高血压病史。察其神志清楚,面色少华,形体适中。查体:情绪不稳,语言笨拙,双眼活动自如,水平眼震(+),四肢肌力Ⅳ级,肌张力尚可,膝腱反射弱,双下肢病理征(+),浅感觉对称。双手指鼻试验(+)、轮替试验(+)、双下肢跟膝胫试验(+)。头部 MRI 示:双侧侧脑室周围脑白质密度减低。舌质淡红,舌苔薄黄,脉弦细。

中医诊断:痿证。

治则:补肾通络,调神益智。

选穴:运动区、情感区(焦氏头针)、平衡区(焦氏头针)、腹一区(孙氏腹针);风池、地仓、廉泉、肩髃、曲池、手三里、外关、合谷、中渚、阳陵泉、足三里、阴陵泉、悬钟、太溪、太冲。

诊疗思路:本案患者系因先天禀赋不足,日久劳伤,肾阴亏虚,肾主骨生髓,髓海不充,筋肉失养,发为痿病。髓海不充,阴虚风动,上扰清窍,则伴强哭;髓海不充,气血不足,舌窍失养,则伴语笨。治宜补肾通络,调神益智。

操作:取运动区、平衡区通过经颅重复针刺法达到兴奋皮质运动细胞、改善锥体束和小脑功能的作用,以通经活络,行气活血;配情感区、腹一区以调神益智,醒神开窍;配风池、地仓、廉泉以祛风通络,开窍利音;配太溪以滋阴补肾,行气通络;配肢体局部腧穴可疏通气血,通经活络。诸穴共用,起痿利音,使病得解。操作:运动区、情感区、平衡区施以经颅重复针刺法,手法要求捻转稍加提插,由徐至疾,捻转速度在200转/分以上,连续3~5分钟。腹一区针刺时要求与皮肤表面成15°平刺入腧穴,切勿伤及内脏,手法以小幅度捻转为主,不提插,得气为度。其余腧穴常规针刺,施以补法,诸穴得气后使用C6805-Ⅰ型电麻仪,连续波刺激20分钟。每日1次,每次40分钟,2周为1个疗程。

行针40分钟后,患者可在无人扶持的情况下迈步行走,但行走时左右摇晃。针灸二十九诊痊愈。

医嘱:坚持功能锻炼,加强护理。

案例思考:1. 试述本病针刺手法运用和穴位配伍意义。
     2. 试述"治痿独取阳明"的理论依据。

知识扩展

1. **应用不同的治疗手法治痿证** 对患痿证相关部位的腧穴、筋脉及肌肉施以推拿疗法有较好的效果。还有将药物直接外敷于患处或穴位的一种外治疗法;皮肤针轻叩背部肺、胃、肝、肾等腧穴及手足明经穴,隔日1次,10次为1个疗程;耳针取穴为肺、胃、大肠、肝、肾、脾、神门、相应部位,强刺激,每次选3~4穴,留针10分钟,隔日1次,10次为1个疗程;三棱针:取穴上肢为腕骨、肩贞,下肢为窍阴、悬钟、足三里,常规消毒,用三棱针点刺出血,隔日1次,10次为1个疗程;埋线:上肢取肩髃、臂臑、曲池、手三里,下肢取髀关、伏兔、足三里、阳陵泉,埋羊肠线,每次选2~3穴,2~3周后可再次埋线。

2. **《中国重症肌无力诊断和治疗指南(2020版)》** 西医学中,痿证多见于重症肌无力、进行性肌营养不良、周期性瘫痪等疾病。其中对于重症肌无力来说,其临床上常用静脉注射免疫球蛋白(IVIG)与血浆置换(PE)解决病情快速进展、危及生命的情况,如肌无力危象、严重的延髓麻痹所致吞咽困难、肌无力患者胸腺切除术前和围手术期治疗,可使绝大部分患者的病情得到快速缓解。为达到持续缓解,可同时启动免疫抑制治疗(非激素类免疫抑制剂),因激素早期可一过性加重病情,甚至诱发肌无力危象,于 IVIG 与 PE 使用后症状稳定时添加激素治疗。此外临床治疗还采用靶向生物制剂、胸腺切除、自体造血干细胞移植以及其他治疗。

【附一】外伤性截瘫

一、概　述

外伤性截瘫是由外力而致的脊髓横断性损伤,临床上多见于胸椎、腰椎压缩性骨折、粉碎性骨折或合并脱位后脊髓受损。主要临床表现为脊髓受累平面以下出现运动、感觉、括约肌功能及皮肤营养障碍。

外伤性截瘫属中医学"痿证"的范畴，因外伤而致。本病病位在脊髓，与肾经、督脉关系密切。基本病机是脊髓受损，筋骨失养。

脊髓外伤初始会出现"脊髓休克"反应，损伤平面以下完全性迟缓性瘫痪，并丧失所有感觉，反射消失。膀胱、直肠功能丧失，性能力丧失。伴随营养性障碍，尤其是汗腺分泌减退和体温调节障碍。数天或数周后，脊髓神经元部分地逐渐恢复功能，可引起损伤平面以下屈曲反射，大便和排尿功能逐渐恢复，出现反射性排尿（便），肌肉反射和张力逐渐恢复，甚至反射可能出现亢进，肌张力由弛缓转为痉挛。这也被称为神经系统疾病中的"断联休克"症状。

二、辨 证 要 点

主症　根据脊髓损伤部位的不同，出现损伤平面以下的瘫痪。

胸段损伤可引起双下肢痉挛性瘫痪；腰段以下损伤可出现双下肢弛缓性瘫痪。同时伴有损伤平面以下各种感觉缺失以及尿潴留或尿失禁，大便秘结或失禁，患肢皮肤干燥、脱屑，汗腺分泌功能异常等。脊髓不完全损伤，如颈脊髓前方受压严重者，可引起前侧脊髓综合征，有时可出现四肢瘫痪，但下肢和会阴部仍有位置觉和深感觉。脊髓半横切损伤，损伤平面以下同侧肢体运动及深感觉消失，对侧肢体痛觉和温度觉消失。

经脉瘀阻　损伤肢体肌肉松弛，痿废不用，麻木不仁，二便不通。舌质紫暗，脉涩。

肝肾亏虚　损伤肢体肌肉萎缩，拘挛僵硬，麻木不仁，头晕耳鸣，腰膝酸软，二便失禁。舌质红，少苔，脉沉细。

三、治　　疗

（一）基本治疗

治法　舒筋通络，益肾充髓。取督脉及足三阳经为主。

主穴　损伤脊柱上、下 1~2 个棘突的督脉穴及其夹脊穴　环跳　委中　阳陵泉　足三里　悬钟　涌泉　三阴交

配穴　经脉瘀阻配合谷、膈俞；肝肾亏虚配肝俞、肾俞；上肢瘫痪配肩髃、曲池、手三里、合谷、外关；下肢瘫痪配秩边、风市、丰隆、太冲；大便失禁配长强、大肠俞；小便失禁配中极、膀胱俞；小便不通配气海、阴陵泉。

方义　损伤脊柱上、下的督脉穴及其夹脊穴可激发受损部位的经气，调和气血；环跳、委中、阳陵泉、足三里为足三阳经穴，能调理经气、舒筋活络；悬钟为髓会，是治疗下肢痿躄的常用穴；涌泉、三阴交针之可补肝肾、强筋骨。

操作　毫针常规刺。督脉穴针刺时应注意深度，以免造成脊髓新的损伤。

（二）其他治疗

1. 皮肤针疗法　取督脉背腰段、足太阳经和瘫痪肢体的手足三阳经。每次选2~3经，按循行部位叩至皮肤潮红为度（青筋浮现部位，还可配合刺络拔罐放出瘀血）。

2. 电针疗法　在督脉或瘫痪肢体选取 4~5 组穴位，针刺得气后接通电针仪，以断续波中度刺激，以肌肉轻轻收缩为度，适用于弛缓性瘫痪。

【按语】

1. 针灸治疗本病有一定疗效，但疗程较长，应鼓励患者坚持治疗和功能锻炼；根据不同的瘫痪肌群，嘱患者采用不同体位方法进行锻炼，增强瘫痪肢体的功能活动。

2. 治疗期间防止褥疮、泌尿系感染和便秘，如有发生，应及时处理。

3. 本病应与脊椎结核和肿瘤引起的截瘫相鉴别，通过 X 线、CT 等检查，结合外伤史即可鉴别。

【附二】 重症肌无力

一、概　　述

重症肌无力（myasthenia gravis，MG）是指主要由乙酰胆碱受体抗体介导、细胞免疫依赖、补体参与，主要累及神经肌肉接头突触后膜乙酰胆碱受体引起的神经-肌肉接头传递障碍的获得性自身免疫性疾病。临床多起病隐匿，表现为全身或部分骨骼肌极易疲劳，经休息或用抗胆碱酯酶药物后症状减轻或消失。最初常为一侧或两侧眼睑下垂，于傍晚疲劳时出现，伴有复视，1～2 年内可逐步累及咽肌、面肌、颈肌和四肢骨骼肌。

重症肌无力属中医学"痿证"范畴。本病病位在脾、胃，与肝、肾有关。基本病机是脾胃气虚，气血运化之源不足，肌肉失养。

二、治　　疗

（一）基本治疗

治法　补益正气，活血通络。取背俞穴、手足阳明经为主，配合局部选穴。

主穴　五脏之背俞穴　气海　足三里　三阴交　合谷　太冲

配穴　眼睑下垂、斜视、复视配阳白、攒竹、鱼腰、丝竹空、瞳子髎；声音低微、嘶哑、饮水呛咳配廉泉、扶突；下颌下垂，无力闭合配颊车、下关；呼吸困难、咳嗽无力配大椎、身柱；肢体无力配肩髃、曲池、梁丘、解溪。

方义　肺俞、脾俞、胃俞、肝俞、肾俞为五脏之背俞穴，功可补益五脏，强壮筋骨；气海、足三里、三阴交补益气血、濡养筋脉；合谷为大肠经之原穴，太冲为肝经之原穴，合谷配伍太冲，两关相合，又名"开四关"，阴阳上下，同气相求，以行气通络。

操作　毫针常规刺，补法，可配合灸。

（二）其他治疗

1. 艾灸疗法　取百会、身柱、命门、神阙、中脘、关元、气海、足三里等，每次选 3～4 穴，重灸。

2. 电针疗法　取相应节段夹脊穴，选用疏波，电流强度以患者能耐受为度，留针 20 分钟，隔日治疗 1 次。

【按语】

1. 中西医治疗重症肌无力各有优势和特色，一般来说，重症全身型、肌无力危象、并发肺部感染等均宜以西医为主治疗；轻型，特别是单纯眼肌型，稳定期适合于中医治疗。

2. 针灸治疗本病有较好的疗效，近期疗效较为明显，远期疗效尚可。由于本病属于慢性疾病，难以速愈，需坚持长期治疗，并结合抗胆碱酯酶药物。

3. 患者不可劳累；尤其注意避免风寒湿邪侵袭；适度锻炼；增加营养。

第七节　痹　　证

一、概　　述

痹证是由风、寒、湿、热等邪引起，以肢体肌肉、筋骨、关节酸痛、麻木、重着、屈伸不利，或关节灼热，甚或肿大等为主症的一类病证。

中医学认为，本病发生常与外感风寒湿热等邪，人体正气不足有关。"风寒湿三气杂至，合而为痹。"风寒湿等邪气，在人体卫气虚弱时容易侵入人体而致病。汗出当风、坐卧湿地、涉水冒雨等，均可使风寒湿等邪气侵入机体经络，留于关节，导致经脉气血闭阻不通，不通则痛。根据感受邪气的相对轻重，常分为行痹（风痹）、痛痹（寒痹）、着痹（湿痹）。若素体阳盛或阴虚火旺，复感风寒湿邪，邪从热化，或感受热邪，留注关节，则为热痹。总之，风寒湿热之邪侵入机体，痹阻关节肌肉筋骨，导致气血闭阻不通，产生本病。本病病位在肌肉、筋骨、关节。基本病机是经络不通，气血痹阻。

西医学中，痹证多见于风湿性关节炎、类风湿关节炎、骨性关节炎、反应性关节炎、强直性脊柱炎、痛风、肩周炎等疾病中。风湿性关节炎是急性风湿热的关节表现，是溶血性链球菌感染性疾病，以急性起病为特点。类风湿关节炎是一种以关节滑膜炎为特征的、不明原因的慢性全身性自身免疫性疾病，免疫反应多发生于关节滑膜，最后关节强直及功能障碍；多侵犯小关节，如手、足及腕关节等，常为对称性，呈慢性经过，可有暂时性缓解。目前认为，发病可能与感染、免疫功能紊乱及遗传等有关。另外，寒冷、潮湿等环境因素，疲劳、营养不良、创伤、精神因素等，常为本病的诱发因素。西医学的风湿热性关节炎、类风湿关节炎等病可参考本节辨证论治。

二、辨 证 要 点

主症　关节肌肉疼痛，屈伸不利。

行痹（风痹）　疼痛游走，痛无定处，或见恶风发热。舌质淡，苔薄白，脉浮。

痛痹（寒痹）　疼痛剧烈，痛有定处，遇寒痛剧，得热痛减，局部皮色不红，触之不热。舌质淡，苔薄白，脉弦紧。

着痹（湿痹）　肢体关节重着，酸痛不移，或有肿胀，肌肤麻木不仁，阴雨天加重或发作。舌质淡胖，苔白腻，脉濡缓。

热痹　关节疼痛，局部灼热红肿，痛不可触，关节活动不利，可累及多个关节，伴有发热恶风，口渴烦闷。舌质红，苔黄燥，脉滑数。

三、治　　疗

（一）基本治疗

治法　通络止痛。取局部穴为主。

主穴　阿是穴　局部经穴

配穴　行痹配膈俞、血海；痛痹配肾俞、关元；着痹配阴陵泉、足三里；热痹配大椎、曲池。肩关节痛配肩髃、肩髎、肩贞、臑俞；肘关节痛配曲池、曲泽、天井、少海；腕关节痛配阳关、外关、阳池、阳溪、腕骨、大陵；髋关节痛配环跳、秩边、居髎、髀关；膝关节痛配血海、梁丘、阳陵泉、犊鼻、内膝眼；踝关节痛配解溪、丘墟、申脉、照海、昆仑；脊背部痛配夹脊、大杼、身柱、腰阳关。也可根据痹痛部位循经远部取穴。

方义　阿是穴、疼痛局部经穴可疏通局部经络气血，使营卫调和，风寒湿热之邪无所依附，经络通畅，痹痛遂解，而达"通则不痛"的治疗目的。

操作　毫针常规刺。病在筋骨可深刺；寒痹、湿痹可配合灸法；热痹大椎、曲池可配合点刺放血；局部穴位可配合拔罐疗法、电针疗法，电针波形密波或疏密波交替。

（二）其他治疗

1. 皮肤针疗法　取阿是穴、相关脊柱两侧；中、重度叩刺，使少量出血，可再配合拔火罐。每周1～2次。

2. 拔罐疗法　取阿是穴，用闪罐法，拔至皮肤潮红；或用留罐法，每次留罐10分钟，隔日治疗1次。

3. 火针疗法　局部经穴、阿是穴，每周 2 次。

【按语】

1. 针刺治疗痹证有较好的效果，尤其对骨性关节炎、风湿性关节炎疗效尤佳。由于类风湿关节炎病情缠绵反复，属于顽痹范畴，非一时能获效。在风湿热的急性期，必要时需联合西药治疗迅速控制病情，以免出现心脏损伤。

2. 患者平时应注意关节的保暖，避免风寒湿邪的侵袭。

3. 本病诊疗时应注意排除骨结核、骨肿瘤等其他病证，以免延误病情。

文献摘录

1.《标幽赋》："寒热痹痛，开四关而已之。……痹厥偏枯，迎随俾经络接续。"

2.《神应经》："风痹，尺泽、阳辅……积癖痰痹，膈俞……身寒痹，曲池、列缺、环跳、风市、委中、商丘、中封、临泣。"

案例分析

龚某，男，38 岁，初诊日期：2004 年 9 月 12 日。

主诉：双膝关节肿痛 2 周，加重 1 周。现病史：患者于半个月前在田间劳动时突然遭暴雨，随之出现两膝关节疼痛，逐渐加重，且近 1 周来出现两膝关节红肿。自行使用民间偏方外敷未见缓解，遂来就诊。现症见：双膝关节灼热红肿，痛不可触，不能屈伸站立，发热，口渴。查体：两膝关节红肿，局部皮温偏高。体温：37.9℃，血沉：87mm/h，抗链球菌溶血素 "O"：（+）。舌质红，苔微黄薄腻，脉滑数。

中医诊断：痹证（热痹）。

治则：疏风泻热，通络止痛。

选穴：曲池、大椎、犊鼻、内膝眼、鹤顶、阴陵泉、委中。

诊疗思路：该患者因淋雨，突感寒湿之邪，侵入机体经络，留滞于两膝关节，素体阳盛，郁而化热，湿热之邪闭阻经脉气血，不通则痛。

操作：治疗时患者膝下垫枕头，使关节微屈，毫针针刺犊鼻、内膝眼两穴，向膝关节中心方向斜刺 1.2 寸左右，鹤顶向下直刺 0.8 寸，行捻转泻法，疏通局部经络之气血；阴陵泉刺入 1.2 寸，平补平泻，健脾祛湿；委中刺络拔罐，泻局部郁热并消肿止痛，大椎三棱针点刺放血，曲池毫针刺入 1.2 寸，行提插泻法，共奏疏风泻热之功。留针 20 分钟，每日 1 次。治疗 2 次后，疼痛减轻，红肿渐消，体温 37.3℃。

继续治疗 2 周，2～3 天放血 1 次，症状逐步消失，痊愈停针。

医嘱：平素关节保暖，勿涉水冒寒。

案例思考：1. 本病为热痹，针灸操作是如何体现"热则疾之"治疗原则的？

2. 如何应用"治风先治血，血行风自灭"理论指导痹证的针灸治疗？

知识扩展　类风湿关节炎

类风湿关节炎（RA）是一种以侵蚀性关节炎为主要临床表现的自身免疫病。RA 的发病机制目前尚不明确，基本病理表现为滑膜炎、血管翳形成，并逐渐出现关节软骨和骨破坏，最终导致关节畸形和功能丧失。流行病学调查显示，RA 的全球发病率为 0.5%～1%，中国大陆地区发病率为 0.42%，总患病人群约 500 万，男女患病比率约为 1∶4。我国 RA 患者病程在 1～5 年、5～10 年、10～15 年及≥15 年的致残率分别为 18.6%、43.5%、48.1%、61.3%，随着病程的延长、残疾及功能受限发生率升高。RA 不仅造成患者身体技能、生活质量和社会参与度下降，也给患者家庭和社会带来巨大的经济负担。

【附】 骨性关节炎

一、概 述

骨性关节炎是一种以关节软骨退行性变和继发性骨质增生为特征的慢性关节疾病,亦称为骨关节病、退行性关节炎、增生性关节炎等,多见于中老年人,女性多于男性。好发部位为负荷较大的关节,如膝关节、髋关节、脊柱关节及远侧指间关节,以膝关节、髋关节、骨关节炎最为常见。西医学病因不明,一般认为可能是多种致病因素包括机械性和生物性因素的相互作用所致,其中主要与年龄增大最为相关,另外,也可与外伤、姿势不正、肥胖、炎症等因素相关,遗传因素对本病也有一定影响。骨关节炎的病理改变主要为软骨退行性变和消失,以及关节边缘韧带附着处和软骨下骨质反应性增生形成骨赘,并由此引起关节疼痛、僵直畸形和功能障碍。

骨性关节炎属于中医骨痹范畴。本病病位在筋骨、关节,与肝、肾密切相关。基本病机是经络不通,气血痹阻。

二、针 灸 治 疗

治法 活血化瘀,通络止痛。以局部穴为主。

主穴 膝骨性关节炎:阿是穴 犊鼻 内膝眼 血海 梁丘 阳陵泉

髋骨性关节炎:阿是穴 环跳 秩边 阴廉

配穴 肝肾亏虚配肾俞、肝俞;气血凝滞配血海、膈俞、合谷;寒凝湿滞配命门、关元;湿热阻滞配曲池、阴陵泉。

方义 本病以病变局部选穴为主,重在活血化瘀,通络止痛。

操作 毫针刺结合电针、灸法等。阿是穴可配合电针疗法、艾灸疗法(隔姜灸、温针灸等)。

【按语】

1. 针灸治疗骨性关节炎疗效佳。骨性关节炎发病缓慢,经积极治疗大多可改善关节功能。早期应用针灸和物理治疗就可控制病情,而到关节变形、挛缩,甚至失去功能时,治疗难度较大,部分患者需进行人工关节置换手术。

2. 骨性关节炎急性发作时,受累关节需充分休息。负重或过度活动,易加重关节软骨磨损。恢复期应加强受累关节功能锻炼。长时间制动可以加重骨钙丢失,加重骨质增生,甚至肌肉萎缩。

第八节 颤 证

一、概 述

颤证是以头部或肢体摇动、颤抖为主要临床表现的病证。本病又称"震颤"、"振掉"、"颤振";轻者仅有手足微颤或头摇,尚能坚持工作和自理生活;重者头部震摇大动,甚至有痉挛扭转样动作,双手及肢体抖动不已,或兼有项强、四肢拘急。老年人发病较多,男性多于女性。

颤证的发生多与年老体虚、情志过极、饮食不节及劳逸失当等因素有关;本病病位在脑,涉及筋脉,病变脏腑主要在肝,与肾、脾等脏关系密切;基本病机为肝风内动或痰热动风,筋脉失养。上述病因导致气血阴精亏虚,阴血暗损,不能濡养筋脉,虚风内动;或痰浊、瘀血壅阻经脉,气血运行不畅,筋脉失养;或热甚动风,扰动筋脉,发为颤证。

西医学中,颤证多见于锥体外系疾病所致的不随意运动等疾病中,是一组以随意运动迟缓、不自主运动、肌张力异常和姿势步态障碍等运动症状为主要表现的神经系统疾病,大多与基底节病变有关。以震颤为主要临床表现的疾病较多,如震颤麻痹又称为帕金森病,是一种常见于中老年人的神经变性疾病，我国 65 岁及以上人群患病率为 1000/10 万，主要由各种因素导致黑质-纹状体多巴胺能通路变性而发病，初发症状以震颤最多，依次为步行障碍、肌强直和运动迟缓等。特发性震颤以震颤为唯一表现，又称原发性震颤、老年性震颤，病因未明，约 1/3 患者有阳性家族史，呈常染色体显性遗传，其发病机制和病理变化尚不清楚。另外，本病也见于脑炎、多发性脑梗死、颅脑损伤、基底节肿瘤或钙化、甲状腺功能减退、肝豆状核变性、小脑病变的姿势性震颤，以及精神类药或降压药及一氧化碳、二氧化碳等化学物质中毒等疾病中。

二、辨证要点

主症　静止性震颤，肌强直，运动徐缓，姿态、步态异常。

风阳内动　眩晕耳鸣，面赤烦躁，心情紧张时加重，语言不清，尿赤便干。舌质红，苔黄，脉弦。

痰热风动　胸脘痞闷，口苦口黏。舌质红，体胖大，有齿痕，苔黄腻，脉弦滑数。

气血亏虚　面色无华，表情淡漠，神疲乏力，心悸健忘。舌体胖大，舌质淡，苔薄，脉细弱。

髓海不足　腰膝酸软，失眠心烦，头晕耳鸣。舌质淡，苔薄白，脉细。

阳气虚衰　畏寒肢冷，心悸懒言，气短自汗，小便清长，大便溏薄。舌质淡，苔薄白，脉沉迟无力。

三、治　疗

（一）基本治疗

治法　柔肝息风，宁神定颤。取督脉、足厥阴经为主。

主穴　百会　四神聪　风池　太冲　合谷　阳陵泉

配穴　风阳内动配肝俞、三阴交；痰热风动配丰隆、阴陵泉；气血亏虚配气海、血海；髓海不足配悬钟、肾俞；阳气虚衰配大椎、关元。

方义　本病病位在脑，百会、四神聪均位于巅顶部，通过督脉入络脑，可醒脑、宁神、定颤；风池属足少阳胆经，位近大脑，可祛风定颤；合谷、太冲为"四关"穴，可息风止痉；阳陵泉为筋之会穴，可柔筋止颤。诸穴合用，共奏柔肝息风、宁神定颤之效。

操作　毫针常规刺。气血亏虚、髓海不足、阳气虚衰者可配合艾灸疗法。

（二）其他治疗

1. 耳针疗法　取肝、肾、皮质下、缘中、神门、枕；每次选 3～5 穴，毫针刺法或压丸法。

2. 头针疗法　取顶中线、顶旁 1 线、顶旁 2 线，头针常规刺。

3. 穴位贴敷疗法　取天柱、大椎、曲池、阳陵泉、足三里、三阴交、风池；用露蜂房、白芷各 10g，或用煅龙骨、煅牡蛎各 30g，五味子 15g，朱砂 5g，研末，每用适量，醋调成饼置于穴位，医用无菌敷贴固定。每次选 6～10 穴，每日 1 次。

【按语】

1. 针灸治疗本病有一定疗效，病程短者疗效较好，但需坚持较长时间治疗。

2. 患者应保持心情愉快，起居有节，饮食清淡，劳逸适度。

文献摘录

《针灸大成》:"手腕动摇:曲泽。"

案例分析

某患,女,66岁,初诊日期:2016年12月2日。

主诉:右手颤抖2年余。现病史:患者于2014年无明显原因逐渐出现右手颤抖,于北京某院就诊,诊断为帕金森病,经过治疗未见明显好转,具体治疗不详。现口服森福罗片(盐酸普拉克索片),0.125mg,每日3次。现症见:右手颤抖、无力,持物困难,时有身体向前冲,小碎步,健忘,语速慢,反应迟钝,畏寒,时有燥热,口干,纳可,眠安,小便频,夜尿频多,大便干。查体:右手静止性震颤,右手肌力下降,持物困难,身体前冲,小碎步,健忘,语速慢,反应迟钝,面色白。舌质淡暗,边有齿痕,苔薄白,脉沉细,尺弱。

中医诊断:颤证(阳虚水泛,血瘀津亏证)。

西医诊断:帕金森病。

治则:柔肝息风,宁神定颤。

选穴:第1组穴位:风池、风府、大椎、陶道、身柱、神道、至阳、筋缩、脊中、悬枢、命门、腰阳关、长强、肺俞、心俞、膈俞、肝俞、脾俞、肾俞、后溪、申脉;第2组穴位:百会、神庭、本神、四神聪、神门、攒竹、承浆、中脘、天枢、关元、曲池、手三里、内关、合谷、阳陵泉、足三里、丰隆、三阴交、太溪、太冲、公孙、照海。上述两组穴位隔日交替使用。

诊疗思路:患者情志不畅,气血阴精亏虚,阴血暗损,不能濡养筋脉,虚风内动发为颤证。百会、四神聪均位于巅顶部,通过督脉入络脑,可醒脑、宁神、定颤;风池属足少阳胆经,位近大脑,可祛风定颤;合谷、太冲为"四关"穴,可息风止痉,阳陵泉为筋之会穴,可柔筋止颤。诸穴合用,共奏柔肝息风、宁神定颤之效。

操作:百会直刺,四神聪斜刺,针尖向百会。本神、神庭斜刺,针尖向前额。四神聪、攒竹、承浆、后溪、申脉用平补平泻法。督脉十三针、背俞穴、中脘、天枢、关元、曲池、手三里、足三里、阴陵泉、丰隆、三阴交、太溪、照海用补法。风池、内关、合谷、太冲、公孙用泻法。每周针刺3~4次。30次为1个疗程,疗程结束后可休息1~6个月,每半年针刺1个疗程。

医嘱:在针灸治疗的同时,应保持心情愉快,起居有节,饮食清淡,劳逸适度。

案例思考:试析本病刺灸法运用和穴位配伍规律。

知识扩展

1. 针灸治疗帕金森病的机制 牛丽芸等检索近年来最新国内外相关文献,从氧化应激反应、炎症反应、蛋白质降解系统障碍、线粒体功能缺陷、细胞凋亡等众多方面详细阐述了针灸治疗帕金森病的机制。查阅文献显示:帕金森病的发病机制多与氧化应激、炎症反应、蛋白质降解系统障碍、线粒体功能缺陷、细胞凋亡相关,针灸疗法可通过抗氧化作用、调节机体免疫功能、抑制多巴胺神经元的凋亡、调节蛋白质降解系统障碍等对机体进行整体调节,在改善帕金森病方面疗效突出。

2. 针灸学对帕金森病的治疗文献整理 通过查阅近年来国内外应用针灸疗法治疗帕金森病的相关文献,探讨近年来针灸学临床上对帕金森病的治疗情况,从针灸治疗的不同方法方面对其进行总结分析归纳,提出综述过程中发现的问题及合理的针灸治疗方案,得出结论:针灸治疗帕金森病的方法很多,如体针、头针、电针头皮穴、温针灸、针灸联合其他疗法等,在治疗上收效较好,按帕金森病不同阶段采取针对性个性化的针灸治疗方案能更好改善症状。

第九节 瘿 病

一、概 述

瘿病是指以颈前喉结两侧肿大结块，不痛不溃，逐渐增大，缠绵难愈为主要临床特征的病证。本病又称"瘿气"、"瘿瘤"、"瘿囊"、"大脖子病"等。

瘿病的发生常与情志内伤、饮食及水土失宜等因素有关。本病病位在颈部喉结两旁，涉及肝、脾、胃、肾、心等经脉及相关脏腑，与肝经、胃经关系尤为密切。《诸病源候论·瘿候》谓"饮山水"、"诸山水黑土中"容易发生瘿病。基本病机是气滞、痰凝、血瘀壅结于颈。气滞、痰凝、血瘀壅结于颈前喉结两旁，日久引起血脉瘀阻，以气痰瘀三者合而为患。瘿病初期以实证居多，病久则由实致虚，尤以阴虚、气虚为主，以致成为虚实夹杂之证。

西医学中，瘿病多见于单纯性甲状腺肿大、甲状腺功能亢进、甲状腺肿瘤，以及慢性淋巴细胞性甲状腺炎等疾病中。

二、辨 证 要 点

主症 颈前喉结两侧肿大结块，不痛不溃，逐渐增大，缠绵难愈。

气郁痰阻 胸闷气短，善太息，病情常随情志波动。舌质红，苔薄白，脉弦。

痰结血瘀 结块较硬，胸闷不舒，情志不畅。舌质暗或紫，苔薄白，脉弦或涩。

肝火上炎 急躁易怒，眼球突出，面红目赤，口苦咽干，手指颤抖，小便色黄。舌质红，苔薄黄，脉弦数。

阴虚火旺 心烦少寐，手指颤动，眼干目眩，倦怠乏力。舌质红，苔少，脉细数。

三、治 疗

（一）基本治疗

治法 理气化痰，消瘀散结。取阿是穴和足阳明经为主。

主穴 阿是穴 天突 膻中 足三里 丰隆

配穴 气郁痰阻配太冲、内关；痰结血瘀配中脘、血海；肝火上炎配期门、行间；阴虚火旺配太溪、照海。

方义 瘿肿结于喉部，故取天突、局部阿是穴以疏通气血，消瘀散结；膻中为气之会穴，可行气活血，化痰消肿；瘿肿局部为足阳明胃经所过之处，足三里、丰隆分别为足阳明经下合穴、络穴，丰隆又为治痰要穴，两穴相配可通经消瘀、化痰散结。

操作 毫针常规刺。天突先直刺 0.2～0.3 寸，然后将针柄竖起，针尖向外下，沿胸骨后缘刺入 1～1.5 寸；阿是穴用 1 寸毫针以 45°围刺，再用一根针从瘿肿顶部刺入，直达底部，小幅提插捻转，注意勿伤及颈总动脉及喉返神经。

（二）其他治疗

1. 皮肤针疗法 取瘿肿局部阿是穴、第 5～11 胸椎夹脊、脊柱两侧膀胱经、翳风、肩井、曲池、合谷、足三里等；叩刺至局部皮肤潮红为度。

2. 耳针疗法　取神门、内分泌、皮质下、交感、对屏尖、颈、肝、胃；每次选用 2～3 穴，毫针刺法、埋针法或压丸法。

3. 穴位贴敷疗法　取天突、膻中、足三里、丰隆、内关、期门、太溪；用露蜂房、白芷各 10g，或用煅龙骨、煅牡蛎各 30g，五味子 15g，朱砂 5g，研末，每用适量，醋调成饼置于穴位，医用无菌敷贴固定。每次选 6～10 穴，每日 1 次。

【按语】

1. 针灸对单纯甲状腺肿疗效较好。

2. 本病因水土失宜所致者，应注意饮食调摄；患者应保持精神愉快，防止情志内伤。

文献摘录

1. 《针灸甲乙经·卷之十二》："瘿，天窗及膈会主之……瘤瘿，气舍主之。"

2. 《备急千金要方·卷之十》："天府、臑会、气舍主瘤瘿气咽肿……脑户、通天、消泺、天突，主颈有大气……通天主瘿，灸五十壮。"

3. 《针灸大全·卷之四》："五瘿，列缺、扶突、天突、天窗、缺盆、俞府、膺俞、膻中、合谷、十宣（出血）。"

案例分析

付某，男，62 岁。

主诉：颈肿、心慌、汗出伴吞咽困难 5 个月。现病史：患者 5 个月前无诱因出现颈肿，未经诊治。现症见：心慌，汗出多，身体消瘦，口干，易饥，乏力，吞咽困难，大便每日 4 次以上，睡眠差。查体：双侧甲状腺肿大，舌质红，苔薄黄，脉弦数。西医院诊断为"甲亢"。

中医诊断：瘿病（气阴两虚）。

治法：益气养阴，化痰散结。

取穴：胸腹部三才取穴：天才取天突，人才取中脘，地才取关元。

辨证取穴：外关、足临泣、三阴交、足三里。

诊疗思路：患者急躁易怒，情志失调发为瘿病。针刺外关、足临泣可疏肝解郁、化瘀、豁痰，达到消瘿除肿、标本兼治的作用；瘿肿结于喉部，故取天突以疏通局部经气、降气化痰消瘿；足三里、三阴交、中脘健运脾胃、化痰消瘿；外关为手少阳三焦经之络穴，可治心包经的病症，如心慌、心悸、失眠、多梦等。

操作：天突：三才针法斜刺人才（0.3～0.5 寸）。外关、足临泣：三才针法直刺人才（0.3～0.5 寸），振颤催气，捻转一圆周，提插 1.5 厘米，飞旋泻法。中脘、关元：三才针法直刺人才（0.3～0.5 寸），振颤催气，捻转小半圆周，提插 0.1 厘米，飞旋补法。三阴交、足三里：三才针法直刺人才（0.5～0.8 寸），振颤催气，捻转小半圆周，提插 0.15 厘米，飞旋补法。

结果：上述方法取穴治疗，10 天为 1 个疗程，坚持治疗 4 个疗程后痊愈，半年后因他病来诊，未复发。

医嘱：在针灸治疗的同时，应注意饮食调摄。患者应保持精神愉快，防止情志内伤。

案例思考：1. 试析本病的诊治思路。

　　　　　2. 试述瘿病的饮食调护。

知识扩展　古代针灸治疗瘿病的取穴规律数据挖掘

通过检索《中华医典》中的文献条目构建数据库，考察古代针灸治疗瘿病的腧穴和经脉使用频次、腧穴间配伍规律、特定穴使用情况及腧穴分布情况。古代治疗瘿病以近部选穴为主，使用频次居前 5 位的穴为天突、肩髃、气舍、天府、臑会，使用频次靠前的经脉为手阳明大肠经、任脉、手太阴肺经、足阳明胃经、足少阳胆经，腧穴间配伍形式包括局部配穴、本经配穴及同名经配穴，以局部配穴为主，选用频次最高的特定穴为交会穴，选用穴多位于颈项和上肢部。古代治疗瘿病注重近部选穴，多取循经颈部经脉上腧穴，腧穴间配伍以局部配穴为主，多使用交会穴，所选腧穴多分布于颈项部和上肢部，可为针灸治疗本病提供依据和参考。

第十节　癫　病

一、概　述

癫病是以精神抑郁，表情淡漠，沉默痴呆，语无伦次，静而少动为特征的一种病证。《黄帝内经》中又名其为"癫疾"、"风癫"、"心风"。

癫病的发生常与七情内伤、饮食不节、所愿不遂、思虑太过、肝气郁结、脾失健运、气郁痰结、蒙蔽心窍、阻蔽神明，或先天禀赋等因素有关。本病病位在心、脑，与肝、胆、脾、肾相关。本病属本虚标实之证，基本病机是肝气郁结，阴阳失调，所谓"重阴则癫"。本病因思虑太过，心脾受伤，所愿不遂，心气受抑，思则气结，脾气不发，则痰气郁结，上扰清窍，以致蒙蔽心神，神志逆乱；或因肝失条达，木克脾土，津液敷布异常，聚而生痰，心窍被蒙，神明失用，久则耗伤阴血，肝不藏魂等所致。

西医学中，癫病多见于抑郁症、强迫症、精神分裂症等疾病。临床治疗常以抗精神病药物为主。

二、辨证要点

主症　精神抑郁，情感淡漠，自闭少语，少动悲郁，情绪低落，呆痴叹息，思维障碍。

肝郁气滞　胸胁苦满，喜怒无常，食少纳呆，善太息。舌质淡或红，苔薄白或黄，脉弦。

痰气郁结　表情淡漠，沉默痴呆，语无伦次，或喃喃自语，多疑多虑，不寐易惊，不思饮食。舌质淡，苔腻，脉弦滑。

心脾两虚　神思恍惚，心悸易惊，善悲欲哭，食少倦怠。舌质淡，苔白，脉细无力。

三、治　疗

（一）基本治疗

治法　理气解郁，豁痰开窍。取督脉、手少阴及手厥阴经为主。

主穴　百会　印堂　内关　神门　大陵　太冲　丰隆　后溪　申脉

配穴　肝郁气滞配期门；痰气郁结配中脘、膻中；心脾两虚配心俞、脾俞。

方义　脑为元神之府、督脉入络脑，针刺督脉百会、印堂可调神解郁，醒脑开窍；内关为心包经之络穴，可宽胸理气，宁心安神；神门为心经之原穴，可宁心安神，醒脑开窍；大陵为心包经之原穴，可宽胸理气、解郁安神；太冲为肝经原穴，可疏肝理气；丰隆为胃经之络穴，可健脾化痰。后溪、申脉为八脉交会穴，后溪通于督脉，二者临床常联用，均是治癫要穴。诸穴合用共奏理气解郁，豁痰开窍之功。

操作　毫针常规刺。

（二）其他治疗

耳针疗法　取心、肝、脾、皮质下、枕、神门，每次选3～5穴，毫针刺或压丸法。

【按语】

1. 针灸对本病有一定疗效，应早期诊治，引起重视。

2. 在治疗过程中，家属应积极配合，对患者加强护理，并给予耐心关爱，结合心理疏导，以提高疗效。

3. 本病应与癫病、脏躁、绝经前后诸症等相鉴别。

文献摘录

1. 《神应经·心邪癫狂部》："癫疾：上星、百会、风池、曲池、尺泽、阳溪、腕骨、解溪、申脉、昆仑、商丘、然谷、通谷、承山，针三分速出，灸百壮。"

2. 《针灸大成·卷八》："癫疾：前谷、后溪、水沟、解溪、金门、申脉。"

3. 《针灸甲乙经》："癫疾，上星主之，先取噫嘻，后取天牖、风池。"

案例分析

高某，女，23岁。

主诉：眩晕、惊恐、易怒、失眠。现病史：患者自觉因思虑过多，情志郁结出现时发眩晕、惊恐、易怒、失眠等症。大便日有四行，纳谷不行。查体：情绪急躁，啼哭无常。舌质淡胖，苔白，脉弦滑。

中医诊断：癫病（肝郁脾虚）。

治则：理气解郁，扶脾安神。

选穴：取督脉、手足厥阴、手少阴经为主。

诊疗思路：本患者症起思虑过多，此思虑伤脾，木邪来侮，痰浊困扰心神之故。便溏纳呆，舌胖口淡，均是脾胃不和之象。脾胃虚弱，肝木来侮，子夺母气，心气亦虚，痰扰心君，神明蒙昧，故而病癫。于是辨证求因，施以理气解郁、扶脾安神之法。

操作：取膻中以理气；泻太冲以疏肝；补巨阙、泻心俞，俞募同用，补阴泻阳。此为从阴引阳之法，目的在于补心气之不足，泻心火之虚炎，佐以内关用泻，二泻一补，泻多补少，盖因心火虚炎，神明不伸，标急于本，治标当先于治本也；兼取上脘、中脘、章门、脾俞，重补脾胃以追溯本源；外加风池以泻上乘气火之邪。故一诊而眠安。再宗原法增减，加丰隆以豁痰解郁，五诊而显效。

六诊：诸症俱见好转，烦闷已解，夜寐较安，脉弦滑，舌苔薄白。前法有效，宗之以收全功。

医嘱：加强护理，结合心理治疗，以提高疗效。

案例思考：1. 试述癫病的临床分型论治思路。
　　　　　　2. 试述癫病的病因病机及预后转归。

知识扩展

西医学抑郁症属于癫病范畴，其临床治疗目标在于尽可能早期诊断，及时规范治疗，控制症状，提高临床治愈率，最大限度减少病残率和自杀率，防止复燃及复发。其治疗原则为倡导全病程治疗，包括急性期、巩固期和维持期治疗和个体化治疗。不同个体对精神药物的治疗反应存在很大差异，治疗时要考虑患者的性别、年龄、躯体情况、是否同时使用其他药物、首发或复发、既往对药物的反应等多方面因素，决定选择的药物和剂量。其治疗方法为药物治疗，常用抗抑郁药物有选择性5-羟色胺再摄取抑制剂（SSRIs），5-羟色胺和去甲肾上腺素再摄取抑制剂（SNRIs），单胺氧化酶抑制剂（MAOIs）等，此外还有生物物理治疗和其他辅助治疗方法，如光照治疗、运动疗法、阅读疗法等。

第十一节 狂 病

一、概 述

狂病是以精神亢奋，躁扰不宁，打人毁物，动而多怒为特征的一种病证，多见于青少年。

狂病的发生常与情志刺激、思虑太过、所愿不遂或脑外伤等因素有关，或与先天禀赋有关。本病病位在脑，涉及心、肝、胃、胆。基本病机是痰火上扰，阴阳失调，神明失主，所谓"重阳则狂"。外感病机以风、火、痰、瘀为主，风性善变，对于体质素弱者来说，风邪极易入侵人体，并使患者不自知而发病。内伤病机以暴怒伤肝，郁而化火，或痰蒙心包，痰火夹攻则狂或瘀血阻隔气机，心脑无法互通所致狂病为主。

西医学中，狂病多见于精神分裂症、躁狂症等疾病，即双向情感障碍躁狂发作，双相情感障碍（bipolar disorder，BD）表现为患者情绪低落与情绪高涨交替出现，按照主要的表现形式分为躁狂发作状态和抑郁发作状态。

二、辨 证 要 点

主症 精神错乱，哭笑失常，妄语高歌，狂躁不安，不避亲疏，甚则打人毁物。

痰火扰神 病起急骤，先有性情急躁，头痛失眠，两目怒视，面红目赤，甚则突然狂乱莫制，打人毁物，逾垣上屋，高歌狂呼，不避亲疏，不食不眠。舌质红绛，苔多黄腻或黄燥而垢，脉弦大滑数。

痰热瘀结 狂躁日久不愈，面色晦滞，躁扰不安，多言不序，妄见妄闻，头痛，心悸而烦。舌质紫暗或有瘀斑，脉弦数或细涩。

火盛伤阴 狂躁久延，病势较缓，时而烦躁不安，时而多言善惊，恐惧不安，形瘦面红，心烦不寐。舌质红，无苔，或有剥裂，脉细数。

三、治 疗

（一）基本治疗

治法 涤痰泻火，清心开窍。取督脉、手厥阴经、手少阴经为主。

主穴 水沟 神门 劳宫 内关 丰隆

配穴 痰火扰神配中脘；痰热瘀结配中脘、膈俞；火盛伤阴配行间、太溪。

方义 水沟属督脉，督脉为阳脉之海，又与脑相通，可醒神开窍、安神定志；神门为心经之原穴，能清心宁神；劳宫为心包经荥穴，可清心包而泻心火，安神定志；内关为心包经络穴，可醒神开窍、宁心定志；丰隆为涤痰要穴，可化痰通络，醒脑开窍。

操作 毫针常规刺。急性发作期每次留针30分钟~2小时，以症状消失或减缓为度；并可配合刺络放血治疗。

（二）其他治疗

1. 三棱针疗法 取大椎、水沟、百会、中冲（十宣或十二井），点刺出血。

2. 耳针疗法 取心、肝、胃、皮质下、枕、神门，每次选3~4穴，毫针刺法，强刺激，留针

30 分钟。

3. 电针疗法 取百会、水沟、合谷、太冲，连续波，留针 15～30 分钟。

【按语】

1. 针灸治疗本病有一定的效果。在治疗过程中，要对患者进行严密的监护，防止伤人毁物等意外事件的发生。

2. 狂病应属精神失常疾病，需结合头颅 CT、MRI 等检查，以排除器质性精神障碍。

3. 本病易复发，应在疾病缓解后的间歇期继续治疗，以巩固疗效。

文献摘录

1. 《神应经·心邪癫狂部》："发狂，少海、间使、神门、合谷、后溪、复溜、丝竹空。"
2. 《针灸大全·卷之四》："心惊发狂、不识亲疏，少冲二穴、心俞二穴、中脘一穴、十宣十穴。"
3. 《备急千金翼方》："狂走癫厥如死人，灸足大趾三毛中九壮……狂鬼语，针其足大趾爪甲下少许即止。"
4. 《针灸甲乙经》："身热狂走，谵语见鬼，身柱主之……狂疾，液门主之，又侠溪、丘墟、光明主之。"

 ## 案例分析

张某，男，34 岁，初诊日期：2004 年 8 月 9 日。

主诉：不能安静坐立及平卧 2 周，加重 5 日。现病史：该患者 2 个月前因工作压力大，出现狂躁、易怒等症状，遂到某医院精神病专科就诊，诊断为躁狂症，给予氟哌啶醇 2mg，每日 3 次，口服，疗效不明显，后加至 4mg，症状得以缓解。2 周前忽然出现不能安静坐立及平卧、心悸怔忡、心烦不宁、失眠健忘、盗汗口干等症状，口服普萘洛尔、三唑仑等药物治疗后，症状未见好转。5 日前症状加重，整夜不眠。既往健康，无家族史。查体：神情疲惫，情绪焦虑，两目呆滞，双手静止性震颤，慌张步态，四肢肌张力增高，感觉系统正常，病理反射未引出。舌质红，少苔，脉沉细数。

中医诊断：狂病（阴虚火旺）。

治法：滋阴降火、安神镇静。

选穴：百会、情感区（孙氏头针）、腹一区（孙氏腹针）；安眠、神门、内关、三阴交、照海、太冲。

诊疗思路：本患系由于长期忧愁思虑，损伤心脾，致使心脾血虚，神失所养，故神不守舍、心悸怔忡、失眠健忘；情志不遂，思虑过度，复受药邪，耗伤心血，以致心神扰乱，耗气伤阴而为病；阴伤日久而虚火旺盛，扰乱心神，又致心悸多虑、心烦不宁、盗汗口干，故治宜滋阴降火、安神镇静。百会为手足三阳、督脉之会，百病皆治。情感区位于印堂直上 1.5 寸，向后平刺 1.0～1.5 寸深，目内眦直上平行于该针两旁各 1 穴，均向后平刺 1.0～1.5 寸深，是根据大脑皮层机能定位与头皮表面对应关系而选取的头穴，其相当于大脑额叶的额极部，能够对精神障碍性疾病起到很好的调节及治疗作用，以达开窍醒神之功。这里需要特别强调百会、情感区的针刺手法，要求小幅度、轻捻转，偶伴提插，捻转速度达 200 转/分以上，连续 3～5 分钟。

操作：百会、情感区施以经颅重复针刺法，手法要求小幅度、轻捻转，偶伴提插法，捻转速度达 200 转/分以上，连续 3～5 分钟。腹一区针刺时要求与皮肤表面成 15° 平刺入腧穴，切勿伤及内脏，手法以小幅度捻转为主，不提插，得气为度。诸穴得气后使用 C6805-Ⅰ型电麻仪，连续波刺激，强度以患者耐受为度，每日 1 次，2 周为 1 个疗程。嘱百会、情感区长时间留针，达 8 小时以上，晚睡前起针。

医嘱：畅情志，避风寒，慎起居，调饮食。

案例思考：1. 试述癫病、狂病、痫病的选穴异同。
2. 狂病的治疗原则是什么？

知识扩展

1. 目前国内外缺乏躁狂症中西医结合诊疗的标准和指南，中医药治疗躁狂症的研究在国际上缺乏影响力、统一性和认可度。通过在躁狂症中医诊疗指南的基础上，整理总结国内外诊疗经验，形成中西医结合防治躁狂症的临床实践指南，这对于规范使用中医药方法提高治疗躁狂症的临床疗效具有重要作用。在躁狂症中西医结合的全程治疗中，急性治疗期以西医的药物治疗和电休克治疗为主，根据患者的实际情况，联合中药汤剂进行治疗，能够增强治疗效果，缓解药物的副作用；巩固治疗期，在药物治疗的基础上，可以选择应用针灸等中医非药物疗法，稳定治疗效果，控制疾病症状；维持治疗期，在中西医结合治疗的同时，配合心理治疗和中医情志疗法，提高治疗依从性，最大程度减少复发。

2. 西医学中，狂病多见于精神分裂症、躁狂症等疾病。其中精神分裂症患者抗精神病药物的治疗原则包括：一旦确定精神分裂症的诊断，尽早开始抗精神病药物治疗，根据评估，权衡疗效和安全性，选择适宜于患者个体化的抗精神病药单一用药治疗。急性发作病例，包括复发和病情恶化的患者，根据既往用药情况继续使用原有效药物，剂量低于有效治疗剂量者，可增加至治疗剂量继续观察；如果已达治疗剂量仍无效者，酌情加量或考虑换用另一种化学结构的非典型药物或典型药物。疗效不佳者也可以考虑使用氯氮平，但应该定期监测白细胞与中性粒细胞数量。此外需要定期评价疗效，指导治疗方案。定期评定药物不良反应，并对症处理。非药物治疗包括心理治疗和物理治疗，心理治疗包括认知行为治疗、家庭治疗、社交技能训练、心理健康教育等一系列的心理治疗技术。物理治疗包括改良电休克治疗和重复经颅磁刺激。

第十二节 痫 病

一、概 述

痫病是以猝然昏仆，牙关紧闭，强直抽搐，醒后如常人为特征的发作性疾病，以突然发作、喉中有声、自行缓解、多次反复为主要特点，俗称"羊痫风"，又称"癫痫"。发作前可伴眩晕、胸闷等先兆，发作后伴有神疲乏力。痫病有原发性、继发性之分，原发性痫病多见于青少年或婴幼儿。

痫病的发生常与情志失调、先天禀赋、饮食不节、脑络瘀阻（外伤等）、劳累过度等因素有关。本病病位主要在脑，涉及心、肝、脾、肾。基本病机是风、火、痰、瘀以及先天因素等使气血逆乱、蒙蔽清窍，而致神机受累，元神失控。本病发作期多实证，或实中夹虚；间歇期多虚证，或虚中夹实。跌仆损伤或出生时难产，导致脑窍受损，瘀血阻络，脑神失养，神志逆乱；或突受惊恐，气机逆乱，阴不敛阳，生热生风，脾胃受损，运化失司，痰浊内生，痰浊随风随热而动，蒙蔽清窍；或劳累过度，使人体力不支，精气受损，则病邪易侵袭，影响脏腑功能，酿生痰饮，遇风邪等均可发为痫病。

西医学中，痫病主要指癫痫，包括原发性癫痫和继发性癫痫。癫痫是临床常见疾病，是一种由多种原因导致的脑神经元同步化异常放电所致的突然性、反复性和短暂性的运动、感觉、意识、精神和自主神经等功能异常的脑部疾病，发病机制较为复杂。

二、辨证要点

（一）发作期

主症 大发作：发作前常有眩晕头痛，胸闷不舒，神疲乏力等先兆，旋即猝然昏倒，不省人事，牙关紧闭，口吐白沫，或有吼叫声，二便自遗。发作后肢体酸痛疲乏，略加休息即可恢复正常。小发作：动作突然中断，手中物件掉落，头部低垂，两目瞪视，呼之不应，数秒至数分钟后即可恢复。

　　痰火扰神　猝然仆倒，不省人事，四肢拘挛，口中有声，口吐白沫，烦躁不安，气高息粗，痰鸣辘辘，口臭便干。舌质红或暗红，苔黄腻，脉弦滑。

　　风痰闭阻　猝然昏仆，目睛上视，口吐白沫，手足抽搐，喉中痰鸣，或伴尖叫与二便失禁。舌质淡，苔白腻，脉滑。

　　瘀阻脑络　既往有脑外伤（或产伤）、颅内感染或先天脑发育不全等病史，发作时猝然昏仆，抽搐，或仅见口角、眼角、肢体抽搐，颜面口唇青紫。舌质紫暗或有瘀点，脉弦或涩。

（二）间歇期

　　主症　多见于痫病日久，发作次数频繁，抽搐强度减弱，苏醒后精神萎靡，表情痴呆，智力减退。

　　心脾两虚　久发不愈，猝然昏仆，或仅见头部低垂，四肢无力，面色苍白，口吐白沫，四肢抽搐无力，口噤目闭，二便自遗。舌质淡，苔白，脉弱。

　　心肾亏虚　痫病频发，心悸，健忘，头晕目眩，面色晦暗，失眠，腰膝酸软。舌质红绛，少苔或无苔，脉沉细数。

三、治　疗

（一）基本治疗

1. 发作期

　　治法　豁痰息风，醒神开窍。取督脉、手厥阴经为主。

　　主穴　水沟　百会　后溪　内关　太冲　涌泉

　　配穴　痰火扰神配行间、神门；风痰闭阻配风池、丰隆；瘀阻脑络配膈俞。

　　方义　脑为元神之府，督脉入络脑，故取督脉之水沟、百会以醒脑开窍、宁神定志；后溪为八脉交会穴，通督脉，为治疗痫病的要穴；内关为心包经之络穴，可和胃化浊，调畅气机，宁心安神；太冲为肝经原穴，可息风止痉；涌泉为肾经井穴，可开窍醒神。

　　操作　水沟向鼻中隔深刺、强刺激，余穴常规针刺。

2. 间歇期

　　治法　化痰息风，理气通络（扶正固本）。取督脉、任脉、手足厥阴经为主。

　　主穴　印堂　鸠尾　长强　间使　太冲　丰隆　腰奇

　　配穴　心脾两虚配心俞、脾俞；心肾亏虚配心俞、肾俞。

　　方义　督脉之印堂可醒脑宁神；鸠尾属任脉之络穴，是治疗痫病的要穴；长强可通督调神；间使为心包经经穴，有宁心安神之功，是治疗痫病的经验穴；太冲为肝经之原穴，可疏理气机，息风开窍；涤痰要穴丰隆和胃降浊，健脾化痰；腰奇为治疗痫病的经验穴；诸穴合用，共奏化痰息风，醒脑开窍之功。

　　操作　针刺鸠尾应掌握正确的针刺方向及深度，以防伤及肝脏等内脏，余穴常规针刺。太冲、丰隆行泻法，余穴平补平泻。

（二）其他治疗

　　1. 三棱针疗法　取大椎、关冲、中冲；点刺出血。

　　2. 耳针疗法　取神门、心、肝、脾、肾、脑点、枕、皮质下；强刺激，每次选2～3穴，毫针刺法或压丸法。

【按语】

1. 针灸治疗痫病有一定疗效,治疗前应做脑电图等检查以明确诊断。

2. 本病应与中风、厥证、痉证、癔症等相鉴别。对继发性癫痫,更应重视原发病的诊断、治疗。

文献摘录

1.《医学纲目·卷之十一》:"癫痫,鸠尾、后溪、涌泉、心俞、阳交、三里、太冲、间使、上脘。"

2.《针灸大成·卷九》:"风痫,神庭、素髎、涌泉。食痫,鸠尾、中脘、少商。猪痫,涌泉、心俞、三里、鸠尾、中脘、少商、巨阙。"

案例分析

张某,男,15岁,初诊日期:2014年3月12日。

主诉:四肢抽搐10年,发无定时。现病史:患者从5岁起,无明显诱因出现四肢抽搐,口吐白沫,喉间痰鸣,每次发作持续2~3分钟。在杭州某医院查头MRI:未见异常;脑地形图示:右顶、枕、颞叶可见棘慢波灶;脑血管彩超:双侧大脑中动脉、前动脉、基底动脉、椎动脉血管痉挛。诊断为原发性癫痫。口服丙戊酸钠缓释片,30~40天发作1次。于2014年3月12日来院治疗,现症见:形体消瘦,神疲乏力。查体:舌质红,苔白腻,脉弦滑。

中医诊断:痫病(风痰闭阻)。

治则:开窍定痫,涤痰息风。

选穴:脑病"四穴与四关"配以阳陵泉、间使、后溪、丰隆。

诊疗思路:此患者的病机关键在于风痰闭阻,脏气不平,阴阳偏胜,神机受累,元神失控所致。应开窍定痫,涤痰息风治之。开窍定痫则用脑病四穴,百会、人中通督调神,悬钟填脑补髓,因此病有风邪的存在,用祛风之要穴风池;涤痰息风则用四关、丰隆配合脑病四穴,其中风池、丰隆为化痰要穴,四关配风池则祛风效果最好,可平内风和外风,为祛风最佳配穴。另外四关可调节全身气血,加速疾病的恢复。分析症状,医者认为其病在筋,故取筋会阳陵泉;此病发病间替发生,正应间使交替作用之意,针间使可调节交替发作的疾病,如疟疾,少阳病等,且间使为手厥阴心包经穴,而心与脑的关系密切,故间使为治疗癫痫的要穴。

操作:在针刺前,取双侧丰隆和阳陵泉行穴位注射,每穴注入1毫升维生素B$_{12}$。治疗后行"百会长时间留针"24小时(长留针采用针尾为树脂柄的针灸针,留针时剪去尾部大部分树脂柄,仅留小部分树脂柄针尾,以便留针和不影响美观)。其他穴留针30分钟,隔天治疗1次,10次为1个疗程。

治疗3个疗程,其间未曾发作,疲劳症状改善,中医癫痫积分为6分,又针3个疗程,此期间西药逐渐减量至停止。查脑地形图示:广泛轻度棘慢波,患者病情好转。为巩固疗效,又针3个疗程,随访至今未复发。

医嘱:治疗期间禁烟酒、调情志,适当锻炼;避免过劳和情绪过激,注意休息。

案例思考:1. 试诉癫病与痫病的辨证选穴异同。

　　　　　2. 分析选用"治脑四穴"的原因。

知识扩展

1. 痫病的中医治疗 西药治疗痫病的针对性较强,但临床发现长期服用西药抗痫药物会对痫病患者肝肾功能等产生强烈的副作用,亦会形成耐药性,故现代医家在中西医联合治疗痫病领域不断进行探索,成果显著,如茆阿文等人在观察采用针灸通督调神并配合西药治疗脑卒中后继发性痫病的临床疗效的实验中,结果显示针药并用治疗脑卒中后继发性痫病疗效更为显著;毛忠南等人将52例痫病全身性发作型患者随机分组进行对比观察,结果显示,穴位埋线配合西药治疗痫病全身性发作型患者的疗效优于单纯西药治疗,且穴位埋线配合西药治疗还能显著改善痫病患者发作症状及提高患者生活质量。

2. 癫痫的西医诊治现状

（1）抗癫痫药物（AEDs）联合应用：目前临床普遍认为添加新的 AEDs，且 2 种或不超 3 种 AEDs 联用是治疗癫痫的有效方法。

（2）外科手术干预：50% 的癫痫患者可通过切除癫痫灶或切断癫痫发作神经通路等手术治疗控制症状。

（3）物理刺激治疗：相对于外科手术的安全系数高、不良反应小，成为了癫痫患者新的选择。

（4）生酮饮食疗法：是一种高脂肪、低蛋白、低碳水化合物的饮食疗法，其作用机制与酮体的神经递质调节功能有关，是癫痫儿童及青少年的一线治疗手段。

第十三节　痴　呆

一、概　述

痴呆是以呆傻愚笨为主要临床表现的神志类病证，又称"呆病"。

痴呆的发生常与先天禀赋、年迈体虚、情志失调、久病耗损、中毒外伤等因素有关。本病病位在脑，与心、肝、脾、肾脏腑功能失调有关。基本病机是髓海不足，神机失用。本病以脾肾亏虚为主，痰瘀火毒为标，虚实常相互转化。肾精不足，瘀血堵塞，使元神之府无法与脏器相连，精血不能供给元神之府，使脑窍空虚，最终导致记忆丧失；或脾胃虚弱则生化无源，髓海空虚，脑络失养，滋生痰浊瘀阻均可发为痴呆。

西医学中，痴呆多见于老年性痴呆（阿尔茨海默病）、血管性痴呆、路易体痴呆、脑叶萎缩症、代谢性脑病、中毒性脑病等疾病中。

二、辨证要点

主症　呆傻愚笨为主要临床表现。轻者出现神情淡漠，寡言少语，反应迟钝，记忆减退等；重者出现神情呆滞，言辞颠倒，思维异常，行为怪僻，记忆障碍，智力衰退，生活不能自理等。

髓海不足　记忆力减退，词不达意，伴头晕耳鸣，怠惰思卧，腰酸骨软，步履艰难。舌质淡，苔薄白，脉沉细。

脾肾两虚　行为表情异常，步态不稳，面色㿠白，气短乏力，或四肢不温。舌质淡，苔白，脉细弱无力。

痰浊蒙窍　表情呆板，行动迟缓，终日寡言，记忆力丧失，脘腹胀满，倦怠思卧，二便失禁。舌质淡胖、边有齿痕，苔白厚而腻，脉滑。

瘀血阻络　神情淡漠，反应迟钝，常默默无语，或离奇幻想，善惊易怒，肌肤甲错，或肢体麻木不遂。舌质紫暗，有瘀点或瘀斑，脉细涩。

三、治　疗

（一）基本治疗

治法　醒脑调神，充髓益智。取督脉、手厥阴、足少阴经为主。

主穴 百会 印堂 四神聪 风府 内关 太溪 悬钟 足三里

配穴 髓海不足配肝俞、肾俞；脾肾两虚配脾俞、气海、血海；痰浊蒙窍配丰隆、中脘；瘀血阻络配膈俞、太冲。

方义 本病病位在脑，"脑为髓之海"，督脉入络脑，百会、印堂、风府属督脉，与四神聪相配，为局部取穴，可醒脑调神；心主神明，心包乃臣使之官，取心包经络穴内关可助醒脑调神；肾主骨生髓，太溪可补肾生髓；悬钟为髓之会，补之亦可补养脑髓，髓海得充，可健脑益智；足三里补脾胃后天之本，化生气血以助生髓之源；诸穴合用，共奏充养髓海、健脑益智之效。

操作 毫针常规刺；太溪、悬钟行补法，百会针后可配合灸，余穴平补平泻。

（二）其他治疗

1. 头针疗法 取额中线、顶中线、颞前线、颞后线；头针常规针刺。

2. 耳针疗法 取心、肝、肾、枕、脑点、神门、皮质下等，每次选3～5穴，毫针刺法或压丸法。

【按语】

1. 针灸对痴呆有一定的治疗作用，主要作用是控制和延缓疾病的进展。早期介入疗效较好，晚期疗效较差。有明确病因者还应该同时积极治疗原发疾病。

2. 诊治痴呆时，要注意与郁证、癫病等相鉴别。

文献摘录

《针灸大成·卷八》："痴呆，神门、少商、涌泉、心俞……失志痴呆，神门、鬼眼、百会、鸠尾。"

案例分析

于某，女，80岁，初诊日期：2009年3月31日。

主诉：言语不清、双腿无力，伴大小便失禁20余日。现病史：患者于2009年3月9日上午无明显诱因出现言语错乱、含糊不清，继而出现大小便失禁。家人将其送至某院，头部CT检查示：双侧侧脑室周围白质广泛融合的大片状低密度影，且边界欠清，大致呈对称性；基底节区多发的点片状低密度影。诊断为皮质下动脉硬化性白质脑病，给予药物治疗，具体用药不详。住院治疗半个月后，症状略有改善。家人为求进一步治疗，特来我院门诊就诊。现症见：言语不清，情绪不稳，智能障碍，大小便失禁，随处失溺，生活不能自理，伴纳可，眠差。既往高血压病史30余年，心房颤动病史10余年，2001年安装起搏器后又取出。查体：神情呆游，面色少华，形体消瘦。语言含糊不清，双侧瞳孔等大同圆，对光反射存在，眼球各方向运动灵活，四肢肌力N级，肌张力偏高，病理征（＋），记忆力减退，定向力障碍，理解能力差。舌质红，舌苔薄黄，脉结代。

中医诊断：痴呆（髓海不足）。

治则：补肾健脑，调神益智。

选穴：运动区（焦氏头针）、足运感区（焦氏头针）、情感区（焦氏头针）；风池、气海、关元、内关、神门、足三里、阳陵泉、阴陵泉、三阴交、悬钟、大钟、太冲。

诊疗思路：本案患者因年迈体弱，久病血亏气弱，精气不足，心神失养，加之肝肾不足，脑髓不充，则灵机记忆减退或丧失，不慧失聪，故成愚笨呆钝之症。《医林改错》有载："年高无记性者，脑髓渐空。"因此，治宜补肾健脑，调神益智。根据大脑功能定位与头皮表面对应关系，取双侧运动区、足运感区同时改善运动与二便功能；情感区调神益智，健脑安神。配风池通经活络，息风宁神；内关、神门通调血脉，养心安神；足三里补益脾胃，化生气血以助生髓之源；三阴交滋养肝肾；肾主骨生髓，补肾即能生髓，故大钟可补肾生髓；悬钟为髓之会穴，补之可填充髓海，健脑益智。诸穴合用，共奏补髓益肾、健脑益智之效。

操作：取穴部位常规消毒，选用0.35mm×40mm毫针，运动区、足运感区、情感区施以经颅重复针刺法，手法要求捻转稍加提插，由徐到疾，捻转速度在200转/分以上，连续了5分钟。余穴常规针刺，施以平补平泻法，诸穴得气后使用 C6805-Ⅱ型电麻仪，连续波刺激 20 分钟。每日 1 次，每次 40 分钟，4 周为 1 个疗程。

医嘱：精神调摄，加强智能训练，调节饮食起居，注意生活照顾。

案例思考：1. 试述痴呆的治疗原则。

　　　　　2. 试述痴呆的转归预后及如何进行预防调摄？

知识扩展

1. 早期发现认知损害，在日常生活受到影响前干预，可有效延缓或阻止其进一步加重，避免发展到不可逆的血管性痴呆晚期阶段，因此在患者发展到血管性痴呆前发现伴有血管因素的认知损害而进行早期治疗具有重要意义。《中国痴呆与认知障碍诊治指南：痴呆治疗》指出对于轻中度血管性痴呆患者，胆碱酯酶抑制剂和美金刚可轻度改善认知功能，但目前尚无这些药物治疗轻度血管性认知障碍患者的随机双盲实验。血管性认知障碍属中医学"健忘"、"呆病"范畴，其病位在脑，中成药复方苁蓉益智胶囊由制首乌、肉苁蓉、地龙、荷叶、漏芦组成，具有益智养肝，活血化浊，健脑增智的作用。多项临床研究均表明该药具有提高脑组织血流量、降低血液黏度、改善能量负荷而改善认知功能的效果，减轻健忘、思维迟钝、喜怒不定等症状。

2. 西医学中，痴呆多见于老年性痴呆（阿尔茨海默病，AD）。AD 在出现典型症状前 20 多年，脑组织就可能发生一系列的病理生理改变，在此过程中出现的轻度认知障碍（MCI），即 AD 源性 MCI，是最早有临床症状的阶段，该阶段成为 AD 早期检测、诊断和防治最为重要的窗口。通过神经心理学评估、体液检查、影像学检查对其临床表现进行评价，同时提出非药物治疗与药物治疗的具体运用方法，此外：①AD 源性 MCI 患者转化为 AD 的风险明显升高，应重视其早期诊断。②认知功能恢复正常的遗忘型轻度认识障碍（aMCI）患者仍具有转化为 AD 的风险，需定期随访和评估（建议每 3～6 个月随访评估 1 次）。③应用生物学标志物（包括体液、影像学）能够更准确地评估 AD 源性 MCI 患者转化为 AD 的风险（《阿尔茨海默病源性轻度认知障碍诊疗中国专家共识 2021》）。该共识以期为 AD 早期诊断、早期干预、精准治疗提供共识和指导方案。

第十四节　郁　　证

一、概　　述

郁证是以心情抑郁，情绪不宁，胸部满闷，胁肋胀满，或易怒易哭，或咽中如有异物梗塞，失眠等为主症的一类病证。郁证临床症状多种多样，中医文献中记述的"梅核气"、"脏躁"等病证都属本病范畴。

郁证发生常与情志内伤、饮食不节、脏气素弱等因素有关。本病病位在脑，与肝的关系最为密切，其次涉及心、胆、脾、肾。基本病机为气机郁滞，脏腑气血阴阳失调。本病以实证为多见，也可由实转虚。情志不遂，肝失疏泄，气机不畅，肝气郁结，而成气郁；气郁日久化火，则肝火上炎，而成火郁；思虑过度，精神紧张，或肝郁横犯脾土，使脾失健运，水湿停聚，而成痰郁；情志过极，损伤心神，心神失守，而成精神惑乱；病变日久，损及肝肾心脾，使心脾两虚，或肝肾不足，心失所养。总之，当肝失疏泄，脾失健运，脏腑阴阳气血失调，而使心神失养或被扰，气机失畅，均可出现郁证。

西医学中，郁证多见于抑郁症、癔症、广泛性焦虑症、围绝经期综合征、反应性精神病等疾病中。近年来随着现代社会的竞争和精神压力的增大，本病发病率呈不断上升趋势，多发于青中年女性。本类疾病多由精神因素诱发，多见于神经类型抑制性者，患者有特殊的不稳定性格特征，症状复杂，发病多因遭受过度刺激而致皮质和皮质下相应关系的功能失调障碍。常与遗传因素、神经生物学因素（如去甲肾上腺素、5-羟色胺系统等）及心理因素有关。

二、辨 证 要 点

主症 精神抑郁善忧，情绪不宁，失眠多梦，或易怒易哭。

肝气郁结 精神抑郁，可伴胸部满闷，胁肋胀痛，痛无定处，或脘闷嗳气，不思饮食，大便不调，女子月事不调。舌质淡，苔薄白，脉弦。

气郁化火 急躁易怒，胸胁胀闷，可伴口苦咽干，耳鸣，或头痛目赤，或嘈杂吞酸，大便秘结，小便黄赤。舌质红，苔黄，脉弦数。

痰气郁结（主要见于梅核气） 咽中如有物梗塞，吞之不下，咯之不出，精神抑郁，胸部满闷，胁肋胀满。舌质淡，苔白腻，脉弦滑。

心神惑乱（主要见于脏躁） 精神恍惚，心神不宁，失眠，多疑易惊，喜悲善哭，或时时欠伸，或手舞足蹈，骂詈喊叫。舌质淡，苔薄白，脉弦。

心脾两虚 多思善疑，头晕神疲，心悸胆怯，失眠健忘，纳差，面色不华。舌质淡，苔薄白，脉细。

心肾阴虚 病久，情绪不宁，虚烦少寐，烦躁易怒，五心烦热，两目干涩，或惊悸多梦，盗汗，口咽干燥，遗精腰酸，女子月经不调。舌质红少津，脉细数。

三、治 疗

（一）基本治疗

治法 调神解郁，疏利气机。以督脉、手足厥阴、手少阴经为主。

主穴 百会 印堂 水沟 内关 神门 太冲 膻中

配穴 肝气郁结配期门、肝俞；气郁化火配行间、侠溪；痰气郁结配丰隆、阴陵泉；心神惑乱配通里、心俞、三阴交；心脾两虚配心俞、脾俞、足三里、三阴交；心肾阴虚配心俞、肾俞、太溪、三阴交；咽部异物梗塞感明显者配天突、照海；郁证重症配中冲；失眠重配四神聪、安眠。

方义 脑为元神之府，督脉入络脑，取督脉百会、印堂、水沟可通督导气，调神解郁。心藏神，主神志，取心经原穴神门可宁心安神；心包代心受邪，内关为手厥阴心包经络穴，与气会膻中合用，疏理气机，宽胸解郁；神门、内关两穴相配可调理心气，宁心解郁；太冲为肝经之原穴，用之可疏肝理气解郁。诸穴合用，气机得以通畅，神志得以安定，"郁"得以开解。

操作 ①毫针刺：水沟用泻法，对于重症者以强刺激为佳。其余主穴用平补平泻法。可结合暗示方法。②配合电针及艾灸疗法：在毫针刺基础上，百会、印堂、内关、神门可配合电针，疏波或疏密波交替，刺激20分钟。心脾两虚，心俞、脾俞可配合灸法。

（二）其他治疗

1. 耳穴疗法 取心、枕、皮质下、肝、内分泌、神门；每次选3~5穴，毫针浅刺或加电针，用强刺激手法，留针20分钟。恢复期可用埋针法或压丸法。每周3次。

2. 艾灸疗法 取百会、膈俞、胆俞；百会温和灸，膈俞、胆俞直接灸。每周3次。

3. 放血疗法 取心俞、胆俞、肝俞；三棱针点刺出血。每周1~2次。

【按语】

1. 针灸对郁证的疗效较好。因本病是一种心因性疾病，治疗时应结合语言暗示、诱导，可提高疗效。对郁证患者应注重精神安慰工作，帮助患者正确认识、对待疾病，增强治愈疾病的信心。

2. 癔症预后一般良好，有60%～80%的患者可在一年内再发，经过及时治疗可以立即好转，症状消失，但易于反复，每次发作时症状较为相似，发作后不留后遗症，应积极做好心理治疗，必要时联合药物治疗。

3. 应做相关检查，排除器质性疾病。

4. 本病注意与癫病、狂病及脑动脉硬化、脑外伤等所致精神症状鉴别。

文献摘录

1. 《针灸甲乙经》："心澹澹而善惊恐，心悲，内关主之。"
2. 《针灸资生经》："善悲太息，商丘、日月。"
3. 《神应经》："喜哭：百会、水沟。"
4. 《针灸大成》："咽中如梗，间使、三阴交。"

案例分析

邵某，女，61岁，初诊日期：2016年5月。

主诉：情绪低落伴失眠2年。现病史：患者两年前无诱因情绪低落，每遇一点琐事善疑多思，常常头晕神疲，心悸易惊，入睡困难，睡后易醒，经某脑科医院诊断为"抑郁症"，服右佐匹克隆、盐酸氟西汀等药。近期因家庭琐事，上述症状加重，现症见：情绪低落，失眠严重，健忘，胃纳一般，大便溏结不调。查体：多思忧虑，形体消瘦，面色不华，神疲乏力，手指微颤。舌质淡，苔薄白，脉细弦。

中医诊断：郁证（心脾两虚，肝郁气滞）。

治则：健脾养心，疏肝行气。

选穴：百会、四神聪、神庭、安眠、印堂、内关、神门、太冲、心俞、脾俞、天枢。

诊疗思路：该患者善思多疑，耗伤心神，故心悸，入睡困难，脾虚运化失健，故面色不华，形体消瘦。血不养筋，出现手颤。治疗取上述穴位安神宁心，健脾益气。

操作：百会、神庭1.5寸针向后平刺，四神聪向百会斜刺，安眠捻转行针，内关、神门、太冲平补平泻，心俞、脾俞向脊柱方向斜刺，行捻转补法。百会、印堂接电针，疏密波，20分钟，余穴留针40分钟，每日1次。针5天后，患者睡眠逐渐改善，每晚可入睡5小时，情绪平和稳定。

守法继续针刺，治疗1个月后，情绪平和，大便正常。继续巩固治疗1个月，方停针。

医嘱：嘱患者多做户外运动，及时向周围亲友沟通想法。

案例思考： 1. 本案郁证中的睡眠障碍与单纯的失眠证的针灸治疗有何异同？

2. 本案中心俞、脾俞除毫针捻转补法外，还可用什么针灸方法？

知识扩展

西医精神病学范围内的抑郁障碍属于中医郁证的范畴。据2012年WHO统计，全球约有3.5亿抑郁障碍患者，在17个国家进行的精神卫生健康调查发现平均每20个人中就有1个曾患或目前正患有抑郁障碍。抑郁障碍的年患病率为1.5%，终生患病率为3.1%。抑郁障碍的发病依国家和地区不同存在差异，以重性抑郁障碍为例，其在美国的年患病率大约为7%，欧洲为2%～5%，非洲为1%～7%，我国约为2.1%。抑郁障碍的临床表现常见有心境低落、思维障碍（思维联想障碍及思维内容障碍）、意志活动减退、认知功能损害、躯体症状及其他不典型的抑郁障碍表现等。

第十五节 不 寐

一、概 述

不寐是以经常不能获得正常睡眠为特征的一种病证，又称"不得眠"、"不得卧"、"目不瞑"。不寐的证候轻重不一，轻者有入寐困难，有寐而易醒，有醒后不能再寐，亦有时寐时醒等，甚则整夜不能入寐。

不寐的发生常与情志失调、饮食不节、劳逸失衡、久病体虚等因素有关。本病病位在心，与肝、脾、肾、胆密切相关。基本病机是心神不宁，阳盛阴衰，阴阳失交。阴血上奉于心，心得其养；藏于肝，则魂得安藏；摄于脾，则生化不息，调节有度；血化为精，下藏于肾，涵养脑海，心肾相交，则神志安宁。不寐以虚实夹杂之证多见。

西医学中称不寐为失眠，多见于焦虑症、抑郁症、围绝经期综合征、产后抑郁、神经症等疾病中。相关研究表明，我国有 31.2% 的人存在严重睡眠问题，患过失眠者高达 16.8%。失眠不仅可致患者精神倦怠、记忆力减退、机体免疫力下降，严重者可引起情绪上的焦虑、抑郁，甚至悲观厌世等，危及生命。

二、辨证要点

主症 经常不能获得正常睡眠，轻者入寐困难或寐而易醒，醒后不寐；重者彻夜难眠。
肝火扰心 烦躁易怒，头痛眩晕，面红目赤。舌质红，苔黄，脉弦数。
痰火扰心 眠而不安，口苦痰多，胸闷脘痞。舌质红，苔黄腻，脉滑数。
心脾两虚 心悸健忘，头晕目眩，神疲乏力，面色无华，纳呆便溏。舌质淡，苔白，脉细弱。
心肾不交 手足心热，头晕耳鸣，腰膝酸软，咽干少津，颧红潮热。舌质红，苔少，脉细数。
心胆气虚 易于惊醒，胆怯心悸，气短倦怠。舌质淡，苔薄，脉弦细。

三、治 疗

（一）基本治疗

治法 交通阴阳，宁心安神，舒脑利眠。取阴阳跷脉、手少阴经为主。
主穴 照海 申脉 百会 安眠 神门 三阴交 四神聪
配穴 肝火扰心配行间、侠溪；痰火扰心配丰隆、劳宫；心脾两虚配心俞、脾俞；心肾不交配心俞、肾俞、太溪；心胆气虚配心俞、胆俞；噩梦多配厉兑、隐白；头晕配风池、悬钟；重症不寐配夹脊、四神聪。
方义 跷脉主寤寐，司眼睑开阖，照海通阴跷脉，申脉通阳跷脉，可通过调节阴、阳跷脉以安神；脑为元神之府，督脉入络脑，督脉百会可镇静安神，舒脑安眠；安眠为治疗失眠的经验效穴；心主神明，神门为心经之原穴，可宁心安神；三阴交为肝、脾、肾经的交会穴，可调肝脾肾三脏，益气养血安神；四神聪位于巅顶，入络于脑，可安神定志。
操作 泻申脉，补照海；背俞穴注意针刺的角度和深度；余穴常规针刺，心胆气虚者可配合灸法。

（二）其他治疗

1. 耳针疗法　取心、肾、肝、脾、胆、神门、皮质下、交感；毫针刺法或压丸法。

2. 皮肤针疗法　自项至腰部的督脉和足太阳膀胱经背部第一侧线，叩刺至皮肤潮红为度。

3. 拔罐疗法　自项至腰部沿足太阳膀胱经来回走罐，以皮肤潮红为度。

【按语】

1. 针灸治疗失眠有较好的疗效，在治疗时可配合精神调节和心理治疗。

2. 治疗前应做相关检查以明确病因，积极治疗原发病。

3. 老年人因睡眠时间逐渐缩短，如无明显伴随症状则属正常生理范围。

文献摘录

1.《针灸甲乙经·卷之十二》："惊不得眠……三阴交主之。"

2.《神应经·心脾胃部》："不得卧，太渊、公孙、隐白、肺俞、阴陵泉、三阴交。"

3.《类证治裁·卷之四》："阳气自动而之静，则寐；阴气自静而之动，则寤；不寐者，病在阳不交阴也。"

案例分析

某患，女，28岁，初诊日期：2014年6月18日。

主诉：失眠1年余。现病史：患者1年前由于工作压力大出现失眠，入睡困难。现症见：失眠，每晚10点左右上床，至凌晨1点方能入睡，且对环境敏感，即使轻微声音、弱光线均可致患者醒来，且难以再次入睡，白天精力不足，乏力，时有头晕头痛，纳呆，大便干，小便可。查体：神清，面色少华，舌淡，苔白腻，脉滑无力。

中医诊断：不寐（肝脾不调）。

治则：疏肝理脾、调理中焦。

选穴：头皮针双侧胃区（焦氏头针）、百会、安眠、迎香、中脘、章门、期门、内关、神门、经验穴（腹部前正中线旁开四寸、脐下三寸处）、足三里、三阴交、太溪、太冲。

诊疗思路：患者长期工作繁忙，精神紧张，情绪不畅以致肝郁气滞，阻塞中焦气机，胃失和降，"胃不和则卧不安"以致入睡困难；同时肝失疏泄，肝藏血功能受损，入卧之时血不能归肝，故致血虚无以养心而神不守舍，多梦易醒，中医诊断为不寐，辨证为肝脾不调，中焦失司，予针刺治疗以疏肝理脾，调理中焦。取百会安神益智、导气止痛、平肝息风；安眠可以补脑安神、益气养心；迎香可以调和气血、疏通经络；中脘、章门、期门为三才穴，可以疏利中焦，调理气机；神门、足三里、三阴交可镇静安神，主治失眠；太溪清热、安神；太冲可疏肝理气。诸穴相辅相成，可养胃理脾、疏肝解郁。

操作：百会平刺0.5寸，迎香向上斜刺0.3寸，内关左手向心方向斜刺0.5寸、右手离心方向斜刺0.5寸，中脘向下斜刺1寸，神门离心方向斜刺0.3寸，经验穴以芒针向耻骨联合方向透刺3寸，期门、章门均刺络放血拔罐，余位均直刺0.5~1寸，平补平泻，以得气为度。

每周一、周四各治疗1次，治疗1次后患者即感睡眠改善，治疗12次后患者即感诸症消失而愈。

医嘱：嘱患者日后避风寒；规律作息，切勿熬夜；注意调畅情志；日常生活中劳逸结合；饮食少油腻。

案例思考：1. 试述不寐其他证型的辨证要点及选穴规律。

　　　　　　2. 思考本案例选择肝经及胃经穴的要义。

知识扩展

1. 失眠症是中医有效治疗的疾病之一　中国中医科学院和上海市中医医院等单位对失眠症的中医症状、证候辨证诊断和疗效评价规范标准化进行了系列研究，以国际通用的SPIEGEL量表、美国匹兹堡睡眠质量指数、国家中医药管理局《中医病证诊断疗效标准》、卫生部《中药新药临床研究指导原则》

中失眠症（5个）辨证分型、《中医睡眠医学》中的9个辨证分型和上海市中医失眠症诊疗方案中（6个）辨证证型量化评分法工作经验为基础，参考《中国失眠的定义、诊断及药物治疗专家共识》，确定失眠症的中医评价标准。研究证明，作为传统医学之一的中医学在失眠症的治疗方面有助于提高人们的生活质量，减少与失眠症相关的精神障碍、心理障碍、亚健康状态、其他内科疾病的发生。

2. 规范失眠症用药 国内失眠症药物的治疗误区如下。绝大多数用于治疗失眠症的处方药具有服用方便、起效快速的特点，因此在各级医疗机构被广泛应用，并在临床治疗中发挥重要作用。但是我国有许多失眠症患者基于自己对失眠治疗学的认识，排斥处方药，自行治疗失眠症。或利用一些具有潜在药物功能的物质，如酒精、含褪黑素成分的保健品；或通过非处方方式获取含有催眠成分的药物（如感冒药）；或自行选择具有安神作用的中药，如酸枣仁、柏子仁、五味子等。其中酒精不能用于治疗失眠症，保健品没有明确的治疗失眠症的作用，也不能代替药物；含有催眠成分的非处方药用于治疗失眠症属于不合理用药。上述这些行为均会干扰后期规范的临床治疗，严重的还会对失眠症患者自身带来危害，需要临床医师进行指导与纠正。

第十六节　胸痹（心痛）

一、概　　述

胸痹是指以胸部闷痛，甚则胸痛彻背，喘息不得卧为主症的病证。轻者仅感胸闷如窒，呼吸欠畅，重者则有胸痛，更严重者心痛彻背，背痛彻心。本病又称"心痛"、"厥心痛"、"真心痛"。本病证多发于40岁以上年龄人群，且男性多于女性。

胸痹的发生多与寒邪内侵、饮食不节、情志失调、劳倦内伤、年迈体虚等因素有关。本病病位在心，与肺、肝、脾、肾相关。其病机为本虚标实，发作期以标实为主，缓解期以本虚为主。虚为气虚、阴伤、阳衰，肺、脾、肝、肾亏虚，心脉失养；实为寒邪、血瘀、气滞、痰浊，痹阻胸阳、阻滞心脉。其病机转化常可因实致虚，亦可因虚致实。基本病机为心脉痹阻或失养。

西医学中，胸痹见于冠状动脉粥样硬化性心脏病（冠心病）、急性冠脉综合征、冠状动脉炎、心神经症、风湿热、肥厚型心肌病、心肌梗死、心包炎、二尖瓣脱垂综合征、病毒性心肌炎、肺源性心脏病、慢性阻塞性肺气肿等疾病。胸痹主要见于冠心病心绞痛，是在冠状动脉固定性严重狭窄的基础上，由于心肌负荷的增加引起心肌急剧的，暂时的缺血与缺氧的临床综合征。

二、辨证要点

主症　胸部闷痛，甚则胸痛彻背，喘息不得卧。本病首辨虚实。

1. 实证

心血瘀阻　心胸疼痛，如刺如绞，痛有定处，入夜为甚，伴有胸闷心悸，面色晦黯。舌质紫暗，或有瘀斑，脉沉涩或结代。

气滞心胸　心胸满闷，隐痛阵发，痛有定处，时欲太息，遇情志不遂时易诱发或加重，或兼见脘腹胀闷，得嗳气或矢气则舒。舌质淡，苔薄或薄腻，脉弦细。

痰浊内阻　胸闷痛如窒，痰多气短，倦怠乏力，肢体沉重，形体肥胖，遇阴雨天易发作或加重，纳呆便溏。舌质淡，舌体胖边有齿痕，苔浊腻或白滑，脉滑。

2. 虚证

阳虚寒凝　胸痛受寒加剧，胸闷气短，心悸，甚则喘息不得卧，面色苍白，四肢厥冷。舌质淡，苔白滑，脉沉紧或沉细。

气阴两虚　心胸隐痛，时作时休，心悸气短，面色㿠白，倦怠乏力，遇劳加甚。舌质红或有齿痕，苔少或薄白，脉细弱或结代。

心肾阴虚　心胸憋闷或灼痛，心悸心烦，不寐，盗汗，腰膝酸软，头晕耳鸣，面部烘热，口干便结。舌红少津，苔薄或剥，脉细数或促。

三、治　　疗

（一）基本治疗

治法　行气宽胸，活血止痛。取心、心包的募穴及手厥阴、手少阴经为主。

主穴　膻中　巨阙　内关　阴郄　郄门　神门　太冲

配穴　心血瘀阻配膈俞、心俞；气滞心胸配鸠尾、期门；痰浊内阻配丰隆、阴陵泉；阳虚寒凝配关元、命门；气阴两虚配气海、太溪；心肾阴虚配劳宫、太溪。

方义　内关为八脉交会穴，通阴维脉，又为手厥阴心包经之络穴，可宽胸理心气，活血通络，为治疗胸痹的效穴；配足厥阴肝经原穴太冲，善于宽胸理气；阴郄、郄门分别为手少阴心经、手厥阴心包经郄穴，两穴合用可疏通心脉，缓急止痛；膻中位居胸部，为心包募穴，又为气会，可调畅胸部气机，理气宽胸；巨阙为心之募穴，可调理心气，活血通络止痛，善治心胸疾患；神门为手少阴心经原穴，可宁心安神；诸穴相配，调畅胸部气机，使血脉畅通，通则不痛，达缓解胸痹之功。

操作　先刺内关、阴郄，持续行针 1～3 分钟，或至疼痛减轻；膻中平刺，或用隔姜灸 3～5 壮；心血瘀阻型膈俞、心俞配合刺络拔罐；阳虚寒凝型膻中、关元配合灸法。

（二）其他治疗

1. 耳针疗法　取心、小肠、交感、神门、内分泌。毫针刺法、埋针或压丸法。

2. 刮痧疗法　取背部两肩胛内侧的膀胱经及督脉。凡士林或万花油涂抹后，用刮痧板进行刮痧，以出痧点为度。

3. 皮内针疗法　取心俞、厥阴俞、膻中、巨阙、三阴交。将皮内针平行或微斜刺入穴位皮下 0.5～1 厘米，使针刺的方向与经脉循行方向成十字交叉状，胶布固定，局部防水，3 天更换一次。每天按压施针部位 3 次，每次 2 分钟左右，使局部产生微痛感为宜。

4. 拔罐疗法　取心俞、厥阴俞、脾俞。每次选 1～2 穴，交替使用，每日或隔日 1 次。

【按语】

1. 针刺治疗胸痹尤其是在及时缓解症状方面有较好的疗效；同时可配合胸背部按摩；临证时胸痹首先要明确诊断，针灸治疗时如果出现胸痛剧烈，汗出肢冷，口唇发绀等严重症状，应争分夺秒采取综合抢救措施，挽救患者生命。

2. 患者应尽量避免诱发因素；注意休息；低盐、低脂饮食；保持恬淡乐观的心态，避免情绪激动或紧张；勿过度劳累。

3. 冠心病心绞痛患者应长期配合抗凝及降脂治疗，可稳定斑块，降低心绞痛及心肌梗死的发病率。

4. 鼓励患者进行适当体育锻炼，如八段锦、太极拳等，以增强体质，提高身心素质。

文献摘录

1. 《神应经》:"心胸痹,曲泽、内关、大陵。"
2. 《针灸大成》:"气攻胸痛,取照海、通里、大陵。"
3. 《针灸甲乙经》:"邪之所客于经,舍于络而为痛痹者也,故为之治毫针。"
4. 《席弘赋》:"心痛手颤少海间,若要除根觅阴市。"
5. 《针灸聚英》:"心痛掌中热,须当针太渊。"
6. 《医学纲目》:"心胸痛并气攻,劳宫、大陵、内关。"

案例分析

张某,女,68岁,离休干部,初诊日期:1992年2月。

主诉:心痛憋闷、心悸气短7年,频发加重两个月。现病史:患者7年来常感胸部胀闷不适,伴左胸部阵发性疼痛,遇劳易发,曾诊为冠心病心绞痛。近两个月频发,与劳累及情绪波动有关,胸痛时舌下含服硝酸甘油可暂时缓解。现症见:心痛憋闷,心悸气短,时发时止,日发作5~8次,每次持续3~5分钟,易汗,痰多,头晕乏力,纳差便溏。查体:舌暗红,有齿印,苔白腻,脉沉缓。心电图示:①窦性心律;②Ⅰ、aVL、V₃、V₄、V₅、V₆导联T波低平,V₄、V₅、V₆导联ST段下移。

中医诊断:胸痹(心肾阳虚,血瘀痰浊)。

治则:温阳益气,活血祛痰止痛。

选穴:膻中、中脘、关元。

诊疗思路:胸痹病位在心,与肝、肾、脾诸脏盛衰有关,病机总属本虚标实。《金匮要略》云:"夫脉当取太过不及,阳微阴弦,即胸痹而痛,所以然者责其极虚也。""阳微"指胸中宗气不足,"阴弦"指阴寒太盛,水饮内停之证。胸中宗气亏虚,不足以行呼吸,贯血脉,营血推动无力,气滞血瘀,胸痹乃作。故用温针灸能起到温阳益气、散寒蠲饮、活血通络止痛之功。膻中为心包募穴、气会,温针灸可补胸中宗气,活血宣痹。中脘为胃之募穴、腑会,泻之通腑泄浊,温之健脾理气以杜"生痰之源",达宣痹通阳之功。关元为强健要穴,温之补气升清、益气养阴。且中脘、关元分别为任脉与三阳、三阴经之交会穴,灸之可交通阴阳,通络止痛。

操作:膻中直刺0.3寸,行捻转提插补法;中脘直刺1~1.5寸,行捻转提插泻法;关元直刺1.5~2寸,行补法。行补泻法2~3分钟后,在3穴针柄上套置1~2厘米艾条,温针灸15~20分钟,10天为1个疗程。

治疗1个疗程后胸痛明显好转,2个疗程后易汗、头晕乏力、纳差便溏等症消除,3个疗程后痊愈。3个月后随访无复发。

案例思考:1. 请思考胸痹患者的护理要点。
2. 试述胸痹的辨证分型。

知识扩展

1. 冠心病心绞痛的严重程度分级 依据加拿大心血管学会相关指南,冠心病心绞痛的严重程度可分为四级。

Ⅰ级:一般体力活动(如行走和上楼)不引起心绞痛,但紧张、快速或持续用力时可引起心绞痛发作。

Ⅱ级:日常体力活动稍受限。快步行走或上楼、登高、饭后行走或上楼、寒冷或风中行走、情绪激动可诱发心绞痛发作或仅在睡眠数小时后发作。在正常情况下,以一般速度平地步行200米以上或登一层以上的楼梯受限。

Ⅲ级:日常体力活动明显受限,在正常情况下,以一般速度下平地步行100~200米,或登一层楼梯可发作心绞痛。

Ⅳ级:轻微活动或休息时即可出现心绞痛症状。

2. 冠心病心绞痛分型

（1）稳定型心绞痛：以发作性胸痛为主要临床表现，疼痛特点为：

1）部位：主要在胸骨体中段或上段后方，可放射至左肩、左臂内侧达环指和小指，或至颈、咽或下颌部。

2）诱因：体力劳动、情绪激动、饱食、寒冷、心动过速等可诱发。

3）性质：常为压迫、憋闷、紧缩感。

4）持续时间：一般3～5分钟内逐渐消失，很少超过15分钟。

5）缓解方式：去除诱因和（或）舌下含用硝酸甘油可迅速缓解。平时一般无异常，发作时常见心率加快、血压升高、表情焦虑、皮肤湿冷、出汗等。有时可出现第四或第三心音奔马律；暂时性心尖部收缩期杂音。发作时心电图可见以R波为主的导联中，ST段压低，T波平坦或倒置，发作过后数分钟内逐渐恢复。

（2）不稳定型心绞痛：胸痛的部位、性质与稳定型心绞痛相似，还具有以下特点：

1）诱发心绞痛的体力活动的阈值突然或持久降低。

2）心绞痛发作的频率，严重程度和持续时间明显增加。

3）胸痛放射至附近或新的部位。

4）发作时伴有新的相关特征，如恶心、呕吐、出汗、心悸或呼吸困难。

5）硝酸类药物缓解作用减弱。

第十七节　心　悸

一、概　述

　　心悸是以自觉心中悸动、惊惕不安，甚则不能自主为表现的病证，又称"惊悸"、"怔忡"。临床多呈阵发性，每因情绪波动或过度劳累而发，发作时常伴不寐、胸闷、气促，甚则眩晕、喘促、心痛、晕厥；病情较轻者为惊悸，较重者为怔忡。

　　心悸的发生常与体虚劳倦、七情所伤、感受外邪、药食不当等因素有关。本病病位在心，与胆、脾、肾关系密切。基本病机是气血阴阳亏虚，心失濡养，或邪扰心神，心神不宁。七情刺激、素体胆怯及脏腑功能失常均可内犯于心，进而导致心神失养，或心神受扰而发病。"宗气不足"与"脉络不通"二者常相互夹杂，导致心悸虚实夹杂的症状。

　　西医学中，心悸多见于心脏神经官能症、风湿性心脏病、冠状动脉硬化性心脏病、肺源性心脏病、贫血、甲状腺功能亢进症等疾病中。

二、辨证要点

主症　自觉心中悸动，惊惕不安，甚则不能自主。

心胆虚怯　常因惊恐而发，兼见气短自汗，神倦乏力，少寐多梦。舌质淡，苔薄，脉细弦。

心脾两虚　兼见失眠健忘，头晕乏力，面色不华。舌质淡，苔薄白，脉细弱。

心阳不振　兼见胸闷气短，面色苍白，形寒肢冷。舌质淡，苔白，脉沉细或结代。

阴虚火旺　兼见少寐多梦，五心烦热，眩晕耳鸣，腰膝酸软。舌质红，少苔或无苔，脉细数。

水气凌心　兼见胸闷，眩晕脘痞，动则气短，呕吐痰涎，面浮足肿，渴不欲饮，形寒肢冷，小便短少。舌质淡，苔白腻或白滑，脉弦细或沉细。

心脉瘀阻　兼见心痛阵发，胸闷不舒，唇甲青紫。舌质紫暗或有瘀斑，脉细涩或结代。

三、治　疗

（一）基本治疗

治法　宁心安神，定悸止惊。取心、心包的俞募穴为主。

主穴　心俞　厥阴俞　巨阙　膻中　内关　神门　郄门

配穴　心胆虚怯配胆俞、日月；心脾两虚配脾俞、足三里；心阳不振配至阳、关元；阴虚火旺配太溪、肾俞、三阴交；水气凌心配心水分、阴陵泉；心脉瘀阻配膻中、膈俞。

方义　心俞、厥阴俞、巨阙、膻中为心和心包的背俞穴、募穴，属俞募配穴法，可调心气、养心安神、镇惊定悸，不论何种心悸皆可用之。内关为手厥阴心包经之络穴，宁心通络，安神定悸作用显著，为治疗心悸的要穴；手少阴心经之原穴神门可调理心经气血，宁心定悸；郄门为心包经之郄穴，有宽胸理气，宁心安神之功效。

操作　心俞、厥阴俞、巨阙不可深刺，以免伤及内脏，余穴常规刺。心脉瘀阻者膈俞可以刺络拔罐；除阴虚火旺者，均可配合灸法；心悸急性发作可用泻法强刺激。

（二）其他治疗

1. 耳针疗法　取心、胆、脾、肾、交感、神门、皮质下、小肠；毫针刺法、埋针法或压丸法。

2. 皮肤针疗法　取心俞、厥阴俞、巨阙、内关、膻中，叩至局部出现红晕，略有出血点为度。

【按语】

1. 针灸治疗心悸有较好疗效。心悸可因多种疾病引起，在针灸治疗的同时应积极查找原发病，针对病因进行治疗。

2. 当器质性心脏病出现心力衰竭倾向时，应及时采用综合治疗措施，以免延误病情。

文献摘录

1.《针灸甲乙经·卷之九》："心澹澹而善惊恐，心悲，内关主之。"

2.《针灸资生经·第四》："神门，主数噫恐悸不足；巨阙，主惊悸少气。"

3.《针灸大全·卷之四》："心中虚惕，神思不安，取内关、百会、神门……心脏诸虚、怔忡、惊悸，取内关、阴郄、心俞、通里。"

4.《针灸大成·卷五》："心内怔忡，心俞、内关、神门。"

案例分析

张某，女，55岁，初诊日期：2013年7月21日。

主诉：心悸3月余。现病史：患者因常年从事环卫工作，劳动强度大，出现心悸不安，畏寒肢冷，乏力，面色苍白，小便清长，大便稀溏。查体：神清，面色暗淡，舌质淡，苔白，脉沉细。心电图示：室性期前收缩频发。

中医诊断：心悸（心阳不振型）。

治则：温通经脉，养心安神。

选穴：神门、内关、膻中、关元、足三里、气海。

诊疗思路：心阳不振型为虚者，应围绕"温通"及"补养"，即温通经脉，养心安神。本病病位在心，故首选手少阴心经和手厥阴心包经穴，神门为心经原穴，具有宁心安神的作用；内关为心包经之络穴，宁心通络；膻中为心包募穴，有调补心气的作用。关元为小肠募穴，有强壮的作用，且心与小肠相表里。此外，阳明经多气多血，足三里为足阳明胃经合穴，胃之下合穴，能补益气血，振奋阳气。气海为肓之原穴，补虚补气。

操作：采用温针灸的方法，膻中平刺，余穴直刺。针刺得气后，于内关、关元、足三里针身下安置长度约2.5厘米的方纸片，纸片质地不易太薄。于此三穴针柄上安置艾条，每段艾条约1.5厘米，待燃尽后，祛除灰烬，再安置同样长度的艾条于针柄上，如此反复3次。共留针30分钟左右，10日为1个疗程，疗程间间隔2日。

经温针灸治疗1个疗程后，心悸症状减轻，畏寒肢冷较前减轻，治疗3个疗程后心中偶有悸动不安，乏力感消失，面色改善，畏寒症状减轻，心电图示：大致正常。

医嘱：注意休息；保持心情舒畅；避免过劳；多吃温补类食物如韭菜、羊肉、大葱等。

案例思考：　1. 试述心悸其他证型的针灸治疗原则。
　　　　　　　　2. 简述本例选择关元的原因。

知识扩展

1. 心悸相关检查　《2019年心悸诊疗方案优化》建议了以下几项相关检查。

（1）心电图：是检测心律失常有效、可靠、方便的手段，它可以区分是快速性心律失常或是缓慢性心律失常；识别期前收缩（以下简称早搏）的性质，如房性早搏、结性早搏、室性早搏、阵发性室上性心动过速及室性心动过速，判断一度、二度、三度房室传导阻滞，心房扑动与心房颤动，心室扑动与心室颤动，病态窦房结综合征等。

（2）24小时动态心电活动：即动态心电图检测，也是心律失常诊断的重要方法。

（3）阿托品试验：对评价窦房结功能，诊断病态窦房结综合征也有重要意义。

（4）其他检查：测血压、X线胸部摄片、心脏超声检查有助于明确诊断。

2. 现代医家对心悸治则治法的认识　罗氏将心悸的治法归纳为"补、清、通、镇"四法。补法包括益气、养阴、温阳；清法为清热；通法有活血化瘀、行气豁痰；镇法为镇静安神。罗氏在心悸的各种证型治疗时，均参以镇法，助以安神。镇法为罗氏治疗心悸的必用方法。王氏则善用清热化痰、理气化瘀、芳香化浊、健脾化积之四"化"之法。葛氏认为心悸属脏器虚衰者，养心勿忘补肾，在益气养心的同时，注意补肾。补肾阳勿忘肾阴，补肾阴勿忘肾阳，取阴中求阳，阳中求阴，阴阳平秘之意。徐氏治疗心悸，养心并注重滋养肝肾，温脾不忘暖肾，注重脏腑之间的联系。

3. 室性早搏的治疗

（1）一般治疗：对于心脏结构和功能正常、室性早搏负荷＜10%或室性早搏＜10 000次/24小时的无症状低危患者，通常无须治疗。告知患者室性早搏的良性特征，消除其顾虑，避免过量饮酒、浓茶或咖啡等。对于可逆性因素如低钾血症、感染等应积极纠正。

（2）药物治疗：无结构性心脏病室性早搏患者，可选择β受体阻滞剂、美西律、普罗帕酮或非二氢吡啶类钙通道阻滞剂维拉帕米。对于结构性心脏病室性早搏患者，可应用β受体阻滞剂或美西律治疗，普罗帕酮不应用于冠心病心肌梗死等患者。对上述药物治疗无效的室性早搏可选择索他洛尔，应用时需注意心率、血压和QT间期。由于胺碘酮长期应用的不良反应较明显，一般不推荐用于室性早搏患者。

第十八节　感　冒

一、概　述

感冒是风邪等侵袭人体所致的常见外感病，以鼻塞、流涕、咳嗽、头痛、恶寒发热、全身不适等为主症。本病四季均可发生，尤以春、冬两季为多。病情轻者多为感受当令之气，以鼻咽部症状为主，称为伤风、冒风、冒寒；重者多为感受非时之邪，常有高热、全身酸楚等较重的全身症状，称为重伤风。若在一个时期内广泛流行、病情类似者，称为时行感冒。

感冒的发生常与起居失宜、过度劳累等导致正气不足，或气候骤变、冒雨涉水等因素有关。机体卫外不固，六淫、时行之邪为主因，每与当令之气（寒、热、暑、湿）或非时之气（时行疫毒）夹杂为患。本病病位在肺卫。基本病机是卫表失和，肺失宣肃。中医学认为，感冒是以风邪为主的六淫邪气、时行戾气，在人体正气不足，卫外功能失司时，从皮毛、口鼻入侵肺卫，出现的一系列肺卫症状，导致卫阳被遏，营卫失和，肺气失宣。临床有风寒、风热、暑湿感冒等多种类型。由于四时六淫邪气之不同，以及患者素体禀赋之差异，临床上尚可见到体虚感冒。

西医学中，感冒属于急性上呼吸道感染，西医学认为当人体在淋雨、受凉、过度劳累、气候突变等因素诱发下，全身或呼吸道局部防御功能降低，原已存在于呼吸道或从外界侵入的病毒、细菌迅速繁殖，以鼻咽部炎症为主要表现，可伴全身中毒症状。时行感冒即西医学的流行性感冒，是流感病毒引起的急性呼吸道传染病，危害性较大，临床需注意鉴别。

二、辨 证 要 点

主症 恶寒发热，鼻塞流涕，咳嗽，头痛，周身酸楚不适。

风寒感冒 恶寒重，发热轻，无汗，头痛，四肢酸疼，鼻塞，喷嚏，流清涕，咽痒，咳嗽，痰液清稀，口不渴或渴喜热饮。舌苔薄白，脉浮或浮紧。

风热感冒 身热重，微恶风寒，有汗，头胀痛，面赤，鼻塞而干，少涕或流脓涕，咽喉肿痛，咳嗽，痰黏或黄，口干渴欲饮。舌苔薄黄，舌边尖红，脉浮数。

暑湿感冒 身热不扬，微恶风，汗出不畅，肢体酸重或疼痛，头昏重胀痛，口渴心烦，或口中黏腻，渴不多饮，咳声重浊不扬，胸闷脘痞，纳呆，腹胀，大便溏泄，小便短赤。舌苔薄黄而腻，脉濡数。

三、治 疗

（一）基本治疗

治法 祛风解表。取督脉、手太阴及手阳明经为主。

主穴 风池 大椎 太阳 列缺 合谷 外关

配穴 风寒感冒配风门、肺俞；风热感冒配曲池、尺泽；暑湿感冒偏湿盛配中脘、阴陵泉，偏暑盛配委中；头痛配头维、印堂；鼻塞配迎香、上星；咽痛配少商、商阳；发热较甚配耳尖；全身酸痛配身柱；邪盛体虚者配足三里。

方义 感冒由外邪侵犯肺卫所致，太阴、阳明互为表里，故取手太阴经络穴列缺，手阳明经原穴合谷"原络配穴"，以祛邪解表。风池为治风要穴，是足少阳与阳维脉的交会穴，阳维主一身之表，"阳维为病苦寒热"，故该穴功善疏风祛邪解表，与列缺、合谷配伍清利头目，宣肺利咽止咳；又与太阳相配可清利头面；督脉主一身之阳气，温灸督脉大椎可通阳散寒，刺络放血可清泻热邪；外关为手少阳三焦经络穴，又为八脉交会穴，通阳维脉，取之既通利三焦，又疏风解表。

操作 以毫针刺泻法为主，浅刺为宜。合谷、风池、大椎等穴均应获得较强针感；体虚者足三里用补法。在毫针刺基础上，风寒感冒可于大椎、风门、肺俞用艾条温和灸，每穴灸10分钟；

或温针灸，或配合拔罐；治疗后以患者有汗为佳。风热感冒或暑热较盛者，大椎、尺泽、少商、耳尖、太阳、委中等可点刺出血，一般出血 3～5 毫升为宜；体虚感冒者足三里也可配合灸法，如温针灸等。

（二）其他治疗

1. 拔罐疗法　取项背部足太阳膀胱经（从大杼至肾俞）及督脉（从大椎至命门）；行走罐法，左右两侧交替进行 3～5 遍，至皮肤潮红或发紫，以患者能耐受为度；大椎、风门、肺俞等处留罐 10 分钟。

2. 放血疗法　取大椎、尺泽、委中、太阳、关冲、耳尖、少商等穴。在大椎、太阳刺络放血，并拔火罐 5～10 分钟；委中、尺泽局部常规三棱针点刺出血，令其血流自止；少商、耳尖、关冲点刺出血数滴。适用于风热感冒。

3. 耳针疗法　取肺、气管、内鼻、咽喉、额、脾、三焦、耳尖，耳尖点刺放血，余穴选 2～3 穴，毫针刺法或压丸法。

4. 穴位贴敷疗法　取大椎、肺俞、风门、外关、脾俞、肾俞、足三里；用甘遂、延胡索、白芥子、细辛等药按 1∶2∶2∶2 比例共研为末，生姜汁调和制成药饼，于"三伏天"进行穴位贴敷治疗，每伏贴 1 次，共贴 3 次。每次贴敷时间小儿为 1～2 小时，成人为 4～6 小时，以患者局部皮肤发热而能耐受为度；或生姜切片贴敷。适用于防治感冒、风寒感冒、体虚感冒。

【按语】

1. 针灸治疗感冒疗效较好，能迅速缓解鼻塞、流涕、头项强痛等症状，并有良好的退热作用。

2. 针灸治疗期间，若出现高热持续不退，咳嗽加剧等病情加重情况时，宜尽快采取综合治疗措施。

3. 感冒时应注意休息，多喝水，饮食宜清淡。保持室内空气流通，在感冒流行期间，少去公共场所。

4. 灸法对预防感冒有独特优势，体虚易感冒者可长期艾灸足三里、大椎、关元等穴；感冒流行期亦可灸之，以提高机体免疫力，增强抗御病邪的能力。

5. 感冒与流行性脑脊髓膜炎、流行性乙型脑炎、流行性腮腺炎等传染病的早期症状相似，应作鉴别。

📝 文献摘录

1.《伤寒论》："太阳病，初服桂枝汤，反烦不解者，先刺风池、风府。"

2.《针灸摘英集》："伤寒在表，发热恶寒，头项痛，腰脊强，无汗，脉浮，刺合谷。"

案例分析

谭某，男，21 岁，初诊日期：2019 年 10 月 8 日。

主诉：咽痛咽干伴恶寒发热半天。现病史：患者因国庆假期外出游玩疲劳，昨天野外烧烤聚餐至凌晨，致今天起床后出现咽痛咽干、头痛、恶寒发热，稍咳痰黏，鼻干鼻塞，口干。遂来院就诊。现症见：咽痛咽干，头痛，恶寒发热，鼻干鼻塞，口干，轻微咳嗽，痰少质黏。查体：神清，咽部黏膜充血，扁桃体肿大Ⅰ度。T 38.7℃。舌质红，苔薄黄，脉浮数。

中医诊断：感冒（风热感冒）。

治则：疏风解表，清热利咽。

选穴：风池、大椎、太阳、少商、合谷、曲池、尺泽。

诊疗思路：患者游玩数天，体力消耗较大，正气失固，又夜间烧烤，外邪侵袭，导致发热恶寒。患者年轻男性，素体阳盛，风寒化热，咽痛咽干，发热重，恶寒轻，痰黏鼻干，舌质红，苔薄黄，脉浮数，均为风热之征。治以疏风解表，清热利咽。

操作：风池、太阳毫针泻法，疏风解表，清利头目；大椎、曲池泻法以清热；少商三棱针点刺，放暗色血十数滴，清热利咽消肿；合谷手阳明大肠经原穴，大肠经循行夹鼻，合谷解表宣通鼻窍；尺泽手太阴肺经合穴，泻法，宣肺止咳。

诸穴合用，1次治疗后，患者热退，咽痛消除，仍有口干咽干痒之感，风热余邪未清，继续原法治疗1次，诸症消除，痊愈。

医嘱：多注意休息；饮食清淡以调护。

案例思考：本案风热感冒，大椎泻法除毫针泻法操作外，还可用什么操作方法以泻热？为什么？

知识扩展 流行性感冒

流行性感冒（简称流感）：是由流感病毒引起的急性呼吸道传染病。临床特征是起病急，高热、头痛、乏力、眼结膜炎和全身肌肉酸痛等中毒症状明显，而呼吸道卡他症状轻微。主要通过接触及空气飞沫传播。发病有季节性，北方常在冬季，而南方多在冬夏两季。流感病毒可分为甲（A）、乙（B）、丙（C）三型，甲型病毒经常发生抗原变异，传染性大，传播迅速，极易发生大范围流行。历史上最严重的一次是1917～1919年在欧洲暴发的西班牙流感，导致2000万人死亡（第一次世界大战的死亡人数为850万人）。西医治疗方案要点是：①隔离；②对症治疗；③抗病毒治疗；④支持治疗和预防并发症。

第十九节 咳 嗽

一、概 述

咳嗽是指肺失宣降，肺气上逆作声，咳吐痰液而言，是肺系疾病常见的主症之一。"咳"指有声无痰；"嗽"指有痰无声，临床大多为声和痰并见，故称为咳嗽。

咳嗽的发生常与外感和内伤因素有关。外感咳嗽常由六淫等外邪从口鼻、皮毛侵袭肺卫，肺失宣肃而致，多属于邪实；内伤咳嗽常因饮食、情志失调、体虚等引起脏腑功能失调，导致肺气不利，肺失宣降，邪实与正虚并见。本病病位在肺，与肝、脾、肾关系密切；基本病机为肺失宣降。本病或因饮食劳倦、内伤及禀赋不足，先有脾、肺、肾虚的基础，而复感外邪或邪毒，邪气宣解不彻，稽留于肺；或反复外感，损伤肺气，日久累及脾肾；或疾病缠绵难愈，失于调摄，肺阴亏虚，燥热内生，炼液成痰，灼津成瘀，阻于肺络；或肺脏功能失司，肺气上逆，而发咳嗽。

西医学认为，咳嗽是呼吸系统疾病的常见症状，可由呼吸系统的炎症、过敏及物理或化学等因素而引起，常见于上呼吸道感染、气管-支气管炎症、肺炎、肺结核、支气管扩张、慢性阻塞性肺疾病、肺结核、肺癌等，其他疾病如左心衰竭、胸膜炎、胃食管反流等也可引起咳嗽。本节主要介绍临床上最常见的上呼吸道感染、慢性支气管炎及过敏性咳嗽等，其他疾病以咳嗽为主症时也可参照本节进行针灸治疗。

二、辨 证 要 点

起病急骤，病程较短，伴肺卫表证者多为外感咳嗽；起病缓慢，反复发作，病程较长，伴肺、心、肝、脾等脏失调或虚损证者多为内伤咳嗽。

（一）外感咳嗽

主症　咳嗽、咳痰，多伴有表证。

风寒袭肺　咳声重浊，气急咽痒，咳痰稀薄色白，鼻塞，流清涕，头痛，肢体酸楚，恶寒重发热轻，无汗。苔薄白，脉浮紧。

风热犯肺　咳痰不爽，痰黄或稠黏，气粗或咳声音哑，鼻流黄涕，口干渴，咽喉肿痛，头胀痛，恶寒轻发热重。舌尖红，苔薄黄，脉浮数。

风燥伤肺　干咳少痰或无痰，咽干鼻燥，咳甚胸痛，或痰黏不易咯出，初起可有恶寒、身热头痛等证。舌质红少津，苔薄黄，脉浮。

（二）内伤咳嗽

主症　反复咳嗽、咳痰，病程较长，或伴有喘息等。

痰湿阻肺　咳嗽痰多，质黏腻或稠厚成块，晨起或食后咳甚痰多，咳声重浊，胸脘痞闷，呕恶纳呆，腹胀。舌质淡，苔白腻，脉濡滑。

肺阴亏耗　干咳，咳声短促，痰少质黏，或痰中带血，口干咽燥，潮热盗汗颧红，午后加剧，手足心热，形体消瘦。舌质红，少苔，脉细数。

脾肾阳虚　咳嗽气喘，动则尤甚，痰液清稀，面白肢冷，或面肢浮肿，小便不利。舌质淡，苔白，脉沉细。

肝火灼肺　胸胁胀痛，气逆咳嗽，引胁作痛，目赤口苦，随情绪波动增减，痰少而黏，甚则痰中带血，面赤咽干口苦。舌质红或边尖红，苔薄黄少津，脉弦数。

三、治　疗

（一）基本治疗

1. 外感咳嗽

治法　疏风解表，宣肺止咳。取手太阴、手阳明经为主。

主穴　肺俞　列缺　合谷

配穴　风寒袭肺配风门、太渊、外关；风热犯肺配大椎、曲池、尺泽；风燥伤肺配太溪、照海；咽喉痛配少商。

方义　本病病位主要在肺，肺俞是肺的背俞穴，为肺气所注之处，位邻肺脏，可调理肺脏气机，使其清肃有权，该穴泻之宣肺，补之益肺，无论虚实及外感内伤咳嗽均可用之；列缺为肺经络穴，散风祛邪，宣肺解表；合谷为大肠经原穴，与列缺原络相配，共奏宣肺解表、止咳之功。

操作　毫针泻法。风寒袭肺可针灸并用，或在肺俞、风门配合拔罐；风热犯肺可在大椎、尺泽点刺放血；咽痛可在少商点刺放血。

2. 内伤咳嗽

治法　宣肺理气，化痰止咳。取肺的背俞穴、募穴及手、足太阴经为主。

主穴　肺俞　中府　太渊　三阴交

配穴　痰湿阻肺配丰隆、阴陵泉；肺阴亏耗配膏肓、太溪；脾肾阳虚配脾俞、命门；肝火灼肺配行间、鱼际；过敏性咳嗽配迎香、百会、气海；胸痛配膻中；胁痛配阳陵泉；咽喉干痒配太溪；

痰中带血配孔最；盗汗配阴郄；面肢浮肿、小便不利配阴陵泉、中极；气短乏力配足三里、气海。

方义 本病病位主要在肺，肺俞是肺的背俞穴，为肺气所注之处，位邻肺脏，可调理肺脏气机，使其清肃有权，该穴泻之宣肺，补之益肺，无论虚实及外感内伤咳嗽均可用之；中府为肺之募穴，与肺俞俞募相配，宣肺止咳；太渊为肺经原穴，本脏真气所居处，可宣肺化痰；三阴交为肝、脾、肾三经之交会穴，可疏肝健脾，肝脾共调，肺得宣肃，化痰止咳。

操作 毫针常规刺。脾肾阳虚可脾俞、命门配合温针灸；肝火灼肺可行间、鱼际点刺放血；气虚明显者，可足三里、气海温和灸。

（二）其他治疗

1. 拔罐疗法 取背部胸1~12椎两侧足太阳膀胱经第一侧线，用留罐法，每侧5~6个罐，至皮肤瘀血为度。或取大杼至膈俞，用走罐法，至局部皮肤潮红为度。

2. 皮肤针疗法 取颈5~7椎、气管两侧、天突、肘窝及大小鱼际部进行叩刺，轻或中度叩刺，适用于外感咳嗽；或取项后至背部1~7胸椎两侧足太阳膀胱经、颈前气管两侧、膻中、天突叩刺，梅花针轻或中度叩刺，每日或隔日1次，适用于咳嗽日久，反复发作者。

3. 穴位贴敷疗法 取定喘、肺俞、膏肓、脾俞、大椎、中府、膻中；用白芥子、甘遂、细辛、延胡索等药为细末，姜汁搅拌成糊，取蚕豆大小贴敷穴上，每次酌取3~4穴，每次贴0.5~2小时（夏季、过敏体质及儿童贴敷时间酌减），待所贴之处有红晕微痒痛、灼热感时取下。10天1次，共治疗3~5次。慢性咳喘者可于夏季三伏天施用。本方适用于内伤咳嗽。

【按语】

1. 针灸对于咳嗽有一定疗效，尤其是发作期或初发期疗效满意；临证必须明确诊断，病势较急重时需综合治疗。

2. 内伤咳嗽病程较长，应坚持长期治疗；急性期标本兼顾，缓解期重在调肝、脾、肾三脏治本。

3. 平时注意锻炼身体，增强体质，提高机体防御疾病的能力；做好防寒、防尘、防大气污染工作；因过敏而发作者，宜查找过敏原，避免接触；严禁吸烟，禁食辛辣、油腻及海腥发物。

📖 文献摘录

1. 《灵枢·五邪》："邪在肺，则病皮肤痛，寒热，上气喘，汗出，咳动肩背。取之膺中外俞，背三节五脏之旁，以手疾按之，快然乃刺之，取之缺盆中以越之。"

2. 《补辑肘后方·治卒上气咳嗽方》："治卒咳嗽方：灸两乳下黑白肉际各百壮，即愈。亦治上气。灸胸前对乳一处，须随年壮也。又方：从大椎下第五节下、六节上空间，灸一处，随年。并治上气。"

3. 《备急千金翼方》："肝咳刺足太冲；心咳刺手神门；脾咳刺足太白；肺咳刺手太渊；肾咳刺足太溪。"

4. 《针灸玉龙经·玉龙歌》："咳嗽喘急及寒痰，须从列缺用针看。太渊亦泻肺家疾，此穴仍宜灸更安。忽然咳嗽腰脊痛，身柱由来穴更真。伤风不解咳频频，久不医之劳病终。咳嗽须针肺俞穴，痰多必用刺丰隆。腠理不密咳嗽频，鼻流清涕气昏沉，喷嚏须针风门穴，咳嗽还当艾火深。"

案例分析

唐某，男，52岁，初诊日期：2018年10月21日。

主诉：反复咳嗽3月余。现病史：患者3个月前稍感风寒后出现咳嗽，初起咳嗽有痰不多，色白。后经抗病毒及抗感冒西药治疗后，感冒症状消失。唯留咳嗽不止，且无明显缓解趋势，胸部CT、痰培养等检查，未见明显异常。多方求治，疗效不显。现症见：咳嗽频作，痰少质黏，咽痒即咳，不分昼夜。口干多饮。平素压力大，烦躁易激动，动则出汗。夜寐因咳嗽易受影响。大便调。查体：两肺呼吸音稍粗，无干湿啰音及哮鸣音。

血压：145/90mmHg。舌质淡红，苔薄微黄，脉细弦数。

中医诊断：内伤咳嗽（肝火灼肺）。

治则：宣肺清肝，益气止咳化痰。

选穴：肺俞、太渊、气海、三阴交、行间、足三里、百会；配耳穴肺、咽、气管、神门、皮质下。

诊疗思路：患者虽因外感引发咳嗽，但表证消除后迁延3个月不愈，进行相关西医检查，已除外器质性占位及结核病可能。四诊合参，属肝火灼肺证型，并因久咳耗气，肺气亦虚。

操作：肺俞、太渊平补平泻；行间行泻法；气海、三阴交、足三里行补法。百会安神潜阳，有利于降压。患者久咳不止，无常见的器质性病变，从辨病角度分析，不排除过敏性咳嗽，配耳穴对应内脏，配神门、皮质下，毫针针刺，留针30分钟，间隔10分钟行针1次，有镇静抗过敏之效。

2次治疗后，咳嗽明显减少，继续原治疗方案，2周后咳止病愈。

医嘱：严禁吸烟，禁食辛辣、油腻及海腥发物。

案例思考：本案中的咳嗽，使用耳穴配合体针的意义何在？

知识扩展　咳嗽的分类

中华医学会呼吸病学分会发布的《咳嗽的诊断与治疗指南》（2021版），将咳嗽按时间分为三类：急性咳嗽、亚急性咳嗽和慢性咳嗽。急性咳嗽时间<3周，亚急性咳嗽为3～8周，慢性咳嗽>8周。咳嗽按性质又可分为干咳与湿咳，以每天痰量>10毫升作为湿咳的标准。不同类型的咳嗽病因分布特点不同。慢性咳嗽病因较多，通常根据胸部X线检查有无异常分为两类：一类为X线胸片有明确病变者，如肺炎、肺结核、支气管肺癌等；另一类为X线胸片无明显异常，以咳嗽为主或唯一症状者，即通常所说的不明原因慢性咳嗽（简称慢性咳嗽）。

第二十节　哮　喘

一、概　述

哮喘是指以呼吸急促，喉间哮鸣，甚者张口抬肩，不能平卧为主症的一种发作性痰鸣气喘疾病。"哮"为呼吸急促，喉间哮鸣；"喘"为呼吸困难，甚则张口抬肩，鼻翼煽动。临床中哮必兼喘，喘未必兼哮。本病具有反复发作性特点，可发于任何年龄，一年四季均可发病，尤以寒冷季节和气候急剧变化时多发；常在夜间及清晨发作或加重，伴干咳或咯大量白色泡沫痰，甚至出现发绀等，多有家族史或过敏史。

哮喘以宿痰伏肺为主因，常与外邪侵袭、饮食不当、情志失调、体虚劳倦等因素有关；本病病位在肺，与肾、脾、心等密切相关。基本病机是痰气搏结，壅阻气道，肺失宣降，为宿痰伏肺，遇感诱发。外感风热或风寒，吸入花粉、烟尘等可致肺失宣肃而凝津成痰；饮食不当，脾运失健则聚湿生痰；每当气候突变、情志失调、过分劳累、食入海腥发物等均可引动体内蕴伏痰饮，痰随气升，气因痰阻，相互搏结，壅塞气道，肺气宣降失常而发为哮喘。发作期因气阻痰壅，阻塞气道，表现为实哮；亦有素体肺肾不足或正气耗伤者，发作时表现为虚哮。如反复发作，必致肺气耗损，久则累及脾肾，故在缓解期多见虚象，兼有痰浊内阻之征。

西医学中，哮喘多见于支气管哮喘、喘息性支气管炎、肺炎、慢性阻塞性肺疾病、心源性哮喘（左心衰竭）等疾病中。

二、辨 证 要 点

（一）实证

主症 病程短，或当发作期，哮喘声高气粗，呼吸声长有余，深呼为快，体质较强，脉象有力。

风寒袭肺 咳喘气急，胸部满闷，痰多清稀色白，恶寒发热，头痛无汗。舌质淡，苔薄白，脉浮紧。

风热犯肺 喘促气粗，咳痰黄稠，心胸烦闷，口干而渴，伴发热恶风。舌质红，苔薄黄，脉浮数。

痰热壅肺 喘急胸闷，喉中哮鸣，声高息涌，痰黄质稠，咳吐不爽，或见发热口渴，纳呆，便秘。舌质红，苔黄腻，脉滑数。

（二）虚证

主症 病程长，反复发作或当缓解期，哮喘声低气怯，动则尤甚，气息短促难续，深吸为快，体质虚弱，脉弱无力。

肺脾气虚 咳喘气短，动则加剧，咳声低怯，痰液清稀，自汗畏风，神疲倦怠，纳呆，便溏。舌质淡，苔薄白，脉濡弱。

肺肾气虚 气息短促，呼多吸少，动则喘甚，耳鸣，腰膝酸软。舌质淡，苔薄白，脉沉细。

心肾阳虚 咳喘气逆，呼多吸少，倚息难以平卧，咳痰稀白，畏寒肢冷，尿少浮肿，面唇青紫。舌质淡暗，苔白，脉沉细。

三、治 疗

（一）基本治疗

1. 实证

治法 祛邪肃肺，化痰平喘。取手太阴经和相应背俞穴为主。

主穴 列缺 尺泽 肺俞 中府 定喘 膻中

配穴 风寒袭肺配风池、风门；风热犯肺配大椎、曲池；痰热壅肺配丰隆、曲池；喘甚配天突。

方义 本病病位在肺，取手太阴肺经络穴列缺，可通宣肺气，祛邪外出；尺泽可肃肺化痰，降逆平喘；肺俞、中府为俞募相配，调理肺脏，宣肺祛痰，止哮平喘；定喘为治疗哮喘的经验效穴；膻中为气会，可宽胸理气，止哮平喘。

操作 毫针常规泻法；背俞穴注意针刺角度和深度；风寒袭肺可在风门配合灸法或拔罐法。

2. 虚证

治法 补益肺肾，止哮平喘。取相应背俞穴及手太阴、足少阴经为主。

主穴 肺俞 膏肓 肾俞 太渊 太溪 足三里 定喘

配穴 肺脾气虚配气海、脾俞；肺肾气虚配关元；心肾阳虚配心俞、命门。

方义 本病病位在肺，取肺俞、膏肓针灸并用，可补益肺气；补肺俞配肾俞以纳肾气；肺经之原穴太渊配肾经之原穴太溪，可充肺肾之气而平喘；足三里调补胃气，以滋生化之源，使水谷精微上归于肺；定喘为治疗哮喘的经验效穴。

操作 毫针常规补法；背俞穴注意针刺角度和深度；肺脾气虚和肺肾气虚可在气海、脾俞、关元、肺俞等穴配合温灸或拔罐法。

（二）其他治疗

1. 穴位贴敷疗法　取肺俞、膏肓、肾俞、膻中、定喘；用炒白芥子 20g、甘遂 15g、细辛 15g 共为细末，用生姜汁调药粉成糊状，制成药饼如蚕豆大，上放少许丁桂散或麝香，敷于穴位上，用胶布固定。贴 30～90 分钟后取掉，以局部有红晕微痛为度。若起疱，消毒后挑破，保持局部干燥，防止感染。一般常在"三伏天"贴敷，即"冬病夏治"。

2. 穴位埋线疗法　取肺俞、定喘、膻中、肾俞，常规消毒后，用一次性埋线针将"2-0"号羊肠线埋于穴位下肌肉层，15 天左右或羊肠线完全吸收后，再行下一次治疗。

3. 皮肤针疗法　取鱼际至尺泽手太阴肺经循行线、第 1 胸椎～第 2 腰椎、距后正中线旁开 1.5 寸足太阳膀胱经第一侧线，循经叩刺，以皮肤潮红或微渗血为度。

4. 耳穴疗法　取对屏尖、下屏尖、肺、神门、皮质下、交感，每次取 3～5 穴，毫针刺法，捻转法中、强刺激。哮喘发作期每日 1～2 次，缓解期用弱刺激，每周 2 次。

【按语】

1. 针刺对缓解哮喘发作有一定疗效；对于发作严重或哮喘持续状态，经针灸治疗不能及时缓解者，应立即采取综合治疗以迅速缓解症状。

2. 平时积极锻炼身体，增强体质，提高抗病能力。气候变化时应注意保暖。

3. 过敏体质者，注意避免接触致敏源及进食易致过敏的食物。

4. 临床要注意辨别左心衰竭引起的喘息样呼吸困难，由于左心室舒张末压增高，肺静脉回流不畅，患者端坐呼吸，不能平卧，属于危重急症，要综合治疗。

文献摘录

1. 《针灸资生经》："凡有喘与哮者，为按肺俞无不酸痛，皆为缪刺肺俞，令灸而愈。"

2. 《针灸聚英》："喘，灸中府、云门、天府、华盖、肺俞。"

3. 《针灸大成》："哮吼嗽喘，俞府、天突、膻中、肺俞、三里、中脘……复刺后穴：膏肓、气海、关元、乳根。"

4. 《针灸玉龙经·玉龙歌》："哮喘一症最难当，夜间无睡气惶惶。天突寻得真穴在，膻中一灸便安康。气喘吁吁不得眠，何当日夜苦相煎，若取璇玑真个妙，更针气海保安然。哮喘咳嗽痰饮多，才下金针疾便和，俞府乳根一般刺，气喘风痰渐渐磨。"

案例分析

宋某，女，43 岁，初诊日期：2015 年 11 月 8 日。

主诉：咳嗽气喘 3 天。现病史：患者自幼过敏体质，有过敏性鼻炎、哮喘等病史，每至秋冬季节容易发作。因近期天气突然降温，骑电动车受寒，哮喘发作。现症见：咳嗽气喘，咳嗽有痰，色白质清，喘促声低，气短，动则喘粗更甚，兼有出汗，形体消瘦，神疲乏力。查体：胸部听诊可闻及哮鸣音，无明显干湿啰音。舌淡，苔薄，脉弱。

中医诊断：哮喘（肺脾气虚）。

治则：补肺健脾益肾，化痰平喘。

选穴：肺俞、膏肓、肾俞、太渊、丰隆、足三里、定喘、气海、脾俞。

诊疗思路：患者素有哮喘病史，此次感寒引动伏痰，哮喘再作，又因病久肺脾两虚。治疗当补肺健脾益肾，化痰平喘。

操作：肺俞、脾俞、肾俞施补法，补肺健脾益肾；丰隆平补平泻祛痰；足三里、气海施补法益气培本；定喘、膏肓、太渊用温和灸 20 分钟，温阳驱寒，降气平喘。

针后患者喘声渐平，气息仍粗。嘱患者保暖防寒，起居适度。在哮喘缓解时继续针灸治疗，祛痰固本。

案例思考： 本案中哮喘在发作期和缓解期的针灸治疗原则有什么不同？

知识扩展

哮喘是常见的慢性呼吸道疾病之一，全球约有 3 亿哮喘患者。各国哮喘患病率从 1%～16% 不等，我国约为 1.24%，且呈逐年上升趋势，世界卫生组织估计到 2025 年全球哮喘患者将增加 1 亿人。一般认为儿童患病率高于青壮年，男性儿童患病率为女性儿童的 2 倍，成年男女患病率大致相同，发达国家高于发展中国家，城市高于农村，但随着发展中国家城市化进程的加快，哮喘患病率近年来显著上升。哮喘病死率在（1.6～36.7）/10 万，目前全世界大约每年由于哮喘死亡 35 万人，多与哮喘长期控制不佳、最后一次发作时治疗不及时有关，其中大部分是可以预防的。

第二十一节 胃 痛

一、概 述

胃痛是以上腹胃脘部近心窝处疼痛为主症的病证，又称"胃脘痛"，古统称"心痛"、"心下痛"，但与"真心痛"有本质区别。

胃痛的发生多与寒邪犯胃、饮食伤胃、情志不畅和脾胃素虚等因素有关。本病病位在胃，与肝、脾关系密切。基本病机是胃气失和，胃络不通或胃失温养。脾胃属于中焦，胃为阳土，主收纳；脾为阴土，主升，脾升胃降则使清阳上升、浊阴下降，达到气机通畅。病机分为虚实两端，实证为寒凝、食滞、气郁、血瘀，致胃气阻滞，不通则痛；虚证为中焦阳虚、抑或阴亏，胃腑失于温煦或濡养，不荣则痛。

胃痛作为一种症状，可见于多种西医学疾病，如胃痉挛、胃肠神经症、急慢性胃炎、消化性溃疡、胃黏膜脱垂、胃扭转、胃下垂等。西医学认为，各种原因导致胃黏膜刺激、受损或胃平滑肌痉挛者，均可引起胃痛症状。

二、辨 证 要 点

主症 上腹胃脘部疼痛。

突发疼痛，痛势较剧，痛处拒按，饥时痛减，纳后痛增，为实证；疼痛隐隐，痛势较轻，痛处喜按，空腹痛甚，纳后痛减，为虚证。

寒邪客胃 胃痛暴作，恶寒喜暖，得温痛减，遇寒加重，口不渴，或喜热饮。舌质淡，苔薄白，脉弦紧。

饮食伤胃 胃脘胀痛，嗳腐吞酸，嘈杂不适，或呕吐不消化食物，吐后或矢气后痛减，大便不爽。苔厚腻，脉滑。

肝气犯胃 胃脘胀痛，痛连两胁，心烦易怒，每因情志因素而诱发或加重，嗳气泛酸，喜太息，大便不畅。苔薄白，脉弦。

瘀血停胃 胃痛拒按，多为刺痛，痛有定处，食后痛甚，或有呕血便黑。舌质紫暗或有瘀斑，脉细涩。

脾胃虚寒 泛吐清水，脘腹喜暖，神疲肢倦，手足不温，大便溏薄。舌质淡，苔薄，脉虚弱或迟缓。

胃阴亏耗 胃脘灼热隐痛，似饥而不欲食，口燥咽干，大便干结。舌红少津，脉细数或弦细。

三、治　疗

（一）基本治疗

治法　和胃止痛。取胃的募穴、下合穴为主。

主穴　中脘　内关　足三里　公孙

配穴　寒邪客胃配胃俞、梁丘、神阙；饮食伤胃配梁门、下脘；肝气犯胃配期门、太冲；瘀血停胃配膈俞、三阴交；脾胃虚寒配关元、脾俞、胃俞；胃阴亏耗配胃俞、三阴交、内庭；急性胃痉挛痛甚配梁丘；胃神经症配神门、百会。

方义　本病病位在胃，局部近取中脘，胃之募穴、腑之会，可健运中州，调理胃气；循经远取足三里，胃之下合穴，"合治内腑"，可通调胃气；两穴远近相配，疏调胃腑气机，和胃止痛；不论寒热虚实所致胃脘痛，均可获得很好疗效。内关乃手厥阴心包经络穴，又为八脉交会穴，通阴维脉，"阴维为病苦心痛"，可调畅三焦气机，宽胸解郁，理气降逆，和胃止痛。公孙为足太阴脾经络穴，又为八脉交会穴，通冲脉，"冲脉为病，逆气里急"，可调理脾胃，平逆止痛；与内关配伍，专治心、胸、胃的病证。

操作　毫针常规刺；胃痛发作时，先针远端穴，毫针提插捻转行较强刺激，持续运针 1～3 分钟，每隔 5 分钟行针 1 次；足三里、梁丘直刺得气后向上斜刺行针，以针感上传至腹部、胃部为佳；再针局部穴，平补平泻，刺激不宜过强。脾胃虚寒及寒邪客胃者配合灸法，中脘、足三里可用温针灸，或取腹部、背部穴用艾炷隔姜灸，每穴 3～5 壮。背部穴（脾俞、胃俞、膈俞）可配合拔罐，留罐 10～15 分钟，起罐休息 3～5 分钟后，可再次重复操作；急性胃痛每日治疗 1～2 次；慢性胃痛每日或隔日治疗 1 次。

（二）其他治疗

1. 耳穴疗法　取胃、十二指肠、肝、脾、神门、交感；毫针刺，疼痛剧烈时宜强刺激，双耳并用；痛缓时宜轻刺激，或用埋针法、压丸法，两耳交替。

2. 穴位埋线疗法　取中脘、足三里、胃俞、脾俞；用一次性无菌埋线针，将 0～1 号铬制羊肠线 1～2 厘米，埋入穴位皮下，2 周 1 次。适用于慢性胃炎、消化性溃疡。

3. 指针疗法　取至阳、灵台；俯伏位，用双手拇指按压每穴 3～5 分钟；用于急性胃痛。

4. 拔罐疗法　取中脘、脾俞、胃俞、肝俞、至阳；常规穴位拔罐；每日治疗 1 次。

【按语】

1. 针灸对胃脘疼痛以及伴随的上腹胀满不适、嗳气、恶心等症状有明显改善作用。其疗效与发病原因、类型等密切相关。单纯性胃痉挛针灸疗效最佳，多可立即见效而愈；由胃肠器质性病变所引起者，也有良好的缓痛效果，且应积极治疗原发病。

2. 慢性浅表性胃炎的针灸疗效优于萎缩性胃炎；消化性溃疡，病程迁延，易于复发，针灸能有效缓解其临床症状，调节胃酸分泌，利于溃疡愈合。但要根治引起慢性胃炎和溃疡的幽门螺杆菌，必须针药结合，综合治疗。出现溃疡出血、穿孔等重症时，应及时采取相应的急救措施。

3. 胃痛应注意与肝胆疾患、胰腺炎，以及心血管系统疾病相鉴别。

4. 饮食和情志因素是胃痛发生或加重的重要原因，故当注重调摄，调畅情志。

文献摘录

1. 《灵枢·邪气脏腑病形》："胃病者，腹胀，胃脘当心而痛，上支两胁，膈咽不通，食饮不下，取之三里也。"

2. 《针灸大成》："胃脘停食，疼刺不已，中脘、三里、解溪。"

3. 《标幽赋》："脾冷胃疼，泻公孙而立愈。"

 案例分析

曹某，女，43岁，教师，初诊日期：2017年8月5日。

主诉：上腹部疼痛不适5天。现病史：患者为某小学副校长，因工作忙碌且压力较大，经常加班，导致平素不时嗳气，偶见反酸，自己未加留意。5天前家人生日时，因进食一块冷藏较久的蛋糕后，出现泛酸不断、上腹隐隐作痛，自服香砂养胃丸未见缓解，遂来就诊。现症见：上腹部隐隐作痛，嗳气频频，不时泛吐清水，喝热水和热敷上腹部稍缓，大便溏，怕冷，疲倦乏力。查体：形体消瘦，手足不温。上腹部压痛（-），按之反觉舒适。舌质淡，苔薄，脉迟缓而弦。

中医诊断：胃痛（脾胃虚寒，肝气犯胃）。

治则：温补脾胃，疏肝行气，和胃止痛。

选穴：中脘、内关、足三里、胃俞、脾俞、关元、太冲、公孙。

诊疗思路：患者平时工作压力大，肝气不舒，已有犯胃之征，导致不时嗳气反酸。进食生冷后，进一步引起脾胃虚弱，胃失和降，脾失健运，故而出现胃痛怕冷，犯吐清水，大便溏泻。肝郁未疏，气机不畅，嗳气仍作。中脘为胃之募穴，足三里为胃腑下合穴，两穴合用和胃止痛；内关为心包经络穴，通三焦，可疏通三焦气机，又为通阴维脉的八脉交会穴，与公孙合用，降逆和胃，行气止痛；太冲为肝经原穴，疏肝行气，消除犯胃之本。

操作：胃俞、脾俞、关元可用补法，中脘、关元可结合温灸盒艾灸，健脾和胃止痛。

首次治疗结束后，犯吐清水及怕冷等症状缓解大半。继续治疗1周后，胃痛明显改善。

医嘱：保持心情舒畅，适当减压。饮食规律，不吃生冷、辛辣、高黏性食物。不抽烟、不喝酒。择期复查胃镜。

案例思考：肝气犯胃者针灸治疗的取穴是哪些？

知识扩展

急性胃炎：一般指各种原因引起的胃黏膜急性炎症。主要有以下3种：①急性糜烂性出血性胃炎；②急性幽门螺杆菌（helicobacter pylori，HP）胃炎；③除HP以外的急性感染性胃炎。

慢性胃炎：是由多种病因引起的胃黏膜慢性炎症，主要由HP感染引起。胃黏膜层以淋巴细胞和浆细胞浸润为主，部分患者在后期可出现胃黏膜固有腺体萎缩和化生。《中国慢性胃炎共识意见》将慢性胃炎分为：非萎缩性、萎缩性和特殊类型胃炎三大类，萎缩性胃炎又分为多灶性和自身免疫性萎缩性胃炎。

第二十二节　腹　　痛

一、概　　述

腹痛是指胃脘以下，耻骨毛际以上部位发生疼痛为主症的病证。因腹内有诸多脏腑，故内科、妇科、外科等多种内脏疾病均可出现腹痛。

　　腹痛的发生多与感受外邪、饮食不节、情志不畅、劳倦体虚等因素有关。本病病位在腹，与肝、胆、脾、肾、膀胱、大小肠有关。基本病机是腹部脏腑经脉气血不通，或脏腑经脉失养。饮食不节、肠虫滋生、暴饮暴食，损伤脾胃，腑气通降不利；或情志不遂、气机不畅；或素体脾阳亏虚、病久肾阳不足虚寒中生，渐致气血生成不足；或寒凝、湿热、食积、气郁等邪阻滞气机，脉络痹阻；或脾阳不振，中脏虚寒，脏腑经脉失养，均可引发腹痛。

　　西医学腹痛的病因十分复杂，多见于肠痉挛、急慢性肠炎、急慢性胰腺炎、精神性腹痛（肠易激综合征等）以及外科、妇科以腹痛为主要临床症状的疾病中。西医学的各种疾病出现的腹痛症状，均可参照本节针灸治疗。

二、辨 证 要 点

　　主症　胃脘以下，耻骨毛际以上部位疼痛。

　　腹痛发病急骤，痛势剧烈，拒按，为实证；病久，腹痛隐隐，时作时止，喜温喜按，为虚证。

　　寒邪内阻　腹痛拘急，遇寒更甚，得温痛减，口淡不渴，形寒肢冷，小便清长。舌质淡，苔白，脉沉紧。

　　湿热壅滞　腹痛拒按，胀满不舒，大便秘结或溏滞不爽，小便短赤。舌质红，苔黄腻，脉濡数。

　　饮食积滞　暴饮暴食后脘腹胀痛拒按，嗳腐吞酸，恶食呕恶，吐泻后痛减。舌苔厚腻，脉滑。

　　肝郁气滞　腹痛胀闷，攻窜不定，痛引少腹，嗳气或矢气则痛减，恼怒则剧。苔薄白，脉弦。

　　中虚脏寒　腹痛隐隐，时作时止，喜温恶冷，痛时喜按，饥恶劳累加剧，纳少便溏，神疲怯冷，面色无华。舌质淡，苔薄白，脉沉细。

　　瘀血内停　痛势较甚，痛处固定不移，刺痛。舌质紫暗，脉弦或涩。

三、治　　疗

（一）基本治疗

　　治法　通调腑气，缓急止痛。取胃、大肠、小肠募穴及胃下合穴为主。

　　主穴　中脘　天枢　关元　足三里

　　配穴　寒邪内阻配神阙；湿热壅滞配阴陵泉、内庭；饮食积滞配梁门、下脘；肝郁气滞配太冲、期门；中虚脏寒配脾俞、神阙；瘀血内停配膈俞、阿是穴；肠痉挛配上巨虚、合谷；胃痉挛配梁丘、中脘；急性胰腺炎配内关、公孙、太冲；精神性腹痛配神庭、神门、太冲。

　　方义　中脘为胃之募穴，腑之会穴，位于脐上；天枢为大肠募穴，位于脐旁；关元为小肠募穴，位于脐下，上述三穴均分布于脐周，可疏调腹部气机，通腑止痛；足三里为胃之下合穴，正所谓"肚腹三里留"，为通调胃肠，解痉止痛之要穴。诸穴合用共奏通腑缓急止痛之功。

　　操作　毫针常规刺。腹痛发作时，先刺远端足三里等穴，行强刺激，持续行针 1~3 分钟，以解痉定痛，然后再针腹部穴，适当延长留针时间，至疼痛缓解为度；寒邪内阻和中虚脏寒者，腹部穴配合灸法；神阙用隔盐灸，余穴用温针灸、隔姜灸或在腹部施以温灸盒灸（以神阙为中心至脐周天枢、关元等穴缓慢移动灸盒，熨灸至腹部皮肤潮红，温热透至腹内为佳）。

（二）其他治疗

　　1. 耳穴疗法　取胃、小肠、大肠、肝、脾、交感、神门、皮质下；每次选 3~5 穴，腹痛发作时，用毫针刺法或埋针法，疼痛缓解后用压丸法。

2. 穴位贴敷疗法　取神阙、阿是穴；用肉桂、高良姜、小茴香、白芍、木香共研细末，加醋调匀敷于脐部，以胶布固定，可配合热水袋保暖，每次敷贴 4～6 小时，每日 1 次。或选用大葱、生姜、麦麸、食盐各 30g，切碎捣烂，炒热，贴于穴上，药凉后再加热外敷。用于寒性腹痛，对小儿患者尤为适宜。

【按语】

1. 针灸对于各种原因所致腹痛均有较好的缓解作用，尤其是急性单纯性肠痉挛等功能性的腹痛，针灸疗效卓著。

2. 腹痛病因众多，应明确诊断。对于器质性原因所致者，针灸缓解疼痛后应重视原发病的治疗。如属急腹症，在针灸的同时应严密观察病情变化，必要时及时采取相应的急救措施。

文献摘录

1.《备急千金要方》："吐血腹痛雷鸣，灸天枢百壮。"
2.《济生拔粹》："凡刺腹痛诸穴，须针三里穴下气，良。"
3.《肘后歌》："伤寒腹痛虫寻食，吐蛔乌梅可难攻，十日九日必定死，中脘回还胃气通。"
4.《针灸大成》："腹内疼痛，内关、三里、中脘……如不愈，复刺后穴：关元、水分、天枢。"

 ## 案例分析

吴某，女，15 岁，初诊日期：2019 年 10 月 19 日。

主诉：腹痛半天。现病史：患者午后游泳后出现腹痛，痛势较剧烈，无恶心呕吐，无腹泻，家长给予暖宝热贴后稍有缓解，晚餐后痛势又增，故来就诊。现症见：脐周疼痛，躬身苦状，无恶心呕吐，今晨正常排便 1 次。4 天前月经刚净。

查体：T 36.6℃。腹软，无明显压痛及反跳痛。墨菲征（－）、麦氏点压痛（－）。舌质淡，苔薄白，脉沉紧。

中医诊断：腹痛（寒邪内阻）。

治则：温阳散寒，通腑止痛。

选穴：天枢、关元、足三里、神阙。

诊疗思路：患者有游泳感寒后发病史，得温痛缓，结合舌脉，可以诊为腹痛寒邪内阻证。问诊知月经刚净，排除痛经。体检墨菲征和麦氏点压痛均为阴性，结合体温，基本可排除胆囊炎和阑尾炎等腹腔炎症性病变，结合发病起因，考虑为受寒后肠道痉挛引发的腹痛，当为针灸适应证。天枢为大肠募穴、关元为小肠募穴、足三里为胃的下合穴，诸穴合用，通腑解痉止痛，神阙隔姜灸，驱散寒邪，缓急止痛。

一次治疗后，患者症状若失。第 2 天随诊，一切如常。

医嘱：注意合理饮食，规律作息，避寒保暖。

案例思考：本案的腹痛与胃痛在症状特点、基本病机及针灸选穴上有何异同？

知识扩展　　腹痛的常见西医疾病

（1）肠痉挛：指肠壁平滑肌阵阵强烈收缩而引起的阵发性腹痛，又称痉挛性肠绞痛，临床上小儿多见，成人也可因肠道疾病而发生。其特点为腹痛突然发作，以脐周为著，发作间歇时无异常体征。

（2）急性胰腺炎：腹痛为主要表现和首发症状，多在饱餐后突然发作，以剧烈而持续的中上腹痛、恶心、呕吐、发热，以及血淀粉酶、尿淀粉酶增高为特点，进食可加剧，一般胃肠解痛药不能缓解。

（3）腹型癫痫：表现为突然发作的腹痛，虽疼痛剧烈，但腹部柔软，无压痛、反跳痛和肌紧张，腹痛可在数分钟或数十分钟内自行缓解,且多数患者有其他类型癫痫发作病史,脑电图检查是诊断本病的重要依据。

(4)精神性腹痛:腹痛无明显诱因,部位不固定,有精神紧张、焦虑、恐惧情绪或癔症性表现,常有自主神经功能紊乱的多系统症状,排除器质性病变。

第二十三节 胁 痛

一、概 述

胁痛是以一侧或两侧胁肋部疼痛为主要表现的病证。胁,指侧胸部,为腋以下至第12肋骨部的总称。从胁痛的类型上,分为体表胁痛和内脏胁痛两大类。本节主要介绍内脏胁痛。

胁痛的发生常与情志不遂、饮食所伤、外感湿热、劳欲久病、跌扑损伤等因素有关。胁肋部为肝胆经络所过之处,故本病病位在胁肋,主要病变脏腑在肝、胆,又与脾、胃、肾关系密切。基本病机是肝胆脉络不通或脉络失荣。病机多为气滞、血瘀、湿热等邪阻闭,肝胆脉络不通;或阴血亏虚,肝络失养。胁痛之为病,可以虚、实辨之。以肝络失养所致"不荣则痛"者为虚,以血瘀、气滞、湿热等所致"不通则痛"者为实。

内脏胁痛的疼痛部位在胁内下部,与体表胁痛明显不同,常见于急慢性胆囊炎、胆石症、胆道蛔虫病、急慢性肝炎、肝硬化、肝癌等疾病。临床以各种原因引起的胆绞痛为主,属于急性胁痛,以上腹部或右上腹疼痛为主症,胆囊点多有明显的压痛。肝炎的胁痛以慢性隐痛为主,部位以上腹部肝区为主,范围较大而模糊。

二、辨 证 要 点

主症 一侧或两侧胁肋部疼痛。

肝郁气滞 胁肋胀痛,走窜不定,疼痛每因情志波动而发作或增减,胸闷,喜叹息,嗳气则舒。苔薄白,脉弦。

肝胆湿热 胁肋胀痛灼热,拒按,口苦口黏,胸闷纳呆,恶心呕吐,小便黄赤,或有黄疸。舌质红,苔黄腻,脉弦滑数。

瘀血阻络 胁肋刺痛,痛有定处,入夜尤甚,胁肋下或见癥块。舌质紫暗,脉沉涩。

肝阴不足 胁肋隐痛,绵绵不已,遇劳加重,口干咽燥,头晕目眩。舌质红,少苔,脉细弦而数。

三、治 疗

(一)基本治疗

治法 疏利肝胆,通络止痛。取肝胆的俞、募穴及手足少阳经为主。

主穴 期门 肝俞 胆俞 阳陵泉 支沟

配穴 肝郁气滞配膻中、太冲;肝胆湿热配行间、侠溪、阴陵泉;瘀血阻络配膈俞、阿是穴、血海;肝阴不足配肾俞、三阴交;胆病胁痛配日月、丘墟;胆道蛔虫病配迎香透四白;胆绞痛急性发作配胆囊;恶心呕吐配内关、中脘。

方义 肝俞、期门为肝之俞、募穴，期门位居胁肋部，两穴既可疏肝理气，又可宣利局部气血以止痛；胆俞、阳陵泉为胆之俞穴与下合穴相配，通利胆腑，伍以手少阳经穴支沟，和解少阳，疏利肝胆，解痉止痛。

操作 ①毫针常规刺。疼痛发作较重时，先刺阳陵泉、支沟、胆囊等肢体远端穴，强刺激，持续行针 1～3 分钟，延长留针时间。如胁痛因胆道蛔虫病所致，双侧迎香直刺或微斜刺进针，以有酸胀感为度，然后将针斜向外上方透刺四白，捻转行针强刺激，使局部有麻胀感，适当延长留针。伴发热、黄疸者，12 小时之后再行针刺，留针时间相同。行间、侠溪可用短毫针点刺出血。②配合电针及三棱针疗法：取肝俞、期门、胆俞、日月、阳陵泉、胆囊，分别接电针，用密波或疏密波交替，强度以患者能耐受为宜，每次 30 分钟；肝胆湿热较重者，阳陵泉三棱针点刺出血。

（二）其他治疗

耳穴疗法 取胆、肝、胃、十二指肠、神门、交感、皮质下；毫针刺法或压丸法。多用于胆囊炎、胆石症。

【按语】

1. 针灸治疗本病止痛效果较好，尤其对胆囊功能异常所致的胁痛，多能迅速缓解疼痛。对胆石症引起者，除可缓解胆绞痛外，亦有一定的排石作用。

2. 胁痛可见于多种疾病，临床应注意鉴别诊断，并重视病因治疗。重症胁痛如急性化脓性或坏死性胆囊炎、胆囊穿孔等引起者需及时采取手术等综合措施。

3. 饮食宜清淡，忌食肥甘厚味；注意调畅情志；忌急躁恼怒。

文献摘录

1. 《素问》："肝病者，两胁下痛引少腹。令人善怒……取其经，厥阴与少阳。"
2. 《标幽赋》："胁疼肋痛、针飞虎（即支沟）。"
3. 《肘后歌》："伤寒痞结胁积痛，宜用期门见深功。"
4. 《医学入门》："胁痛只须阳陵泉，专治胁肋痛满欲绝及面肿。"
5. 《针灸集成》："胁肋下痛：外关、行间、中封、支沟、阳陵泉、章门、期门。"

 案例分析

林某，女，55 岁，初诊日期：2013 年 5 月 16 日。

主诉：右侧胁肋部隐痛反复发作 2 年，加重 2 天。现病史：患者两年前起偶尔出现右侧胁肋部隐痛，时作时止，疼痛不甚。近 1 年胁痛发作较为频繁，2 天前劳累后，胁肋部疼痛又作，自服"消炎利胆片"稍有缓解，遂来就诊。现症见：胁肋部隐隐作痛，持续时间长，虽偶有缓解，旋即又痛，口苦口黏，不欲食，微恶心，大便 2 日未解。查体：胁肋部墨菲征（+），无反跳痛。舌质偏红，苔黄腻，脉弦滑数。肝胆 B 超示"胆囊泥沙样结石，胆囊壁毛糙；肝脏形态无异常"。血常规：白细胞总数 11.2×10^9/L，中性粒细胞比率 80%。

中医诊断：胁痛（肝胆湿热）。

治则：疏肝利胆，清热祛湿，通络止痛。

选穴：支沟、阳陵泉、期门、胆俞、行间、侠溪、阴陵泉；配耳穴胰胆、肝、耳中、交感、神门。

诊疗思路：患者经西医检查，西医诊断：慢性胆囊炎急性发作、胆结石；中医诊断：胁痛，肝胆湿热证型。支沟、阳陵泉为少阳经一上一下，通行少阳经气，为治疗胁痛的经典穴；期门、胆俞俞募配穴，通利胆腑，行气疏肝；行间、侠溪分别为肝、胆经荥穴，泻法清肝胆之热；阴陵泉平补平泻，健脾祛湿。耳穴选取相应穴位缓解急性炎症、脏器痉挛疼痛等症状。

操作：支沟、阳陵泉接一对电针，耳穴胰胆、交感接一对电针，选疏密波，留针 30 分钟，起针后疼痛显缓。

结合中药，继续针灸两周后，胁痛消失。嘱患者继续针药结合 3 个月，利胆排石。

医嘱：饮食宜清淡，忌肥甘厚味。注意调畅情志；避风寒。

案例思考：1. 本案内脏胁痛为慢性胆囊炎急性发作，急性期与慢性缓解期的针灸治疗有何异同？

2. 本案电针连接一对体穴和一对耳穴，分别有何意义？

知识扩展　内脏胁痛的常见西医疾病

（1）胆囊炎：①右上腹部疼痛，进食脂肪餐后加剧，并向右肩及肩胛部放射，墨菲征阳性；②急性胆囊炎多发生于胆囊结石后，呈持续性剧痛，伴发热、恶心呕吐，外周血白细胞计数增高；③超声检查与 X 线检查有助于确诊。

（2）胆石症：①临床表现与结石所在部位、大小、性质、动态和并发症相关；②胆绞痛是最常见的主诉，为发作性剧痛，多位于中上腹或右上腹，可放射至肩胛间区；③影像学检查可证实结石存在。

（3）胆道蛔虫病：①常有吐虫或排虫史；②突然发生剧烈的右上腹部或上腹部钻顶样疼痛，伴恶心呕吐，但一般无特殊体征；③粪便中可找到蛔虫卵，B 超检查显示胆总管内蛔虫影。

（4）慢性病毒性肝炎：①由乙、丙、丁型肝炎病毒所致，分为轻、中、重度；②以右上腹持续性疼痛，伴乏力、食欲减退、腹胀、溏泄等为主症，重型肝炎可有黄疸、蜘蛛痣或肝外表现；③肝功能变化、病原学检查为重要的诊断依据。

第二十四节　呕　　吐

一、概　　述

呕吐是以胃失和降，气逆于上，迫使胃中之物从口中吐出的一种病证。常以有物有声谓之呕，有物无声谓之吐，无物有声谓之干呕。临床上呕与吐常同时出现，故并称为"呕吐"。

呕吐的发生常与外邪犯胃、饮食停滞、情志失调、病后体虚等因素有关。本病病位在胃，与肝、脾关系密切，基本病机是胃失和降，气机上逆。虚证多涉及脾，因脾胃气阴亏虚，运化失常，不能和降；实证多涉及肝，因外邪、食滞、痰饮、气郁（肝）而致邪气犯胃，以致胃气痞塞，升降失调，气逆作呕。无论是胃腑本身病变，还是其他脏腑的病变影响到胃腑，使胃失和降、胃气上逆，均可导致呕吐。

西医学认为，引起呕吐的病因复杂，临床上通常分为反射性与中枢性两类。反射性呕吐主要见于消化系统疾病（胃神经官能症、幽门痉挛或梗阻、胃黏膜脱垂症、十二指肠壅积症、功能性消化不良等）、内脏炎症（急慢性胃炎、胆囊炎、胰腺炎等）及眼、耳疾病；中枢性呕吐主要见于颅脑疾病、药物反应或中毒及神经性呕吐、妊娠呕吐等。本节主要介绍消化系统以呕吐为主要症状的常见病，其他疾病所致的呕吐可参照本节进行针灸治疗。

二、辨　证　要　点

主症　呕吐。本病首辨虚实，再辨呕吐物。若发病急，呕吐量多，吐出物多酸臭味，或伴寒热者，为实证；病程较长，发病较缓，时作时止，吐出物不多，腐臭味不甚者，为虚证。

寒邪客胃 突发呕吐，呕吐清水或稀涎，食入乃吐，呕吐量多，发热恶寒，头身疼痛，胸脘满闷，喜暖畏寒。舌质淡，苔白腻，脉迟。

热邪内蕴 食入即吐，呕吐苦水、黄水，大便燥结，口干而渴，喜寒恶热，舌质红，苔黄，脉数。

饮食停滞 因暴饮暴食而呕吐酸腐，脘腹胀满，吐后反快，嗳气厌食。舌质淡或红，苔厚腻，脉滑实。

肝气犯胃 每因情志不畅而呕吐或吐甚，呕吐酸水、绿水，嗳气吞酸，胸胁胀痛。舌质淡或红，苔薄白，脉弦。

痰饮内停 呕吐清水痰涎，脘闷纳呆，头眩心悸。舌质淡，苔滑或腻，脉滑。

脾胃虚寒 饮食稍有不慎即发呕吐，呕而无力，时作时止，呕吐清水，面色无华，倦怠乏力，纳差便溏。舌质淡，苔薄，脉弱。

三、治 疗

（一）基本治疗

治法 和胃理气，降逆止呕。取足阳明经及胃的募穴、下合穴，手厥阴经为主。

主穴 中脘 足三里 内关

配穴 寒邪客胃配外关、上脘、胃俞；热邪内蕴配合谷、金津、玉液；饮食停滞配梁门、下脘、天枢；肝气犯胃配期门、太冲；痰饮内停配丰隆、公孙；脾胃虚寒配脾俞、胃俞。

方义 本病病位在胃，中脘乃胃之募、腑之会，穴居胃脘部，可理气和胃止呕；足三里为足阳明胃经的下合穴，"合治内腑"，可疏理胃肠气机，与中脘远近相配，通降胃气；内关为手厥阴心包经络穴，又为八脉交会穴，通于阴维脉，可宽胸理气，和胃降逆，为止呕要穴。三穴合用，共奏和胃降逆止呕之功。

操作 毫针常规刺；足三里、公孙采用平补平泻法；内关、中脘采用泻法；寒邪客胃或脾胃虚寒者宜配合灸法，热邪内蕴者金津、玉液点刺出血；呕吐发作时，内关可行强刺激，并持续行针1～3分钟。

（二）其他治疗

1. 耳针疗法 取胃、贲门、食道、口、交感、神门、皮质下、肝、脾，每次选用3～4穴，毫针刺法、埋针法或压丸法。

2. 穴位贴敷疗法 取神阙、中脘、内关、足三里，生姜切片贴敷，可配合辅料贴或伤湿止痛膏固定。

3. 拔罐疗法 取中脘、胃俞、膈俞，常规拔罐。

【按语】

1. 针灸治疗呕吐效果良好，尤其是功能性呕吐。

2. 诊疗中应明确病因，对于上消化道严重梗阻、恶性肿瘤引起的呕吐以及脑源性呕吐等，针刺只能对症处理，应重视原发病的治疗。特别是食物或农药中毒，不应急于止吐。

3. 平时宜注意饮食调节和情绪稳定，忌暴饮暴食，忌食不洁、肥甘、生冷、辛辣食物，以免戕害胃气。

4. 现代研究表明，针灸可以调节呕吐中枢和自主神经系统功能，缓解胃肠道痉挛，使胃肠内容物通过顺畅。

5. 痞满针灸治疗可参考中国针灸学会标准《循证针灸临床实践指南：痞满》。

文献摘录

1. 《灵枢·四时气》："邪在胆，逆在胃，胆液泄则口苦，胃气逆则呕苦，故曰呕胆。取三里以下胃气逆，则刺少阳血络以闭胆逆，却调其虚实以去其邪。"
2. 《针灸甲乙经·卷之七》："伤寒热盛，烦呕，大椎主之。"
3. 《针灸资生经·第三》："胃俞，主呕吐、筋挛、食不下。"
4. 《针灸大成·卷九》："翻胃吐食，中脘、脾俞、中魁、三里。"
5. 《神灸经纶·卷三》："伤酒呕吐痰眩，率谷。"

案例分析

张某，男，56 岁，初诊日期：2020 年 9 月。

主诉：食后呕吐 7 个月余。现病史：患者 7 个月前因情志致食后呕吐，1 周左右发作 1 次，吐后伴胸闷，反酸嗳气，胃镜未见明显异常。1 周前因情志致呕吐加重，3 天发作 1 次，伴胃胀，吐后稍适，食量减少，体重减轻 6kg，二便尚可。查体：情绪压抑，舌质淡，苔白，脉涩。

中医诊断：呕吐（胃气上逆）。

治则：降逆止呕。

选穴：百会、内关、三阴交、中脘、足三里、太冲。

诊疗思路：百会属督脉，督脉"入络脑"，脑为元神之府，调督脉可安神定志。内关为心包经的络穴，可疏通心包、三焦两经之气血，又为止呕要穴，针内关可达醒神开窍、安神止呕之功。三阴交虽属足太阴经，但为足三阴经交会穴，补治可调补肝、脾、肾，达填精益髓之功。中脘为胃之募穴，募穴善治六腑之疾，与足三里胃经的下合穴（"合治六府"）相配治胃腑之疾，补足三里以健运脾胃。太冲为肝经的原穴，肝主情志和疏泄，针之可达疏肝、解郁、降逆之功。

操作：百会向后平刺，快速小幅度提插、捻转补法，频率 200 转/分钟；内关（双）直刺 0.5 寸，提插、捻转泻法；三阴交（双）斜向后刺 45°深至 0.5 寸，提插、捻转补法；中脘直刺 2 寸，平补平泻法；足三里（双）直刺 1.5 寸，提插、捻转补法；太冲（双）直刺 0.5 寸，捻转泻法。诸穴留针 30 分钟，每日 1 次，10 次为 1 个疗程，1 个疗程后评价疗效。治疗 5 次后呕吐及其他上述症状明显改善，1 个疗程后偶有食后恶心感，但无呕吐，其他症状消失，心情舒畅。继续治疗 1 个疗程后呕吐愈，随访 1 个月，未复发。

医嘱：慎饮食、调情志、避风寒。

案例思考：1. 何为呕吐？西医哪些疾病可出现呕吐？
2. 如何鉴别胃气上逆型和肝气犯胃型呕吐？

知识扩展

1. 针灸治疗术后呕吐数据分析 通过数据挖掘系统分析针灸治疗术后呕吐的文献研究表明，针灸治疗术后呕吐的穴位处方为中脘、足三里、内关、胃俞、气海、太冲、脾俞、膻中、上脘、膈俞；在穴位配伍方面，成对配穴有中脘和足三里，足三里和内关，中脘和内关，中脘和胃俞，中脘和脾俞，中脘和气海，足三里和胃俞，足三里和气海。取穴体现了循证取穴的基础配合，经络辨证为主，选取腧穴以特定穴为主，配穴注重上下配穴和远近配穴。耳穴多选胃、神门、皮质下、交感、肝、脾、贲门、内分泌、膈、耳中。

2. 针灸防治肿瘤化疗后恶心临床初步推荐方案 2015 年 Cochrane 协作网发表了内关治疗手术后呕吐的系统评价，单纯针灸内关与药物相比疗效没有差异性，内关联合止呕药比单纯止呕药疗效更优，针刺内关副作用小且安全。2021 年有研究报道初步形成了针灸防治肿瘤化疗后恶心临床方案，可选用毫针刺法、穴位按压、经皮针灸治疗化疗后恶心，常选用足三里、内关、涌泉为主穴。针灸可以改善化疗引起的不同类型癌症患者的恶心呕吐症状积分、降低恶心发生频率，对提高生命质量有明显效果。

3. 耳穴防治妊娠呕吐 近年来耳穴防治呕吐研究报道较多。有研究报道针刺联合耳穴贴压治疗妊娠呕吐。针刺取膻中、中脘、内关、足三里；脾胃虚弱并肝胃不和者加太冲，痰湿阻滞者加丰隆。常规针刺，留针 30 分钟，每日治疗 1 次，连续治疗 5 天。耳穴选取胃、肝、神门、内分泌、皮质下。王不留行籽耳穴贴压，每穴按压 15~20 次，以局部发热、胀痛为宜。每日按压 5 次，每次 1~2 分钟。观察指标采用《妊娠期恶心呕吐专项量化评分》（PUQE）和《中医病证诊断疗效标准》，结果证实针刺联合耳穴贴压可有效改善妊娠呕吐症状，安全性高，但应注意针刺及耳穴贴压手法轻巧，避免因手法重引起孕妇不适，并注意与孕妇交流沟通，以使其放松心态，舒缓情绪，减轻心理负担。

第二十五节 呃 逆

一、概 述

呃逆是以气逆上冲，喉间呃呃连声，声短而频，不能自控为主症的病证，俗称"打嗝"，古称"哕"、"哕逆"。

呃逆的发生常与饮食不当、情志不畅、正气亏虚等因素有关。本病病位在膈，关键病变脏腑在胃，与肝、脾、肺、肾等脏腑有关。基本病机是胃失和降，胃气上逆动膈。凡上、中、下三焦诸脏腑气机上逆或冲气上逆，均可动膈而致呃逆。病机有虚实之分，实证多为寒凝、火郁、气滞、痰阻，胃失和降；虚证每由脾肾阳虚，或胃阴耗损等正虚气逆所致。但亦有虚实夹杂并见者。病机转化决定于病邪性质和正气强弱。

西医学中，呃逆多见于单纯性膈肌痉挛、胃肠神经官能症、胃炎、胃癌、肝硬化晚期、脑血管病、尿毒症，以及胃、食管手术后等疾病中。自限性呃逆见于健康人群，男性多于女性，常因进食、气温变化、情志等因素引起；持续性呃逆（持续或反复发作达 1 周以上）多因器质性疾病引起。

二、辨证要点

主症 气逆上冲，喉间呃呃连声，声短而频，不能自控。偶然发作者，多短时间内自愈；也有持续数日，甚至数月、数年不停者。

胃寒积滞 呃声沉缓有力，胸脘不舒，得热则减，遇寒更甚，进食减少，喜食热饮，口淡不渴。舌质淡，苔白滑，脉迟缓。

胃火上逆 呃声洪亮有力，冲逆而出，口臭烦渴，多喜冷饮，脘腹满闷，大便秘结，小便短赤。舌质红，苔黄燥，脉滑数。

气机郁滞 呃逆连声，常因情志不畅而诱发或加重，胸胁满闷，脘腹胀满。苔薄白，脉弦。

脾胃虚弱 呃声低长无力，气不得续，泛吐清水，脘腹不舒，喜温喜按，面色㿠白，手足不温，食少乏力。舌质淡，苔薄白，脉细弱。

胃阴不足 呃声短促而不得续，口干咽燥，饥不欲食。舌质红，少苔，脉细数。

三、治　疗

（一）基本治疗

治法　理气和胃，降逆止呃。取胃的募穴及下合穴为主。

主穴　中脘　足三里　内关　膻中　膈俞

配穴　胃寒积滞配胃俞、建里；胃火上逆配内庭、天枢；气机郁滞配期门、太冲；脾胃虚弱、胃阴不足配脾俞、胃俞。

方义　本病的基本病机为胃气上逆动膈，中脘为胃之募、腑之会，穴居胃脘部，足三里为胃的下合穴，二穴相配可和胃降逆，不论胃腑寒热虚实所致胃气上逆动膈者均可用之；内关通阴维脉，且为手厥阴心包经的络穴，可宽胸利膈，畅通三焦气机；膻中位置近膈，又为气会，可理气降逆；本病病位在膈，故不论何种呃逆，均可用膈俞利膈止呃。

操作　毫针常规刺。膈俞、期门等穴不可深刺，以免伤及内脏；中脘、足三里可用温针灸；胃俞可加拔火罐；膻中注意进针深度、角度；胃火上逆，气机郁滞只针不灸，泻法；胃寒积滞，脾胃虚弱可艾条灸或隔姜灸。

（二）其他治疗

1. 指针疗法　取攒竹、翳风、天突。任取一穴，用拇指或中指重力按压，以患者能耐受为度，按揉1～3分钟，同时令患者深吸气后屏住呼吸。

2. 耳针疗法　取耳中、胃、神门、相应病变脏腑（肺、脾、肝、肾）。每次选3～5穴，毫针刺法、埋针法或压丸法。

3. 穴位贴敷疗法　麝香粉0.5g，放入神阙内，适用于实证呃逆，尤其以气机郁滞者取效更捷。吴茱萸10g，研细末，用醋调成膏状，敷于双侧涌泉，适用于各种呃逆，对下焦冲气上逆引起的呃逆尤为适宜。

【按语】

1. 针灸治疗非器质性呃逆有很好疗效；动膈是呃逆发作的基本病机，胃气上逆是呃逆的主要发病机制之一，针对此病机，针灸治以和胃降逆常能收得良效，而某些顽固性呃逆却往往收效甚微。往往从其他脏腑入手，调理其相应的脏腑功能，恢复气机的正常升降方可收效。

2. 对于器质性疾病引起的反复发作的慢性、顽固性呃逆，应查明病因，并积极治疗原发病，以免延误病情。

3. 如呃逆见于老年体虚、危重病后期，可能是胃气衰败，病情转重之象，应加以注意。

文献摘录

1.《灵枢·杂病》："哕，以草刺鼻，嚏，嚏而已；无息而疾迎引之，立已；大惊之，亦可已。"

2.《灵枢·口问》："人之哕者，何气使然？……补手太阴，泻足少阴。"

3.《针灸资生经·第三》："哕……灸中脘、关元百壮；未止，灸肾俞百壮。"

4.《玉龙歌》："若患胃翻并吐食，中魁奇穴莫教偏。"

5.《卫生宝鉴·卷十二》："治一切呃逆不止，男左女右，乳下黑尽处一韭叶许，灸三壮，病甚者灸二七壮。"

 案例分析

某患者，男，62岁，初诊日期：2014年11月2日。

主诉：呃逆频作4天。现病史：4天前因"呃逆频作"入院。外院诊断为"原发性肝癌；病毒性肝炎；肝炎后肝硬化"。入院两天后接受经皮穿刺肝癌氩氦刀靶向冷冻治疗术，术后生命体征平稳，安返病房。次日清晨，突然出现频繁呃逆，进食进水困难，给予甲氧氯普胺、异丙嗪、山莨菪碱对症治疗，罔效，遂请我科会诊。遂取内关、公孙、太冲施提插泻法以疏理肝气；中脘、天枢、足三里、阴陵泉、丰隆施以平补平泻法调理胃肠之气；攒竹、翳风单向捻转强刺激以降呃止逆。每日上下午各针1次，每次留针30分钟。然针刺治疗两天后，收效甚微。查体：呃逆频频，呃逆声低微，面色晦暗，神疲乏力，少气懒言，呼多吸少，体态羸瘦，大肉已脱，上腹胀而硬，局部隆起。舌质淡，苔白花剥，脉弦。

中医诊断：呃逆（肝气失和、胃气上逆）。

治则：和中降逆止呃。

选穴：气海、关元、太溪、复溜、内关、公孙、太冲、中脘、天枢、足三里、阴陵泉、丰隆、攒竹、翳风。

诊疗思路：患者呃逆频频，且呃逆声低微；少气懒言，并呼多吸少；脉虽弦，但尺脉中取、沉取则空虚乏力，细弱无神。此乃本虚标实之候，虚为下元亏损摄纳乏力，实为肝气失和并逆气上冲，终引发胃气上逆动膈。

操作：先取气海、关元、太溪、复溜施以捻转补法以补益肾气；后取内关、公孙、太冲施以捻转泻法以疏理肝气；又平补平泻中脘、天枢、足三里、阴陵泉、丰隆调理胃肠之气；再取攒竹、翳风以降呃止逆。

针刺毕，呃逆停。此后3日呃逆症状未再发而出院。

医嘱：清淡饮食，忌食油腻。

案例思考： 1. 何为呃逆？如何辨别其虚实？
2. 实证与虚证呃逆都包含哪些证型？分述其针灸治则、处方、方义和治法。

知识扩展

1. 基于复杂网络分析针刺治疗呃逆不同处方中的腧穴配伍规律 研究表明针刺治疗呃逆腧穴配伍以远近配穴、上下配穴为主。网络核心节点腧穴以任脉、胃经、心包经及肝经等为主，特定穴选穴以五输穴与八脉交会穴为主。针刺治疗呃逆的核心腧穴处方为足三里、内关、中脘、膻中与太冲。此外，研究中还发现一些腧穴的关联性较强，可作为临床辨证选穴的依据，如胃中寒冷加气海，饮食不节加天枢，气郁痰阻加期门、丰隆，胃热上冲者加合谷、内庭，脾胃气虚加关元，脾肺气虚者加肺俞、气海等。

2. 针刺治疗顽固性呃逆系统评价 共纳入12个研究，计1383例患者。结果表明临床总有效率、痊愈率优于西药观察组，不良反应发生率低于西药观察组，提示了针刺在治疗顽固性呃逆方面疗效显著，具有临床安全性高、不良反应低的优势。针刺治疗呃逆常用穴位有足三里、内关、三阴交及中脘等，具有疏肝气、调气血、健脾胃的效果，配合手法，可有效治疗顽固性呃逆。

3. 多种针灸疗法治疗呃逆 近年来头针、撳针、穴位注射等疗法也广泛用于治疗呃逆。针刺手法以平补平泻为主，配合中药、艾灸、拔罐疗法、电针疗法、穴位注射疗法等效果更佳。不同针刺手法、针刺强度、针刺深度均对针灸治疗呃逆的疗效有不同的影响。有研究报道针刺治疗中风后呃逆以经穴为主，常用穴位为中脘、足三里、内关、攒竹、膻中等。行针手法包括平补平泻、捻转、提插补泻、滞针等，重视酸、麻、胀、抽搐等得气感，强调针具的选择及应用。

第二十六节 便 秘

一、概 述

便秘是以大便秘结不通，排便周期或时间延长，或虽有便意但排便困难为主症的病证。古代文献中的"脾约"、"燥结"、"秘结"等均指此病。

便秘的发生常与饮食不节、情志失调、年老体虚、外邪侵袭等因素有关。本病病位在大肠，与脾、胃、肺、肝、肾等脏腑有关。基本病机是大肠传导不利。或因内生火邪，灼干肾水，导致津液枯竭，肠胃枯燥；或肠腑疾患或是其他脏腑的病变影响到肠腑，使肠腑壅塞不通或肠失滋润及糟粕内停；或脾胃应当是阴阳与动静相结合，脾好像灌溉四方的土，而胃就是水谷之海，腐熟水谷，濡养五脏九窍，脾胃虚衰，魄门失养，糟粕内结，均可导致便秘。

西医学认为，由于各种原因导致肠道运输功能降低或粪便输出通道受阻等均可出现便秘。将便秘分为 3 型：慢传输型便秘、出口梗阻型便秘及混合型便秘。可见于多种急、慢性疾病中，如功能性便秘、肠易激综合征、药物性便秘、内分泌及代谢性疾病所致的便秘等。

二、辨 证 要 点

主症　大便秘结不通，排便艰涩难解。

热秘　大便干结，腹胀，口干口臭，尿赤。舌质红，苔黄燥，脉滑数。

气秘　欲便不得，或便而不爽，腹中胀痛，嗳气频作，胸胁痞满。苔薄腻，脉弦。

冷秘　大便艰涩，腹部拘急冷痛，畏寒喜暖，面色淡白，四肢不温，小便清长。舌质淡，苔白，脉沉迟。

虚秘　虽有便意，但排出不畅，便质不干硬，神疲气怯，面色无华，头晕心悸。舌质淡，舌体嫩，苔薄，脉细弱。

三、治 疗

（一）基本治疗

治法　理肠通便。取大肠的背俞穴、募穴及下合穴为主。

主穴　天枢　大肠俞　上巨虚　支沟　照海

配穴　热秘配合谷、腹结、内庭；气秘配中脘、太冲；冷秘配关元、神阙；虚秘配足三里、脾俞、气海。大便干结配关元、下巨虚。兼阴伤津亏者配太溪。

方义　天枢为大肠的募穴，与大肠俞合用为俞募配穴法，上巨虚为大肠之下合穴，"合治内腑"，三穴共用可通调大肠腑气，腑气通则大肠传导功能复常；支沟宣通三焦气机，三焦之气通畅，行气导滞，照海滋阴润燥，取之可增液行舟，两穴均为治疗便秘之经验效穴。

操作　毫针常规刺。神阙、关元配合灸法；冷秘、虚秘可配合灸法。

（二）其他治疗

1. 耳针疗法　取大肠、直肠、三焦、腹、交感、皮质下。毫针刺法、埋针法或压丸法。

2. 穴位埋线疗法　取天枢、大肠俞、气海、足三里。以特制埋线针将羊肠线常规埋入穴位内，每 15 日 1 次。

3. 穴位贴敷疗法　取神阙。芒硝 30g、冰片 10g，研末布包敷于穴位，纱布固定。1～2 日更换一次，用于实证便秘。

4. 皮内针疗法　取左腹结。皮内针常规操作。

【按语】

1. 针灸治疗功能性便秘效果较好。若由其他疾病引起者，应积极治疗原发病。

2. 患者应养成定时排便的习惯；坚持体育锻炼；并注意多吃新鲜蔬菜、水果，特别是粗纤维蔬果。

3. 长期便秘患者常伴精神心理因素，应注意身心同治。

文献摘录

1. 《针灸甲乙经·卷之九》："腹中不便，取三里。盛则泻之，虚则补之。"

2. 《针灸资生经·第三》："承山……太溪……治大便难……腹中有积，大便秘，巴豆肉为饼，置脐中，灸三壮即通，神效。"

3. 《针灸十川经治疗诀》："大便虚秘天枢间，中极腹结连大横，大肠俞与支沟会，足三里穴及大敦。"

4. 《医学入门·内集卷一》："大便虚秘，补支沟，泻足三里。"

案例分析

刘某，女，19岁，初诊日期：2008年10月16日。

主诉：大便不通1周。现病史：既往曾患肛裂，此次因功课繁忙，学习紧张致大便困难。在当地卫生室用开塞露40毫升塞肛无效，后经"洗肠"治疗，大便仍未解，痛苦不堪，故来求诊。查体：全腹部CT显示结肠粪渣残留，余检查结果均正常，舌质红，苔薄黄，脉弦。

中医诊断：便秘。

治则：通腑泄热，顺气导滞，润肠通便。

选穴：支沟、合谷、天枢、足三里、上巨虚。

诊疗思路：本病的发生西医学认为是由于神经调节兴奋性降低，肠道平滑肌收缩减弱，蠕动减缓，膈肌、腹肌、肛门相关肌群不能协调而致。中医认为，急性便秘多由大肠积热、或气滞、或寒凝使大肠传导功能失常所致。天枢为大肠募穴，采用泻法针刺可疏泄阳明腑气而通积导滞；针刺大肠经原穴合谷和胃通肠；足三里是胃的下合穴，具有调理脾胃、补中益气、通经活络之功；上巨虚为大肠之下合穴，能调和肠胃。

操作：选用上述穴位治疗，施以提插、捻转泻法，即慢插快提，提插幅度2～3毫米，快速大幅度捻转，捻针频率200转/分，行针约1分钟，得气后留针20～30分钟，每隔10分钟施行手法1次以加强疗效，留针30分钟后取针，嘱其去大便。

数分钟后诉解出较多大便，腹胀、腹痛消失。

医嘱：多吃五谷杂粮、新鲜的蔬菜水果，合理膳食，以清淡为主。保持心情愉悦；加强身体锻炼，保持大便通畅。

案例思考： 1. 便秘的主要原因有哪些？易发生于哪类人群？对患者的不良影响有哪些？

　　　　　　2. 简述便秘的问诊要点与内容。

知识扩展

1. 针灸治疗便秘的腧穴配伍规律研究 研究表明：天枢、上巨虚、足三里、支沟、大肠俞、中脘、关元、次髎、气海、百会、太冲、合谷、大横、三阴交、脾俞、照海、太溪、承山、肾俞为针刺治疗便秘的核心节点。针刺治疗便秘多用配穴，多远近配穴，多用胃经穴，多用募穴、五输穴和下合穴，天枢、上巨虚、足三里、支沟和大肠俞为其核心腧穴组合。

2. 各类针灸疗法治疗脑卒中患者便秘的疗效系统评价 研究显示：常用针灸疗法为毫针联合药物、温针灸、电针联合药物、电针、艾灸、耳穴贴压、毫针、中药、西药。针灸疗法治疗脑卒中患者便秘具有一定优势，毫针联合药物疗效最佳，针灸联合药物疗效优于单纯药物治疗。亦有系统评价灸法治疗功能性便秘的临床有效性与安全性，结论显示灸法治疗功能性便秘具有一定的临床疗效优势，但在今后需开展多中心、大样本的灸法治疗功能性便秘的高质量随机对照试验。

3. 针灸治疗便秘方法多样 便秘多采用毫针刺、电针、芒针、灸法、拔罐、耳穴压豆、穴位注射、穴位埋线，或多种方法相结合的综合治疗。2014年中国针灸学会颁布《循证针灸临床实践指南慢性便秘》，选穴以腹部穴位为主，配合远端取穴，可结合背俞穴特点，可调肠腑，缓解便秘。可采用电针以加强肠蠕动、增进疗效。慢性便秘针灸治疗建议每周3次，2周为1个疗程，重度便秘可每周5次。根据便秘不同类型推荐多个方案，如深刺天枢3寸加电针，治疗慢性功能性便秘或结肠慢传输型便秘；耳穴压丸法治疗慢性功能性便秘，取直肠下段、大肠、交感、便秘点，配三焦、肺、小肠；针刺支沟治疗肠道气滞型便秘。2016年中国学者在《美国内科年鉴》发表《针灸治疗慢性严重功能便秘的临床研究》，取天枢、腹结、上巨虚，电针30分钟，8周治疗期，12周随访期，结果显示针灸可提高功能性便秘患者的幸福指数和生活质量，接受针刺治疗者比接受假针刺者排便次数增加，多数达到正常，无明显副作用。

第二十七节　泄　　泻

一、概　　述

泄泻是以大便次数增多，便质稀溏或完谷不化，甚至如水样为主要特征的病证，也称"腹泻"。古代文献中的"飧泄"、"濡泄"、"洞泄"、"溏泄"等，多指泄泻而言。

泄泻的发生常与饮食不节、感受外邪、起居失常、情志失调、脾胃虚弱、年老体弱等因素有关。《景岳全书》谓"泄泻之因，惟水火土三气为最"，分言寒气、热气、湿气为泄泻发生常见病因。本病病位在肠，与脾、胃、肝、肾等脏腑密切相关，脾失健运是关键。基本病机是脾虚湿盛，肠道分清泌浊、传导功能失司。急性泄泻以实证为多见，慢性泄泻以虚证或虚实夹杂之证为多见。或素体脾胃虚弱，肝脾不调，土虚木乘，脾不运化水谷精微，聚水成湿，湿滞内生，清浊不分；或脾虚及肾，脾肾阳虚，重者命门火衰，脾失温煦，运化失职，均可导致泄泻。

泄泻相当于现代医学的腹泻，腹泻为消化系统疾病的最常见症状之一，指排便次数增多，呈液态，24小时粪便重量超过200g或液体量超过200毫升，在未明确诊断前统称为腹泻。多见于急慢性肠炎、肠易激综合征、胃肠功能紊乱、慢性非特异性溃疡性结肠炎、克罗恩病、肠结核等疾病中。

二、辨证要点

（一）急性泄泻

主症　大便次数增多。发病势急，病程短，多属实证。

寒湿内盛　大便清稀或如水样，腹痛肠鸣，得热则缓，脘闷食少，身寒喜温，或兼见恶寒发热等。舌质淡，苔白滑，脉濡缓。

肠腑湿热　腹痛即泻，泻势急迫，或泻而不爽，便黄褐臭秽，肛门灼热，发热，口渴喜冷饮，小便短赤。舌质红，苔黄腻，脉濡数。

食滞肠胃　多因暴饮暴食所致，腹满胀痛，肠鸣，拒按，便恶臭如败卵，泻后痛减，嗳腐吞酸，不思饮食。舌质淡，舌苔垢浊或厚，脉滑。

（二）慢性泄泻

主症　大便次数略增多。发病势缓，病程长，呈间歇性发作，多为虚证或虚实夹杂。

脾气虚弱　大便时溏时泻（完谷不化），迁延反复，稍进油腻食物则便次增多，腹隐痛喜按，神疲面黄。舌质淡，苔薄白，脉细弱。

肾阳虚衰　黎明前脐腹作痛，肠鸣，泻下完谷，泻后则安，脐腹冷痛，喜暖喜按，形寒肢冷，面色㿠白。舌质淡，舌体胖，苔白，脉沉细。

肝气乘脾　泄泻肠鸣腹痛攻窜，矢气频作，胸胁胀闷，嗳气食少，每因情志因素而发作或加重。舌质红或淡，苔薄白，脉弦。

三、治　疗

（一）基本治疗

1. 急性泄泻

治法　除湿导滞，通调腑气。取足阳明、足太阴经为主。

主穴　天枢　大肠俞　上巨虚　阴陵泉　水分

配穴　寒湿内盛配神阙；肠腑湿热配内庭、曲池；食滞肠胃配中脘。泻下脓血配曲池、三阴交、内庭。

方义　本病病位在大肠，天枢为大肠募穴，与背俞穴大肠俞、下合穴上巨虚合用，调理肠腑而止泻；阴陵泉可健脾化湿止泻；水分利小便而实大便。

操作　毫针常规刺；每日治疗1～2次；寒湿内盛可配合隔姜灸、温和灸或温针灸。

2. 慢性泄泻

治法　健脾温肾，固本止泻。取任脉、足阳明、足太阴经为主。

主穴　神阙　天枢　足三里　公孙　三阴交

配穴　脾气虚弱配脾俞、太白；肾阳虚衰配肾俞、关元；肝气乘脾配肝俞、太冲。久泻虚陷者配百会。

方义　神阙位居中腹，内连肠腑，灸神阙可温补元阳，固本止泻，无论急慢性腹泻用之皆宜；天枢属胃经穴，又为大肠募穴，能调理肠胃气机；足三里、公孙能调理脾胃，健脾化湿止泻；三阴交健脾利湿，兼调肝肾，各种泄泻皆可用之。

操作　神阙用隔盐灸或隔姜灸，余穴毫针常规刺。寒湿内盛、脾胃虚弱可配合隔姜灸、温和灸或温针灸；肾阳虚衰可配合隔附子饼灸。每日或隔日治疗1次。

（二）其他治疗

1. 耳针疗法　取大肠、小肠、腹、胃、脾、神门，每次选3～5穴，毫针刺法，或压丸法。

2. 穴位贴敷疗法　取神阙。用五倍子、五味子、肉豆蔻等量混合，研末，食醋调成膏状敷脐，2～3日更换1次。用于慢性泄泻。

【按语】

1. 针灸治疗急慢性泄泻均有较好效果，尤其对功能性泄泻疗效更好。若急性胃肠炎或溃疡性结肠炎等因腹泻频繁而出现脱水现象者，应适当配合补液等综合治疗。

2. 治疗期间应注意饮食调护，饮食清淡，忌食生冷、辛辣、油腻之品。

3. 现代研究表明，针灸对消化系统有双性良性调节作用，可调整胃肠运动，影响肠液分泌，改善肠道血液循环，促进食物消化，并可增强网状内皮细胞的吞噬功能，从而减少炎症渗出。

文献摘录

1. 《灵枢·四时气》:"飧泄,补三阴之上,补阴之陵泉,皆久留之,热行乃止。"
2. 《针灸甲乙经·卷之十一》:"飧泄,大肠痛,巨虚上廉主之。"
3. 《针灸资生经·第三》:"若灸溏泄,脐中第一,三阴交等穴,乃其次也。"
4. 《针灸大成·卷九》:"大便泄泻不止,中脘、天枢、中极。"
5. 《杨敬斋针灸全书·卷之下》:"一切泻肚,中管(中脘)、神阙、气海、关元、期门、天枢、脾俞、肾俞、三阴交。"

案例分析

某患,女,32岁,初诊日期:2018年7月16日。

主诉:泄泻、腹痛3年。现病史:3年前每食辛凉刺激物后泄泻,泻后腹痛难忍,气虚乏力不能站立,于当地诊所服用中药治疗后,症状未缓解。1年前在某省级中医院进行中药和静脉滴注等综合治疗(具体不详)1个月后,泄泻有所改善,但泻后乏力未减轻,并出现咽干咽痛等症状。现症见:反复泄泻,泻后腹痛、乏力,上下眼睑发黑松弛凹陷,舌质淡,苔白,脉缓无力。查体:肠鸣音亢进。

中医诊断:泄泻。

治则:健脾益气,理肠止泻。

选穴:泻灵(位于腹部正中线上,脐下0.5寸)、腹通谷、中脘、下脘、天枢、气海、内关、足三里。

诊疗思路:张景岳曰:"泄泻之本,无不由于脾胃,盖胃为水谷之海。而脾主运化,使脾健胃和,则水谷腐熟而化气化血以行营卫。若饮食不节,起居不时,脾胃受伤,则水反为湿,谷反为滞,精华之气,不能输化,乃致合污下降而泻痢作矣。"泻灵可通调脏腑、降浊止泻,急性或慢性泄泻用之皆宜;下脘、腹通谷可通腑止痛;足阳明胃经为多气多血之经,取其天枢、足三里,具有理气通腑、健脾止泻之功;中脘为胃之募穴,又为八会穴之腑会,具有调理脾胃、和胃降逆之功;内关为八脉交会穴,通于阴维脉,善治胃肠、心系等疾病。

操作:腹通谷向下斜刺约0.5寸,中脘、下脘、气海、泻灵向下斜刺约1.5寸,天枢、足三里直刺约1.5寸,内关直刺约0.5寸,留针30分钟;起针后于脐周闪罐,再沿脊柱两侧由下至上捏脊,均以皮肤潮红为度,每日治疗1次。

治疗3次后泄泻未再发作,泻后乏力、腹痛明显减轻;治疗10次后,可少量进食蔬果,泻后腹痛乏力消失;治疗20次后,患者诸证皆除。随访半年无复发。

医嘱:治疗期间宜清淡饮食,注意保持充足睡眠,勿过劳。

案例思考:1.试进一步分析杨兆勤教授治疗泄泻的特色针灸疗法。
2.试分析"泻灵"穴特色治疗机制。

知识扩展

1. 数据挖掘探析针灸治疗泄泻的选穴规律 研究表明,针灸治疗泄泻单个腧穴使用较高的为天枢、足三里、上巨虚。常用配伍:中脘-天枢、太冲-天枢、上巨虚-天枢、中脘-足三里-天枢、太冲-足三里-天枢、上巨虚-足三里-天枢;腧穴归经多为足阳明胃经、任脉、足太阳膀胱经和足太阴脾经;腧穴多在下肢、胸腹部及背部,特定穴中多取募穴、五输穴及下合穴。腧穴组合可得出三个腧穴使用组,一组包括中脘、神阙、关元、气海、下巨虚、阴陵泉、曲池、大横、合谷、内关。二组包括足三里、上巨虚、天枢、太冲、公孙、三阴交、百会。三组包括肾俞、大肠俞、脾俞、胃俞、命门。同时比较便秘与泄泻选穴,结果显示:相同穴中,天枢、上巨虚、足三里用穴较多,多属足太阳膀胱经、足阳明胃经、任脉和足太阴脾经,多在胸腹部、下肢及背部。单穴如天枢、上巨虚、足三里等均在便秘和泄泻中使用最多,有双向调节作用;腧穴配伍应用在便秘和泄泻治疗中的差异性体现了针灸辨证论治理论，也体现了腧穴配伍对腧穴调节机体功能的影响。

2. 系统地评价针灸在泄泻治疗中的临床疗效 有研究采用循证医学的分析方法，分析的结果显示在有效率方面，整体上针灸疗法优于对照组疗法。针灸疗法联合其他常规疗法治疗泄泻优于单纯使用其他常规疗法。针灸疗法治疗泄泻优于西医常规疗法。针灸疗法治疗泄泻优于中医其他疗法。针灸疗法主要为针刺、艾灸、温针灸、穴位敷贴、穴位埋线等。但纳入的相关研究文献对随机方法、分配隐藏、盲法、随访情况的描述不够详细，在诊断标准和疗效指标上不够统一，影响文献的质量，造成相关的偏倚，使得本系统评价的论证强度受影响，提示今后要改善和提高临床研究的质量。

3. 古代医家治疗泄泻 以任脉、胃经、脾经及腹部腧穴为主，腧穴选取天枢、足三里、神阙、中脘、关元、脾俞等。刺灸法除毫针刺外，常运用灸法如隔姜灸、温和灸或温针灸，穴位敷贴、穴位埋线等方法。现代研究表明，针灸有调整胃肠运动、影响消化道分泌、促进食物消化吸收的作用，并能增强网状内皮系统及白细胞的吞噬功能，达到治疗效果。研究证实针灸治疗肠易激综合征（IBS）有肯定的疗效，针灸从调控 IBS 内脏高敏痛的神经生物学机制进行研究，涉及外周水平的机制、脊髓水平的机制、脑水平的机制；针灸调节 IBS 肠运动功能的神经生物学机制的研究，涉及迷走神经和肠神经-Cajal 间质细胞-平滑肌细胞网络发挥的作用。

第二十八节 痢 疾

一、概 述

痢疾是以剧烈腹痛、里急后重、下痢赤白脓血为主症的病证，古称"肠澼"、"滞下"、"下利"。多发于夏秋季节。

痢疾的发生常与外感时邪疫毒、饮食不节等因素有关。本病病位在肠，与脾、胃关系密切。基本病机是邪客肠腑，气血壅滞，肠道传化失司。人体上部及肌表易感风邪，余邪多依附于风，侵犯人体而致病。另外，风邪之为病有时伏而不发，脏腑虚损时发之，故有"春伤于风，夏为脓血"；寒邪凝结，主收引，极易损伤阳气，致经脉寒凝，或寒邪直中脏腑，可直接损伤脏腑阳气，导致痢疾发生；热邪易耗气伤津，或加速血行，灼伤脉络，若火热之邪发于肠胃，与血搏结则易发生热痢、赤痢；湿性重浊、黏滞，易留滞于体内，阻遏气机，使之升降失常，经络运行不畅，阳气不能通达于外，致泻痢不止。

西医学中，本病可见于急性细菌性痢疾、阿米巴痢疾、中毒性细菌性痢疾等。急性细菌性痢疾和中毒性细菌性痢疾多相当于中医的湿热痢和疫毒痢，慢性细菌性痢疾多相当于中医的休息痢和虚寒痢。

二、辨证要点

主症 腹痛，里急后重，下痢赤白脓血。

寒湿痢 腹痛拘急，下痢赤白黏冻，白多赤少，或纯为白冻，头身困重。舌质淡，苔白腻，脉濡缓。

湿热痢 下痢赤白脓血，赤多白少，肛门灼热疼痛，小便短赤。舌质红，苔黄腻，脉滑数。

疫毒痢 发病急骤，腹痛剧烈，痢下脓血，壮热口渴，头痛烦躁，甚则神昏、痉厥。舌质红绛，苔黄燥，脉滑数。

噤口痢　下痢赤白脓血，恶心呕吐，不能进食。舌质淡，苔腻，脉滑。

休息痢　下痢时发时止，日久不愈，常因饮食不慎、受凉、劳累而发，发则便中带有赤白黏冻，或伴有脱肛。舌质淡，苔腻，脉细。

三、治　疗

（一）基本治疗

治法　通肠导滞，调气和血。取大肠的募穴、下合穴为主。

主穴　天枢　上巨虚　合谷　三阴交

配穴　寒湿痢配关元、阴陵泉；湿热痢配曲池、内庭；疫毒痢配大椎、十宣；噤口痢配内关、中脘；休息痢配脾俞、足三里。久病脱肛配气海、百会。

方义　本病病位在肠，故取大肠的募穴天枢、下合穴上巨虚、大肠经原穴合谷，三穴同用，可通调大肠腑气，行气和血，气行则后重自除，血和则便脓自愈；三阴交为肝脾肾三经交会穴，可健脾利湿。

操作　毫针常规刺。寒湿痢、休息痢可配合温和灸、温针灸、隔姜灸或隔附子饼灸；久病脱肛者可配合灸法；十宣、大椎可点刺放血；急性痢疾每日治疗1～2次，慢性痢疾每日治疗1次。

（二）其他治疗

1. 耳针疗法　取大肠、直肠下段、小肠、腹、脾、肾，每次选3～5穴，毫针刺法或压丸法。

2. 穴位熨敷　取神阙。平胃散研末炒热用布包，趁热熨敷，用于噤口痢。

【按语】

1. 针灸治疗急性细菌性痢疾、阿米巴痢疾的轻型及普通型疗效显著。但中毒性细菌性痢疾病情凶险，应采取综合治疗措施。

2. 急性痢疾发病时应进行床边隔离，注意饮食。

文献摘录

1.《丹溪心法·卷二》："久痢……灸天枢、气海。"

2.《针灸逢源·卷五》："中气虚寒、腹痛泻痢，天枢、神阙。"

3.《针灸集成·卷二》："赤白痢疾，脐中七壮至百壮，三阴交七壮。"

4.《神灸经纶·卷之三》："久痢，中脘、脾俞、天枢、三焦俞、大肠俞、足三里、三阴交。"

5.《医学入门·内集卷一》："痢疾合谷三里宜，甚者必须兼中膂。白痢针合谷，赤痢针小肠俞，赤白针三里中膂俞。"

 案例分析

赵某，男，49岁，初诊日期：2014年10月30日。

主诉：腹胀痛，里急后重，肛门灼热，下痢脓血便3天。现病史：患者3天前因进食隔夜剩菜后出现腹胀痛、里急后重、肛门灼热、下痢脓血样便，量多，1次/10～20分钟，伴头昏头痛，体乏无力，纳呆，面色萎黄无华，口干苦欲饮，尿少。实验室检查：血白细胞 $14.3×10^9$/L，中性粒细胞0.87，淋巴细胞0.13；大便镜检：红细胞（+++），白细胞（++++），脓细胞（+）；大便培养志贺菌阳性。查体：体温：37.5℃，脉搏：100次/分，血压：17.3/10.6kPa（130/80mmHg），精神萎靡，急性重病容，全身皮肤弹性减退，皮肤干燥无汗出，双眼眶轻凹陷，剑突下及脐周压痛，双膝腱反射减弱。

中医诊断：痢疾（湿热痢）。

治则：清肠化湿，调气和血。

选穴：天枢、上巨虚、合谷、三阴交、曲池、内庭。

诊疗思路：本病病位在肠，故取大肠的募穴天枢、下合穴上巨虚、大肠经原穴合谷，三穴同用，可通调大肠腑气，行气和血，气行则后重自除，血和则便脓自愈；三阴交为肝脾肾三经交会穴，可健脾利湿；再加曲池、内庭，以达清热化湿，消积导滞之效。

操作：常规操作。

医嘱：注意饮食，自灸神阙、中脘、足三里，2次/天，每穴10～15分钟，灸至皮肤潮红为度。

案例思考： 1. 疫毒痢在症状上有何特点？在针灸治疗上应注意些什么？

2. 湿热痢和寒湿痢在症状和选穴上有何不同？

知识扩展

《中医儿科临床诊疗指南·细菌性痢疾》推荐三种针灸疗法，方案一：毫针刺法，主穴取天枢、上巨虚、足三里、合谷。配穴取气海、关元、中脘、大肠俞、脾俞。随证选2～3穴。发热加曲池、大椎，里急后重加阴陵泉，腹痛加气海、中脘，呕吐加内关。疫毒痢患儿反复惊厥，可针人中、合谷、涌泉。取下脘、神阙、关元、天枢、足三里，前3穴隔姜灸；后2穴针刺，紧按慢提，留针30分钟，隔10分钟行针1次，每日1次，至细菌培养3次阴性为止。用于慢性细菌性痢疾。方案二：隔姜灸配合超短波治疗，取神阙、关元、足三里，隔姜灸，灸3壮至局部皮肤潮红为度，再高频施行超短波治疗。方案三：穴位贴敷疗法，脐部贴敷中药：白头翁9g、黄连6g、黄柏9g、秦皮10g。腹痛较剧者加木香，大便血多加地榆炭。药物研成末，取0.4g，贴于神阙，每日2次。用于急性细菌性痢疾。

第二十九节　黄　疸

一、概　述

黄疸是因胆汁外溢所致，以目黄、身黄、小便黄为主症的病证。其中，目睛黄染为本病的主要特征。

黄疸的发生常与感受外邪、饮食不节、脾胃虚弱等因素有关。本病病位在胆，与肝、脾、胃关系密切。基本病机是湿浊阻滞，胆汁不循常道而上泛于目。湿邪壅阻中焦，脾胃失健，肝气郁滞，疏泄不利，致胆汁输泄失常，胆液不循常道，外溢肌肤，下注膀胱，而发为目黄、身黄、小便黄之病症。黄疸分为阳黄和阴黄两大类，其中阳黄以湿热为主，阴黄以寒湿为主。阳黄、急黄、阴黄在一定条件下可以相互转化。

西医学中，黄疸多见于肝细胞性黄疸、阻塞性黄疸、溶血性黄疸，可见于急慢性肝炎、肝硬化、胆囊炎、胆结石、钩端螺旋体病、蚕豆病、某些消化系统肿瘤等疾病中。亦见于病毒性肝炎、坏死后肝硬化、伤寒、败血症合并细菌性肝脓肿以及钩端螺旋体病、肝结核等。其中以病毒性肝炎、坏死后肝硬化最为多见。

二、辨　证　要　点

主症　以目黄、身黄、小便黄"三黄"为主症，尤以眼睛巩膜发黄最为明显。

阳黄　巩膜和皮肤黄色鲜明如橘色，口干发热，小便短赤，大便秘结。舌质红，苔黄腻，脉滑数。

　　阴黄　巩膜和皮肤黄色晦暗，或如烟熏，脘闷腹胀，畏寒神疲，口淡不渴。舌质淡，苔白腻，脉濡缓或沉迟。

三、治　　疗

（一）基本治疗

　　治法　化湿利胆退黄。取胆的背俞穴、下合穴为主。
　　主穴　胆俞　阳陵泉　阴陵泉　至阳
　　配穴　阳黄配内庭、太冲；阴黄配脾俞、三阴交。热甚配大椎；恶心呕吐配内关、中脘；便秘配天枢、支沟；黄疸甚配腕骨。
　　方义　黄疸是由湿邪熏蒸、胆汁外溢而成，故取胆的背俞穴胆俞及其下合穴阳陵泉以疏调胆腑，胆腑功能正常则胆汁自循常道；阴陵泉健脾利湿，令湿邪从小便而出；至阳为治疗黄疸的经验穴，可宣通阳气以化湿退黄。
　　操作　毫针常规刺。阴黄者可配合灸。

（二）其他治疗

　　耳针疗法　取肝、胆、脾、胃，毫针刺或压丸法。
　　【按语】
　　1. 针灸治疗急性肝炎导致的黄疸效果较好，但应严格隔离，以防传染。对其他原因引起的黄疸，可采取综合治疗措施。
　　2. 饮食宜清淡新鲜，不宜过食肥甘厚味，忌饮酒和辛辣刺激食物。
　　3. 针灸治疗黄疸可显著改善肝脏功能及黄疸指标，对肝脏有一定的保护作用。

文献摘录

　　1.《针灸甲乙经·卷之十一》："黄疸善欠，胁下满欲吐，脾俞主之……黄疸，热中善渴，太冲主之。"
　　2.《扁鹊神应针灸玉龙经·磐石金直刺秘传》："浑身发黄，至阳灸，委中出血。"
　　3.《针灸大全·卷之四》："黄疸，四肢俱肿，汗出染衣，公孙……至阳一穴，百劳一穴，腕骨二穴，中脘一穴，三里二穴。"
　　4.《针灸逢源·卷五》："发黄身如烟熏、目如金色、口燥而热结，砭刺曲池出恶血，或用锋针刺肘中曲泽之大络，使邪毒随恶血而出，极效。"
　　5.《神灸经纶·卷之三》："酒疸，目黄面发赤斑，胆俞。"

案例分析

　　某患儿，男，生后10天，初诊日期：1994年3月。
　　主诉：祖母代述：皮肤发黄6天，并渐加重。现病史：患儿出生后4天开始发现皮肤发黄，并渐加重，伴腹胀，吃奶后常吐出少量奶液。查体：全身皮肤及巩膜呈橘黄色，精神不振，哭声小，腹胀如鼓，并吐奶。查血清总胆红素为198μmol/L，肝于右肋下3厘米，脾未触及。
　　中医诊断：黄疸（阳黄、新生儿黄疸）。
　　治则：清热利湿退黄。
　　选穴：阳陵泉、太冲、行间、合谷。
　　诊疗思路：根据症状辨为阳黄。阳黄病机归于湿热，治以清热化湿，利胆退黄，取合谷可消炎退热；肝经荥穴行间不仅能清血分之热、肝胆热邪，且能疏通肝胆经气血，以利排黄；根据《黄帝内经》"合治内腑"的理论，针刺胆经合穴阳陵泉可疗胆疾，现代研究证明，针刺之可使胆囊运动明显增加、排空能力加强，以促进胆汁的排泄；太冲可使胆道压力下降，从而利于黄疸排泄。

操作：治疗 1 个疗程，用泻法。配合中药汤剂：金钱草 15g，茵陈 12g，黄芩 8g，柴胡 6g，木香 8g，枳壳（炒）8g，生栀子 6g，生大黄 3g，甘草 3g。每日 1 剂，共服 6 剂，肝已回缩至右肋下 1 厘米，黄疸明显减轻，又继针刺上穴加足三里用补法，合谷改用补法，并服上方中药不变，又 1 个疗程后诸症消失，痊愈出院，嘱 1 周后来院复查血清总胆红素，回报为 15μmol/L，随访 2 个月，未复发。

医嘱：治疗期间避免感染风寒。

案例思考： 1. 何为黄疸？哪些疾病可出现黄疸？

2. 如何辨别阴黄和阳黄？黄疸还可用何方法进行治疗？

知识扩展

1. 数据挖掘分析古代针灸歌赋中针灸治疗黄疸的选穴规律 提取针灸治疗黄疸的特异性穴位，对《针灸大成》中 23 篇针灸歌赋进行研究，其中针灸治疗黄疸相关记载的歌赋见于《百症赋》、《玉龙赋》、《胜玉歌》、《肘后歌》等，记载可用于治疗黄疸的穴位有阳纲、胆俞、后溪、劳宫、至阳、腕骨、中脘、涌泉、复溜等 9 个，涉及任脉、督脉、小肠经、心包经、膀胱经、肾经等 6 条经脉。

2. 针灸治疗肝病 临床研究表明针灸治疗肝病在改善患者的症状、体征，恢复肝功能以及病毒复制指标的转阴等方面都显示出一定的优势，尤其是远期疗效更加稳定。有学者通过前瞻性随机对照研究证明针灸辅治慢性肝炎、肝硬化腹胀临床效果显著。还有研究观察悬灸配合中药治疗黄疸型肝炎的临床疗效，将黄疸型肝炎患者随机分为治疗组和对照组。治疗组采用悬灸配合口服温阳健脾祛湿活血方治疗，穴位取两组：①中脘、关元、足三里、阴陵泉；②膈俞、脾俞、至阳。用艾条温和灸，每穴灸 10～15 分钟，两组穴位交替使用。每日 1 次，共治疗 15 天。对照组用单纯口服温阳健脾祛湿活血方治疗。结果两组疗后中医证候积分、谷丙转氨酶、总胆红素指标比较，差异均具有统计学意义。提示悬灸配合中药是治疗黄疸型肝炎的有效方法。

第三十节 消 渴

一、概 述

消渴是以多饮、多食、多尿、形体消瘦，或尿浊、尿有甜味为主症的病证。

消渴的发生常与禀赋不足、饮食不节、情志失调、劳欲过度等因素有关。本病病变脏腑主要在肺、胃、肾，又以肾为关键。饮食失节，长期过食肥甘、厚味、辛辣，导致脾胃运化失职，积热内蕴，化燥伤津，消谷耗液；或情志失调，急躁易怒，长期郁怒伤肝，肝气不舒；或劳心竭虑，忧思伤脾，郁久化火，消耗阴液；或劳欲过度，房室不节，肾精亏损，虚火内生，最终致肺燥胃热，阴液耗伤，真阴虚损等均可发为消渴。消渴有上消属肺燥，中消属胃热，下消属肾虚之分，肺燥、胃热、肾虚也可兼见；其病机主要是阴虚燥热，以阴虚为本，燥热为标。燥热在肺，肺燥津伤，则口渴多饮；热郁于胃，消灼胃液，则消谷善饥；虚火在肾，肾虚精亏，封藏失职，则尿多稠浑。燥热盛则阴愈虚，阴愈虚则燥热愈盛，终至肺燥、胃热、肾虚胶着黏滞，互为因果，表现为"三多一少"之症。如病久不愈，阴损及阳，则可见气阴两伤、阴阳俱虚之候。

西医学中糖尿病属于消渴范畴，可参考本病辨证论治。糖尿病是一种体内胰岛素相对或绝对不足或靶细胞对胰岛素敏感性降低，或胰岛素本身存在结构上的缺陷而引起的碳水化合物、脂肪和蛋白质代谢紊乱的一种慢性疾病。其主要特点是高血糖、糖尿。临床上表现为多饮、多食、多尿和体重减少（即"三多一少"），可使一些组织或器官发生形态结构改变和功能障碍，并发酮症酸中毒、肢体坏疽、多发性神经炎、失明和肾衰竭等。糖尿病是由多种环境因素和遗传因素联合作用而导致的一种慢性高血糖状态的全身代谢性疾病，且近年来的发病率有逐年增高的趋势。

二、辨 证 要 点

主症　多饮、多食、多尿，形体消瘦，或尿有甜味。

上消证　烦渴多饮，口干舌燥，尿频量多且甜。舌边尖红，苔薄黄，脉洪数。

中消证　多食善饥，嘈杂，烦热，汗多，形体消瘦，或大便干结，小便量多，尿浑黄且甜。舌质红，苔黄而燥，脉滑实有力或数。

下消证　小便频数量多，尿浊如脂膏且甜，渴而多饮，或口干舌燥，头晕，视物模糊，颧红，虚烦，多梦，遗精，腰膝酸软，皮肤干燥，全身瘙痒。舌质红，少苔，脉细数。

阴阳两虚证　小便频数，浑浊如膏，面色黧黑，憔悴，耳轮焦干，腰膝酸软，四肢乏力欠温，性欲减退。舌质干，苔白，脉沉细无力。

三、治 疗

（一）基本治疗

治法　清热润燥，养阴生津。取相应背俞穴为主。

主穴　肺俞　胃俞　肾俞　胃脘下俞　三阴交　太溪

配穴　上消配少府、太渊；中消配地机、内庭；下消配太冲、复溜；阴阳两虚配关元、命门；视物模糊配太冲、光明；肌肤瘙痒配膈俞、血海；上肢疼痛或麻木配肩髃、曲池、手三里、少海；下肢疼痛或麻木配阳陵泉、足三里、髀关、八风。

方义　消渴因肺燥、胃热、肾虚所致，故取肺俞以清热润肺、生津止渴；取胃俞、三阴交清胃泻火，和中养阴，生津止渴；取肾俞、太溪以益肾滋阴，增液润燥；胃脘下俞为治疗消渴之经验效穴。诸穴合用，共奏生津滋阴、清热润燥之功。

操作　毫针常规刺；肺俞、胃俞、肾俞、胃脘下俞等穴，不可直刺太深，以免伤及内脏；肺俞、胃俞用泻法；其余主穴用补法或平补平泻法；在毫针刺基础上，肾俞、胃脘下俞可加电针，疏波或疏密波交替；阴阳两虚者，命门加灸法；每日或隔日1次。

（二）其他治疗

1. **耳针疗法**　取胰（胆）、内分泌、肾、肺、脾、三焦、耳迷根、神门、心、肝等；每次选2~4穴，用毫针轻刺激，留针30分钟，或配合电针，隔日1次。亦可用压丸法，隔2~3日1次。

2. **皮肤针疗法**　叩刺第3胸椎~第2腰椎两侧，轻或中等强度刺激，隔日1次。

3. **穴位埋线疗法**　取肺俞、脾俞、胃俞、肾俞、胃脘下俞、三阴交，每次选6~10穴，每1~2周1次。

【按语】

1. 针灸对糖尿病早、中期患者及轻型患者疗效较好，但需疗程较长；若病程长而病情重者，应积极配合药物治疗。

2. 糖尿病患者的皮肤极易并发感染，在针刺过程中应注意严格消毒。

3. 严格控制饮食，限定碳水化合物的摄入，增加蔬菜、蛋白质和脂肪类食物。适当参加体育锻炼，尤其餐后可适当增加运动量。

4. 患者出现恶心，呕吐，腹痛，呼吸困难，嗜睡，甚则昏迷，呼吸深大而快，呼气中有酮味（如烂苹果味），血压下降，循环衰竭，是糖尿病引起的酸中毒（危象），病情凶险，应采取综合措施及时抢救。

5. 西医学中尿崩症，因具有多尿、烦渴的临床特点，与消渴临床表现有相似之处，可参考本节内容针灸治疗。

▥ 文献摘录

1.《针灸甲乙经》："消渴身热，面赤黄，意舍主之；消渴嗜饮，承浆主之。"

2.《备急千金要方》："消渴小便数，灸两手小指头及两足小趾头，并灸项椎佳。"

3.《针灸大成》："消渴：水沟、承浆、金津、玉液、曲池、劳宫、太冲、行间、商丘、然谷、隐白（百日以上者，切不可灸）。"

4.《针灸集成》："食渴取中脘、三焦俞、胃俞、太渊、列缺针皆泻。"

5.《神灸经纶》："消渴，承浆、太溪、支正、阳池、照海、肾俞、小肠俞、手小指头，用灸法。"

 ## 案例分析

某患，男，60岁，初诊日期：2019年2月18日。

主诉：双足对称性麻木，疼痛3个月。现病史：患者3个月前，因双下肢足趾麻木、疼痛而住院治疗，出院后血糖控制稳定，但双足麻木不适仍未得到解决，足底久行则痛，影响生活质量。现症见：双足对称性麻木，偶有抽筋，头身困重，口干多饮，胃纳欠佳，泡沫尿，夜寐欠安。糖尿病病史1年。查体：舌质紫暗，脉弦。辅助检查显示：左侧腓肠神经传导速度为41.3米/秒，右侧为41.7米/秒；MNSI量表得分为7分。

中医诊断：消渴（痰瘀滞络）。

治则：化痰活血通络，清热润燥，养阴生津。

取穴：双侧胰俞、脾俞、肝俞、肺俞、肾俞、足三里、丰隆、三阴交、阳陵泉、太溪、八风、中脘。

诊疗思路：该患者是由于饮食不节、情志失调而发病。中医认为，本病病变脏腑主要在肺、肾，燥热在肺，肺燥津伤，则口渴多饮；虚火在肾，肾虚精亏，封藏失职，则尿多、疲乏无力、腰痛、眼花。故取肺俞以清热润肺；取三阴交清胃泻火，调中养阴，生津止渴；取肾俞、太溪以益肾滋阴，增液润燥；诸穴合用，共奏生津滋阴、清热润燥、化痰活血通络之功。

操作：先嘱患者仰卧位，常规消毒穴位皮肤，1.5寸毫针爪切捻转刺入中脘，双侧足三里、阳陵泉、三阴交、太溪，捻转补法，双侧丰隆捻转泻法，1寸毫针爪切刺入八风，捻转泻法，留针20分钟。取针后，嘱患者换俯卧位，常规消毒穴位皮肤后，1.5寸毫针爪切捻转进针，双侧胰俞、肝俞、肺俞、脾俞、肾俞捻转补法，之后在双侧肝俞、脾俞、肺俞、肾俞针尾装艾绒，形如橄榄，灸一炷，留针数分钟。

中药：厚朴9g，陈皮9g，苍术15g，法半夏9g，茯苓15g，远志6g，首乌藤30g，地龙9g，牛膝12g，木瓜15g，荔枝核15g，薏苡仁30g。水煎，每日1剂，早晚分服。

患者共进行了25次针灸治疗，在治疗期间血糖控制良好，因而停用了西药降血糖药物，仅配以活血行气化痰之中药口服。疗程结束后，患者左侧腓肠神经传导速度为45.8米/秒，右侧为45.6米/秒，较治疗前提高，治疗后MNSI量表得分为5.5分，较之前下降了1.5分，针刺觉明显改善，自诉足趾麻木消失，疼痛减轻，精神饱满，亦可轻松日行万步，整体状态大有改善。

医嘱：治疗期间宜糖尿病饮食，严格控制饮食，限定碳水化合物的摄入，增加蔬菜、蛋白质和脂肪类食物。适当参加体育锻炼。

案例思考： 1. 试析本病刺灸法运用和穴位配伍规律。

2. 消渴的主要病机和治疗原则是什么？三消如何辨证治疗？

知识扩展 针灸治疗 2 型糖尿病

沈卫东教授运用针灸治疗 2 型糖尿病患者有丰富的临床经验，他认为脾虚痰湿、阳气不足是 2 型糖尿病发展演变的重要病机，且发病的关键与脾失健运密切相关，脾气亏虚以至于阳不化湿，治疗的关键点是要激发患者的阳气，所以治疗多用背俞穴为主，经验穴"消渴针"以"脾俞、胃俞、胰俞、肾俞"为主。

第三十一节 水 肿

一、概 述

水肿是指体内水液潴留，泛溢肌肤，以头面、眼睑、四肢、腹背，甚至全身浮肿为主要表现的一类病证，又称"水气"。严重者还可伴胸水和腹水。

水肿的发生常与风邪袭表、外感水湿、饮食不节、禀赋不足、久病劳倦等因素有关。本病病变脏腑主要在肺、脾、肾三脏，与膀胱、三焦关系密切。其本在肾者，不过肾虚不能气化；其标在肺者，无非肺气失于宣降；其制在脾者，皆因脾气失于运化；关于三焦及肝者，气机阻滞，水道不畅；关于瘀血者，瘀阻气滞而气不行水。水肿分阴水、阳水两大类，阳水属实，病在肺、脾；阴水属虚或虚实夹杂，病在脾、肾。基本病机是肺、脾、肾失司，三焦气化不利，水液泛滥肌肤。

西医学中，水肿多见于急慢性肾炎、慢性充血性心力衰竭、肝硬化、贫血、内分泌失调和营养障碍等疾病中。按波及范围可分为局限性和全身性水肿两类。

二、辨 证 要 点

主症 头面、眼睑、四肢、腹背或全身浮肿。

阳水 起病较急，初起面目微肿，继则遍及全身，肿势以腰部以上为主，皮肤光泽，按之凹陷易复，胸中烦闷，甚则呼吸急促，小便短少而黄。舌质淡，苔白滑或腻，脉浮滑或滑数。

阴水 起病较缓，初起足跗微肿，继则腹、背、面部等逐渐浮肿，肿势时起时消，按之凹陷难复，气色晦暗，小便清利或短涩。舌质淡，苔白，脉沉细或迟。

三、治 疗

（一）基本治疗

治法 利水消肿。取三焦的背俞穴、下合穴为主。

主穴 三焦俞 委阳 水分 水道 阴陵泉

配穴 阳水配肺俞、列缺；阴水配三阴交、关元。

方义 三焦背俞穴三焦俞配其下合穴委阳，可通调三焦气机、利水消肿；水分、水道为利尿行水效穴；阴陵泉可利水渗湿。

操作 毫针常规刺，肺俞不宜直刺、深刺，以免伤及内脏；阴水可配合灸。

（二）其他治疗

1. 皮肤针疗法 取背部膀胱经第1侧线和第2侧线，自上而下轻叩刺，以皮肤潮红为度。隔日1次。

2. 三棱针疗法 取腰俞、肾俞、委中、阴陵泉，三棱针点刺出血数滴。适用于慢性肾炎引起的水肿。

3. 耳针疗法 取肺、脾、肾、三焦、膀胱，毫针刺法、埋针法或压丸法。

4. 穴位贴敷疗法 取车前子10g研为细末，与独头蒜5枚，田螺4个共捣成泥，敷神阙；或用蓖麻籽50粒，薤白3～5个，共捣烂，敷涌泉。每日1次，连敷数次。

【按语】

1. 针灸治疗水肿有一定的疗效。尤其对局限性水肿疗效最好；对全身性水肿的特发性水肿、经前期综合征出现的水肿也有很好疗效。但当水肿出现胸满腹大、喘咳、心慌、神昏等水毒凌心犯肺症状时，应采取综合治疗措施。

2. 水肿初期一般应注意无盐饮食，肿势渐退后（约3个月）可低盐饮食，食盐量可随病情的好转而增加。因营养障碍致肿者，不必过于强调忌盐，而应适量进食富于营养之蛋白质类饮食。

3. 注意摄生，起居有时，预防感冒，避免劳倦，节制房事。忌酒，禁食辛辣、酸、虾、蟹及生冷食品。

4. 针灸治疗水肿通过调节机体的免疫功能，内分泌、心血管、肾脏等机体各系统功能而改善症状，改善血管舒缩功能，有利于减少渗出，促使留滞于组织间隙的体液回流。

文献摘录

1.《针灸资生经·第四》："水肿，唯得针水沟……灸水分，则最为要穴也……水肿不得卧，阴陵泉百壮。"

2.《针灸聚英·卷二》："水肿，皮水、正水、石水、风火、因气湿食，刺胃仓、合谷、石门、水沟、三里、复溜、曲泉、四满。"

3.《景岳全书·卷之二十二》："水肿，灸脾俞、水分、肝俞。"

4.《针灸大成·卷五》："四肢面目浮肿，火不退，人中、合谷、三里、临泣、曲池、三阴交。"

5.《神灸经纶·卷三》："腹面肿，取中府、间使、合谷。"

6.《百症赋》："面肿虚浮，须仗水沟、前顶。"

案例分析

某患，男，56岁，初诊日期：2020年11月12日。

主诉：水肿10年，以眼睑、双下肢水肿明显，每入秋后症状加重。现病史：10余年前，无明显诱因出现水肿，以眼睑、双下肢水肿明显，每入秋后症状加重。曾诊断为慢性肾小球肾炎，予药物对症治疗，症状仍反复。现症见：眼睑、双下肢水肿，多汗，运动后即汗出，白天困乏，餐后胃脘胀满不适，平时思虑较多，时有心悸，双下肢怕凉，眠可，尿频，尿少，大便稀，2～3次/天。查体：双膝以下凹陷性水肿，Ⅱ度水肿。舌淡暗胖大有齿痕，苔白腻，脉沉滑。辅助检查：血压139/90mmHg，24小时尿蛋白（±），尿常规：红细胞潜血（+），动态心电图、心脏彩超、肝肾功能、甲状腺功能均正常。

中医诊断：水肿（脾肾两虚、水液失调）。

西医诊断：慢性肾小球肾炎。

治则：温阳利水。

选穴：督脉大椎至腰阳关区域、中脘、气海、关元、中极、天枢、脾俞、肾俞、水分、蠡沟、三阴交、太溪、百会、神庭、神门。

诊疗思路：水肿易反复发作，采取针药相结合，以汤药增强针刺温补元阳之功，以针刺助益汤药疏通气血之力，针药结合、内外同治，以增强温阳利水效果。

火针疗法点刺督脉大椎至腰阳关区域重在振奋阳气、温通经络，火针点刺任脉中脘、气海、关元、中极，重在温下焦之阳，使水脏得暖，则水道得以通利；毫针任脉穴、胃募中脘（任脉、手太阳与少阳、足阳明之会，八会穴之腑会），有和胃健脾、降逆利水之功用，与脾俞、肾俞相配健脾化湿；足阳明胃经天枢，大肠之募穴，与肾俞相配补肾利水，与中脘相配，调理中焦脾胃，增强其运化水液之功；水分功能温运水湿、利水调腹，《千金方》记录该穴可主肾、膀胱、三焦之患，可以治疗水肿、小便不利。足厥阴肝经络穴蠡沟，与三阴交相配补益肝肾、调畅气血，肾为水之下源，足少阴经原穴太溪，与诸穴配合调下元、助气化，通调水道。百会、神庭、神门养血安神。在刺法上，针对蠡沟，常用 3 寸针向近端方向平行透刺，以增强活血化瘀之力。

操作：火针疗法：点刺督脉大椎至腰阳关区域，任脉中脘、气海、关元、中极；毫针留针：中脘、天枢、脾俞、肾俞、水分、蠡沟、三阴交、太溪、百会、神庭、神门。每周 2 次，每次留针 20 分钟。

配中药汤剂，早晚分服。

医嘱：治疗期间注意休息，保持心情舒畅，饮食清淡。

案例思考：1. 如何辨别阴水、阳水？临床症状分别是什么？

2. 结合中医内科学，你认为治疗水肿还可以用什么方法？

知识扩展

1. 针灸治疗水肿多用利尿渗湿法 可取阴陵泉、水分、足临泣、水沟、前顶、偏历，或通肾穴、通胃穴、通背穴等董氏奇穴，视水肿的病位不同选穴辨病加减。多采用毫针刺、温针灸、中药外敷、刺络拔罐等方法。有研究采用温针灸联合药物治疗髋关节骨髓水肿综合征，选取阿是穴、血海、悬钟，结果显示针刺配合温针灸疗效确切，可以缓解患者疼痛症状，改善髋关节功能，促进骨髓水肿恢复，降低骨折风险，可能与其降低患者血浆脂蛋白 a，血浆纤溶酶原激活抑制剂-1 水平相关。

2. 针灸治疗乳腺癌术后上肢淋巴水肿研究进展 针灸治疗水肿研究多集中在脑卒中后肩手综合征、肢体淋巴水肿、脊髓水肿综合征、痔术后肛缘水肿、脑水肿等疾病方面。近年针灸治疗乳腺癌术后上肢淋巴水肿临床报道逐渐增多。有研究显示针刺对该病有潜在疗效，采用温针灸或艾灸干预后，对患者水肿减轻程度比西药更显著。亦有研究开展乳腺癌术后慢性淋巴水肿患者的中医证型调查，结果显示气虚证、阳虚证的患者占82.2%。有用温针灸治疗乳腺癌术后上肢淋巴水肿，取穴臂臑、四渎、阴陵泉、曲池为主。20 次温针灸治疗后（隔日 1 次，3 次/周），温针灸后患肢体积平均减少9.8%，验证了针灸治疗可有效减轻乳腺癌术后上肢淋巴水肿程度；同时发现温针灸治疗后重度皮肤纤维化患者比例下降，显著减轻患者上肢症状、恢复功能，且经 1 年随访后上肢体积与治疗结束时差异不显著。

第三十二节 淋 证

一、概 述

淋证是以小便频数短涩，滴沥刺痛，欲出未尽，小腹拘急，或痛引腰腹为主要特征的病证。根据症状和病因病机，淋证一般分为热淋、石淋、血淋、气淋、膏淋、劳淋。

淋证的发生常与外感湿热、饮食不节、年老体虚、情志失调、禀赋不足、房劳过度等因素有关。本病病位在肾和膀胱，与肝、脾关系密切。肺、脾、肾及三焦等多脏腑功能失调，津液输布障碍，致湿浊内生，湿性黏滞，久而化热，湿热相合则胶着难化，邪毒内蕴，下趋注于膀胱发为淋证。基本病机是湿热蕴结下焦，膀胱气化不利。病初多为实证，若病延日久，则病证从实转虚，而见虚实夹杂。

西医学中，本病见于急慢性泌尿系感染、结石、泌尿道结核、急慢性前列腺炎、化学性膀胱炎、乳糜尿以及尿道综合征等疾病；体征检查可见：小腹压痛，可有发热，肾区叩击痛。

二、辨 证 要 点

主症 尿频、尿急、尿痛，常伴有排尿不畅，小腹拘急或痛引腰腹等。起病急，由湿、热、砂石、气滞等实邪引起的为实证；病程长，由脾、肾、气血、阴阳等不足引起的为虚证。

热淋 小便短数，灼热刺痛，尿色黄赤，小腹拘急胀痛，或有恶寒发热，口苦呕恶。舌质红，苔黄腻，脉滑数。

石淋 尿中时夹砂石，小便艰涩，或排尿时突然中断，尿道刺痛窘迫，少腹拘急，或腰腹绞痛难忍，尿中带血。舌质红，苔薄黄，脉弦数。

血淋 小便热涩刺痛，尿色深红或夹有血块，疼痛满急剧烈。舌质红，苔黄，脉弦或涩。

气淋 小便涩滞，滴沥不畅，少腹胀痛或坠胀。舌质淡，苔薄白，脉沉弦。

膏淋 小便浑浊如米泔水，置之沉淀如絮状，上有浮油如脂，或夹有凝块，或混有血液，尿道热涩疼痛。舌质红，苔黄腻，脉濡数。

劳淋 小便赤涩不甚，但淋沥不已，时作时止，遇劳即发，腰膝酸软，神疲乏力。舌质淡，脉虚弱。

三、治 疗

（一）基本治疗

治法 利尿通淋。取膀胱的背俞穴、募穴为主。

主穴 中极 膀胱俞 三阴交 阴陵泉

配穴 热淋配委中、行间；石淋配秩边透水道、委阳；血淋配膈俞、血海；气淋配蠡沟、太冲；膏淋配关元、下巨虚；劳淋配脾俞、肾俞。

方义 淋证以膀胱气机不利为主，故取膀胱的募穴中极、背俞穴膀胱俞，此为俞募配穴法，可疏利膀胱气机；三阴交为脾、肝、肾三经的交会穴，阴陵泉为脾经的合穴，二穴合用，可疏调气机、利尿通淋。

操作 毫针常规刺。针刺中极前应尽力排空小便，不可直刺过深，以免刺伤膀胱；气淋、膏淋、劳淋可酌情配合灸；症状较重者可每日治疗 1～2 次，症状较轻者，可每日或隔日治疗 1 次。

（二）其他治疗

1. 皮肤针疗法 取三阴交、曲泉、关元、曲骨、归来、水道、腹股沟部，第 3 腰椎至第 4 骶椎夹脊；叩刺至皮肤潮红为度。

2. 耳针疗法 取膀胱、肾、交感、肾上腺；每次选 2～4 穴，毫针刺法或压丸法。

3. 电针疗法　取肾俞、三阴交。针刺得气后接电针，选用疏密波或断续波，刺激 5～10 分钟，强度以患者能耐受为度。

4. 艾灸疗法　取肾俞、关元、气海、中极、三阴交。常规灸法，多用于膏淋、劳淋。

【按语】

1. 针灸治疗本病急性期可迅速缓解症状；必要时可配合中药治疗，可获更佳疗效；一部分顽固性淋证需要长期坚持治疗。

2. 石淋患者应多饮水，多做跑跳运动，以促进排石。若并发严重感染，肾功能受损，或结石体积较大，针灸难以奏效，或肿瘤引起者，则应采取综合治疗。

3. 注意外阴清洁，不憋尿，多饮水，每 2～3 小时排尿 1 次；房事后即行排尿，防止秽浊之邪从下阴上犯膀胱；妇女在月经期、妊娠期、产后更应注意外阴卫生，以免虚体受邪；避免纵欲过劳，保持心情舒畅。

4. 发病后注意休息，禁房事；饮食宜清淡；热淋、血淋者忌肥腻辛辣酒醇之品；久淋患者忌劳累；初起尿频、疼痛，继之出现高热、寒战、腰痛者，需及时诊治。

文献摘录

1. 《针灸大全·卷之四》："血淋，取复溜，丹田……赤淋，取次髎……小便淋血不止……取照海，阴谷，涌泉，三阴交。"

2. 《针灸资生经·卷三》："石淋，灸关元或气门或大敦各三十壮。"

3. 《针灸大成·卷九》："小便淋沥，阴谷，关元，气海，三阴交，阴陵泉。"

4. 《标幽赋》："刺偏历利小便，医大人水蛊。"

5. 《普济方·针灸》："治石淋，脐下三十六疾，不得小便，灸足太阳，又灸涌泉三十壮。"

案例分析

宋某，男，67 岁，初诊日期：2017 年 11 月 22 日。

主诉：小便频急清长，微有尿痛 2 年余。现病史：患者两年前无明显诱因出现小便频数清长，微有尿痛，无色无味，偶有少许泡沫，无尿急，约每晚夜尿 4 次，现症见：小便频急清长，无色无味，难以憋尿，每小时 1 次，面色淡白，腰部酸冷不适，双下肢发冷如浸水中，覆被不缓解，纳呆，大便可，夜寐不安。查体：舌质淡，苔薄白，脉沉缓。

中医诊断：淋证。

治则：温肾补阳，培元固本。

选穴：关元、气海、中极、太溪。

诊疗思路：患者因患病日久，肾阳不足，肾气不固而发病。中医认为"胃肾相关"，后天之本脾胃可充养先天之本及助脾化气，故选关元、气海、中极、太溪。先天及后天之本相互滋养而正常发挥作用。中脘、天枢、梁丘、足三里、上巨虚、下巨虚、丰隆穴配合，共同调节脾胃肠腑功能，通调水液代谢，补益气血，滋养先天肾精。三阴交、太溪、太冲共通足三阴之脉，关元、气海、中极以滋阴纳气，培元固本，更以灸法热力温养经脉，益气固本。

操作：关元、气海、中极行提插补法，太溪行平补平泻法，留针 30 分钟，针刺后于腹部穴位行艾条灸 20 分钟，每天 1 次，5 天为 1 个疗程，疗程间休息 2 天。

治疗 1 个疗程后，上述症状未见好转。考虑患者面色淡白、双下肢发冷、纳呆及舌脉表现，第 2 个疗程拟方：中脘、天枢、关元、气海、中极、梁丘、足三里、上巨虚、下巨虚、丰隆、太溪、三阴交、太冲。天枢、气海、关元、中极、足三里行提插补法，产生针感后行持续刺激 2 分钟，其余穴位行平补平泻法，留针 30 分钟，起针后于腹部穴位艾灸 30 分钟，以腹部内发热为度，随访 3 个月，未复发。

医嘱：治疗期间宜清淡饮食，多休息；避免感染风寒，可配合热敷、理疗等。

案例思考：1. 淋证治疗主要从何入手，若治疗不及时，会如何转化?

2. 试叙述淋证中劳淋的针灸治则、处方、方义和治法。

知识扩展

1. 基于数据挖掘技术分析针灸治疗淋证的用穴规律 针灸治疗主要包括针刺、电针、艾灸、药物灸、穴位注射和穴位埋线。病种以前列腺炎针灸治疗较多，其次为泌尿系结石、尿道综合征、淋证、尿路感染、肾结石。研究表明古代医家针灸治疗淋证时大多选用单穴处方；以任脉、膀胱经、肝经和肾经上的穴位应用比例较高；所选穴位多位于下肢部与胸腹部；同时重视五输穴、交会穴、背俞穴等特定穴的应用。选穴以关元、气海、肾俞、三阴交、大敦等为主。现代临床针灸治疗淋证时组方用穴较多，选穴以关元、中极、三阴交、气海、肾俞等穴为主。较古代的淋证治疗，现代针灸更直接着眼于病变部位，选穴范围更小，且治疗手段更为丰富。

2. 中国中医药信息学会男科分会《慢性前列腺炎中西医结合多学科诊疗指南》提及针灸可以改善慢性前列腺炎疼痛症状及 NIH-CPSI 和 QOL 评分；循经方面，主要以足太阳膀胱经、任脉、足太阴脾经为主。取穴穴位主要分布在胸腹部、腰骶部及四肢。腰骶部穴位应以深刺 2.5～4 寸为佳；小腹部以 1～2.5 寸为佳；局部针刺以针感达到小腹、前列腺、阴茎等部位为佳，远部穴位针刺应以酸胀感为佳。行针手法以捻转补泻为主。针刺主穴可选取关元、三阴交、中极、秩边、阴陵泉等穴位，湿热下注加水道；气滞血瘀加膈俞、血海、太冲；肝气郁结加太冲、肝俞；肾阳不足加命门、腰阳关；肾阴亏虚加膏肓、太溪；湿热瘀滞加曲池、委阳。针刺可隔日 1 次，每次留针 30 分钟，6 次为 1 个疗程。研究证实，艾灸、腹部按摩、足部反射区按摩、中药直肠内给药等治疗手段可改善慢性前列腺炎的临床症状。其中，艾灸、中药直肠内给药研究相对较多。各类泌尿系感染的循证指南/专家共识均以抗生素治疗作为主要手段甚至唯一手段，对中医药的临床应用鲜有涉及，仅《泌尿系感染诊断治疗指南》（2011 年）提及"目前应用于临床治疗的中药种类很多，请参照中医或中西医结合学会的推荐意见开展治疗。针灸治疗可以减少膀胱炎的复发"。

第三十三节 慢性前列腺炎

一、概 述

慢性前列腺炎是指男性在病原体和（或）某些非感染因素作用下，泌尿生殖系感染所致前列腺组织长期充血，腺泡瘀积，腺管水肿引起的炎症改变的一类疾病。前列腺炎是中青年男性生殖系统感染的炎症疾病。临床有急、慢性之分，急性前列腺炎以脓尿及尿路刺激症状为主要表现；慢性前列腺炎症状不典型，脓尿较少，但常伴有不同程度的性功能障碍，患者出现以骨盆区域疼痛或不适、排尿异常等症状为特征的一组疾病。

慢性前列腺炎属中医学"精浊"、"淋浊"、"白浊"等范畴，本病的发生常与饮食不节、情志不调、房劳太过等因素有关。本病病位主要在下焦、精室，与脾、肾、膀胱等脏腑功能失常有关；且与足厥阴肝经、足少阴肾经、足太阴脾经、足太阳膀胱经、任脉、督脉关系最为密切。多因湿热蕴结下焦精室，或久病及肾，或气血运行受阻而成；基本病机是膀胱泌别失职、脾虚精微下渗、肾虚失于固摄。

慢性前列腺炎临床有：疼痛、排尿异常及精神神经症状。

（1）疼痛症状：主要表现为以前列腺为中心辐射周围组织的疼痛，常见于阴囊、睾丸、小腹、会阴、腰骶、股内侧等部位的疼痛、坠胀或不适感。

（2）排尿异常：表现为尿频、尿急、尿痛、尿道灼热，尿余沥，或晨起、尿末或大便时，自尿道溢出白色分泌物。

（3）精神神经症状：表现为头晕耳鸣、失眠多梦、焦虑抑郁等，甚或出现阳痿、早泄、遗精等。

二、辨 证 要 点

主症　排尿频繁，尿道口时有白色黏液溢出，有时有排尿困难，严重者可有遗精，早泄，血精，射精时疼痛，下腰部、会阴部、阴囊部疼痛。

湿热下注　尿频、尿急、尿痛，尿道口时有白色浊液溢出，口干口臭，前列腺压痛明显。舌质红，苔黄腻，脉滑数。

脾虚气陷　尿意不尽，尿后余沥，尿色白，劳累后加重，头晕失眠，气短体倦，面色少华，心悸，自汗。舌质淡，苔薄白，脉细弱。

肾气不足　尿滴沥不尽，腰膝酸软，头晕耳鸣，性功能障碍。舌质淡，苔薄白，脉细弱。

三、治　　疗

（一）基本治疗

治法　清利下焦，健脾补肾。取任脉为主。

主穴　关元　会阴　太溪　三阴交

配穴　湿热下注配中极、秩边透水道；脾虚气陷配脾俞、气海；肾气不足配肾俞、复溜。

方义　关元为任脉与足三阴经的交会穴，会阴为任、督二脉交会穴，均为局部取穴，可疏通膀胱、促进气化、交通阴阳，清利小便；太溪为肾经之原穴，配关元可温补下元，补益肾气；三阴交为足三阴经的交会穴，取之可调理肝、脾、肾，在补益根本的同时，可滋阴清热，热清阴复以达通便之功，诸证得祛。

操作　毫针常规刺。脾虚气陷和肾气不足者，可配合灸法。

（二）其他治疗

1. 耳针疗法　取肾、膀胱、脾、三焦、外生殖器；毫针刺法、埋针法或压丸法。

2. 电针疗法　取基本治疗用穴，选1～2组，常规电针治疗。

3. 穴位贴敷疗法　取神阙、中极，麝香0.1g，贴于穴位，胶布固定，每1～2日更换1次。

4. 皮肤针疗法　下腹部任脉经穴、第1～5腰夹脊、阴陵泉、三阴交，叩刺至局部皮肤潮红为度。

【按语】

1. 慢性前列腺炎是一种较顽固的疾病，针灸有较好的疗效，但疗程较长，需长期坚持治疗。

2. 适度多饮水；禁烟、忌酒；忌食肥甘厚腻及辛辣炙煿之品；注意前列腺部位防寒保暖。

3. 养成良好、规律的生活习惯，加强锻炼，劳逸结合，禁憋尿、久坐或骑车时间过长。性生活规律，治疗期间宜节制房事。

文献摘录

1.《百症赋》:"针三阴于气海,专司白浊久遗精。"

2.《证治要诀·白浊》中曰:"如白浊甚,下淀如泥,或稠粘如胶,频逆而涩痛异常,此非是热淋,此是精浊窒塞窍道而结。"

3.《针灸大成·卷之四》:"遗精白浊,肾俞、关元、三阴交。"

 ## 案例分析

某患,男,28岁,初诊日期:2018年5月18日。

主诉:尿频、尿急,睾丸隐痛半年,加重3月余。现病史:10年前开始有手淫现象,每周3~4次,当时未感身体不适。1年前结婚后性生活频率增加,每天2~3次。半年前出现尿频、尿急、排尿不畅,伴睾丸隐痛、腰膝酸软等,未就诊。近3个月出现早泄、阴茎举而不坚,于当地医院泌尿科就诊,诊断为"慢性前列腺炎",自服补肾壮阳中成药、消炎药等(具体不详),效果欠佳,症状反复,且有增无减。现症见:体形偏胖,面有痤疮,精神萎靡,阴囊潮湿,腰膝酸软,大便偏黏,尿急、尿频、排尿不畅,少寐,纳食一般。查体:小腹压痛,直肠指诊前列腺体积稍大、压痛明显。实验室检查:前列腺液镜检示卵磷小体31%,白细胞(++)。B超:前列腺大小约4.7厘米×3.1厘米×2.6厘米,回声增强,包膜增厚,提示前列腺炎。舌质淡胖、有齿痕,薄白苔,舌下静脉瘀滞,脉沉无力。

中医诊断:劳淋(肾气不足兼湿瘀互结)。

治则:补益肾气,利湿化瘀。

选穴:方案一:关元、中极、百会、气海、足三里、血海、印堂。方案二:次髎、秩边、会阴、肾俞、志室。

诊疗思路:该患者房劳太过,肾气不足,膀胱泌别失职,肾阴亏虚,阴虚内热,热移膀胱,清浊不分而发为此病。患者精神萎靡,阴囊潮湿,腰膝酸软,考虑患者为肾气不足、湿热夹瘀所致。肾俞、关元、气海行捻转补法,以补益肾气;足三里、百会用升提针法益气活血化瘀,肾俞、志室用泻法利湿化浊。

方案一操作:患者排空小便,取仰卧位,以75%乙醇消毒局部皮肤,选用0.30毫米×40毫米一次性针灸针。关元、中极均采用透刺法,关元透中极、中极透曲骨,针刺深度约15mm;关元加用温针灸,灸2~3壮。百会、气海、足三里采用升提针法,自下而上针刺,足三里直刺约25毫米,行慢按紧提补法;气海与皮肤成75°进针12~15毫米,行捻转补法;百会针尖向后方与皮肤成30°进针12~15毫米,行平补平泻法。血海直刺12~15毫米,行紧按慢提泻法。印堂提捏进针约10毫米,行捻转补法。

方案二操作:患者取俯卧位,75%乙醇消毒局部皮肤,次髎、秩边选用0.35毫米×75毫米一次性针灸针,采用夹持法进针,朝会阴部方向深刺约60毫米,行搓针法使针感向会阴部放射;余穴选用0.32毫米×40毫米一次性针灸针,先点按会阴1~2分钟至患者自觉局部酸胀明显,垂直进针12~15毫米;肾俞及志室垂直进针15~20毫米,行先泻后补法。

方案一与方案二交替使用,每次留针30分钟,每日1次,10次为1个疗程。针刺2个疗程后,患者诉诸症缓解,尿频、尿急、睾丸隐痛已无,排尿不畅明显好转。嘱患者减少房事,多参加体育锻炼。专方守法,隔日治疗1次,10次为1个疗程,治疗2个疗程后,患者诉早泄、举而不坚等诸症消失。随访3个月,情况稳定,未复发。

医嘱:治疗期间宜避免久坐、憋尿,合理安排性生活,治疗期间节制房事,注意防寒保暖,不吃刺激性食物,禁酒。

案例思考:1. 试析本病例治疗选穴特点。

2. 试析本病例治疗方案特点及优势。

知识扩展

1. 李之豪教授通过研究从调节免疫、抗氧化应激、调节神经功能、改善尿动力学、调节血液循环五个方面对针灸治疗慢性非细菌性前列腺炎/慢性骨盆疼痛综合征的相关机制进行了探讨,发现针灸可降低前炎症因子水平,提高抗炎症因子水平,调节炎症调节因子水平,从而调节免疫功能。

2. 前列腺炎国际分类方法 目前前列腺炎在国际上多采用 1995 年美国国立卫生研究院(NIH)分类方法。主要分四类:Ⅰ型急性细菌性前列腺炎、Ⅱ型慢性细菌性前列腺炎、Ⅲ型慢性非细菌性前列腺炎/慢性骨盆疼痛综合征(CP/CPPS,并将该类进一步分为ⅢA型和ⅢB型)、Ⅳ型无症状的炎症性前列腺炎(AIP)。Ⅰ型:相当于传统分类的急性细菌性前列腺炎。起病急,可表现为突发的发热性疾病,伴持续和明显下尿路感染症状,尿中白细胞数量升高,血和(或)尿细菌培养阳性。Ⅱ型:相当于传统分类的慢性细菌性前列腺炎,有反复发作的下尿路感染症状,持续时间超过 3 个月,前列腺液/精液/前列腺按摩后尿液中白细胞数量升高,细菌培养结果阳性。Ⅲ型:慢性前列腺炎,慢性骨盆疼痛综合征是前列腺炎中最常见的类型,主要表现为长期、反复的骨盆区域疼痛或不适,持续时间超过 3 个月,可伴有不同程度的排尿症状和性功能障碍,严重影响患者的生活质量;前列腺液/精液/前列腺按摩后尿液细菌培养结果阴性。Ⅳ型:无症状性前列腺炎。无主观症状,仅在行有关前列腺方面的检查(前列腺液、精液、前列腺组织活检及前列腺切除标本的病理检查等)时发现炎症证据。

第三十四节　遗　　精

一、概　　述

遗精是指不因性生活而精液频繁遗泄的病证,又称"失精"。有梦而遗精,称为"梦遗";无梦而遗精,甚至清醒时精液流出,称"滑精"。凡成年未婚男子,或婚后夫妻分居,长期无性生活者,1 个月遗精 1～2 次,属于"精满则溢",为正常现象。如遗精次数较多,每周 2 次以上,或仅有性欲观念即出现滑精,或清醒时流精,伴有头昏耳鸣,健忘,心悸失眠,腰酸腿软,精神萎靡等症,则属于病态。

遗精的发生常与情欲妄动、沉溺房事、劳倦过度、饮食不节、精脱伤肾、湿浊内扰等因素有关。本病病位在肾,与心、脾、肝关系密切。基本病机是肾失封藏,精关不固。劳心太过,心肾不交,水亏火旺;或欲念不遂,心动神摇,君相火旺;或饮食不节,湿热内生,均可引起热邪扰动精室;早婚、房劳过度,或频繁自慰;或纵欲无度,日久肾虚精脱;或相火扰动精宫,或肾不固精等均可导致遗精。

西医学中,遗精可见于男子性功能障碍、前列腺炎、精囊炎、睾丸炎等疾病中。心理因素是引起遗精的主要原因,如缺乏正确的性知识,过于注重性问题;或性刺激环境影响,经常处于色情冲动中;或性要求过分强烈,不能克制,以及长期思欲未能发泄;或长期自慰的不良习惯;上述因素对性活动中枢长期刺激,引起皮质、脊髓中枢的功能紊乱,性中枢持久的异常兴奋,导致频繁遗精。另外,生殖器官局部病变的刺激(如包茎、包皮过长、尿道炎、前列腺炎、精囊炎等);物理因素(被褥沉重压迫、穿紧身衣裤)刺激生殖器也可导致遗精;过度疲劳,睡眠深沉,大脑皮质下中枢活动加强而致遗精。

二、辨　证　要　点

主症 频繁遗精,或梦遗,或滑精,每周 2 次以上。

肾气不固 遗精频作,甚则滑精,面色少华,耳鸣,自汗,腰膝酸软,畏寒肢冷。舌质淡,苔薄白,脉沉细弱。

心脾两虚　遗精常因思虑过多或劳倦而作，心悸怔忡，健忘失眠，四肢困倦，面色萎黄，食少便溏。舌质淡，苔薄白，脉细弱。

阴虚火旺　梦中遗精，夜寐不宁，心中烦热，心悸易惊，尿少色黄。舌尖红，苔少，脉细数。

湿热下注　梦中遗精频作，尿后有精液外流，尿色黄赤，溺时不爽或灼热，口苦烦渴，小腹不适，会阴作胀。舌质红，苔黄腻，脉滑数。

三、治　疗

（一）基本治疗

治法　调肾固精。取任脉及肾的背俞穴、肾经原穴为主。

主穴　关元　肾俞　太溪　志室　三阴交

配穴　肾气不固配复溜、气海；心脾两虚配心俞、脾俞；阴虚火旺配神门、然谷；湿热下注配中极、阴陵泉。

方义　关元为任脉与足三阴经的交会穴，可补益下元虚损，振奋肾气；肾俞为肾的背俞穴，太溪为肾经之原穴，配志室可补肾固精；三阴交为足三阴经交会穴，善调肝、脾、肾之经气而固摄精关。

操作　毫针常规刺。肾气不固和心脾两虚者，可配合灸法。

（二）其他治疗

1. 耳针疗法　取内生殖器、肾、心、肝、脾、内分泌、神门，每次选2～4穴，毫针刺法、埋针法或压丸法。

2. 皮肤针疗法　取关元、中极、三阴交、太溪、心俞、志室或腰骶两侧夹脊及足三阴经脉膝关节以下腧穴；叩刺至皮肤潮红为度。

3. 穴位贴敷疗法　取神阙、关元、中极；麝香0.1g，贴于穴位，胶布固定，每1～2日更换一次。

【按语】

1. 针灸治疗遗精疗效佳；功能性遗精在治疗的同时，应消除患者的思想顾虑，摒弃遗精恐惧感；对于器质性疾病所致，应同时治疗原发病。

2. 戒除手淫等不良习惯；节制性欲；睡眠养成侧卧习惯，被褥不宜过厚，内裤不宜过紧。

文献摘录

1.《针灸大成》："遗精白浊，肾俞、关元、三阴交……梦遗失精，曲泉（百壮）、中封、太冲、至阴、膈俞、脾俞、三阴交、肾俞、关元、三焦俞。"

2.《医学纲目》："遗精白浊，心俞、肾俞、关元、三阴交。"

3.《针灸逢源》："遗精，膏肓俞、肾俞、中极（以上灸随年壮）、三阴交、曲泉（兼膝胫冷痛者效）、中封。"

案例分析

金某，男，41岁，初诊日期：1993年6月3日。

主诉：遗精9年。现病史：患者9年前出现遗精，初起一年尚伴有梦遗，嗣后则见色滑精，甚则动念即遗。现症见：遗精，少气懒言，形体不丰，精神不振，畏寒喜暖，腰膝酸软。查体：舌质红，苔少，脉细数。

中医诊断：遗精。

治则：调肾固精。

选穴：肾俞、命门、关元、太溪、神门、太冲。

诊疗思路：肾为先天之本，藏精之所，水火之脏。该患者所求不遂，情欲妄动，肾气不能固摄，气不摄精，精关失守发为此病。结合患者舌质红、苔少、脉细数，考虑为肾气虚弱、精关失固，且肾阳虚惫。治疗当益肾温阳以固精关。针取肾俞、命门、关元、太溪等穴，每日1次，每穴运用大补手法，并配合艾灸灸肾俞、关元；同时医者还嘱患者口服复方新诺明，每日2次，每次2片。治疗10日后遗精次数渐减，20日后每周仅遗1次，治疗45日获得痊愈。

医嘱：治疗期间调摄情志。睡眠养成侧卧习惯，被褥不宜过厚，衬裤不宜过紧。

案例思考：1. 试析本病刺灸法运用和穴位配伍规律。
　　　　　2. 遗精的防治要点有哪些？

知识扩展

1. 关于遗精的文献整理研究　李阳教授采用传统文献学的研究方法，系统地搜集清代以前有关遗精的资料，在此基础上，以朝代为纲，以书籍为目，将历代医家对遗精的认识分为四个历史阶段，全面分析阐释四个不同历史时期遗精的学术发展情况，揭示遗精的学术源流。研究主要从两个方面呈现。第一部分为重点部分，以朝代为纲，将遗精的发展史分为先秦两汉时期、晋唐时期、宋金元时期、明清时期四个历史阶段，分别阐述了这四个不同历史时期遗精的学术发展情况以及各时期重点医家、书籍与遗精相关的理论，内容涉及遗精的病名、病症、诊断、病因病机、治则、用药特色等，比较全面地总结了医家的理论与实践经验。第二部分在第一部分的基础上，讨论了《名医类案》、《续名医类案》中前贤治疗遗精的典型案例，并对此加以分析总结，探讨一些规律性的问题，并提出了同病异治的方法，用以治疗遗精的新思路。

2. 主治遗精的"同功穴"及其规律谱　张琼帅教授基于网络检索和人工检索两种途径，检索30部教材中主治遗精的腧穴，分析遗精的"同功穴"及其规律，并对相应腧穴出现的频次、所属经脉、部位进行统计并总结其规律。将规律谱与《腧穴主治》（中华人民共和国国家标准GB/T 30233—2013）进行对比分析。结果：30部现代针灸教材中主治遗精的腧穴共有47个，经脉以足太阳膀胱经、足少阴肾经、任脉为主，部位全部集中于背腰部和下肢部。将频次在25~30次的腧穴定为1级谱，共有13个穴位；出现频次为10~24次的腧穴定为2级谱，共有16个穴位；出现频次为1~3次的腧穴定为3级谱，共有18个穴位。其中1级谱中的13个"同功穴"全部存在于《腧穴主治》中，一致率为100%。该研究为遗精腧穴配伍及针灸选穴提供理论依据。

第三十五节　阳　痿

一、概　述

阳痿是指成年男子性交过程中，出现阴茎痿软不举，或举而不坚，或坚而不久，无法进行正常性生活的病证。又称"阴痿"。《素问·痿论》中又称"宗筋弛纵"、"筋萎"。

阳痿的发生常与手淫太过、房室不节、劳伤久病、饮食不节、情志失调、外邪侵袭等因素有关。本病病位在宗筋，与心、肾、肝密切相关。在经脉上主要与肝、肾、心、脾经关系密切。基本病机是宗筋失荣，弛缓不振。先天不足或恣情纵欲，自慰、房事过度，或早婚，均可导致精气虚损，命门火衰，宗筋不振；或过于劳累、疲惫，久病伤及脾胃，或高度紧张损伤心脾，气血化源不足，宗筋失养；或情志不遂，肝失疏泄，宗筋所聚无能；或房事之中卒受惊恐，伤及心肾，气机逆乱，气血不达宗筋；饮食不节，嗜食肥甘，湿热内生，下注肝肾，阻滞经络，气血不荣宗筋；久居湿地或湿热外侵，蕴结肝经，下注宗筋，或寒湿伤阳，阳为阴遏等，均可导致阳痿。

西医学中，阳痿多见于男子性功能障碍、某些慢性虚弱性疾病中。西医学认为，阴茎勃起受下丘脑性中枢调控和勃起的外周调控，勃起的基础是阴茎动脉和其海绵体小梁的舒张。临床上导致勃起障碍的常见因素包括年龄增长、躯体疾病、精神心理因素、用药以及不良生活习惯（过度劳累、吸烟、酗酒等）、外伤、手术及其他医源因素。临床上有多种分类方法，如根据有无器质性病变可分为心因性、器质性；根据阳痿发生的特点可分为原发性、继发性及境遇性；从未在性交时勃起者称为原发性阳痿；曾经有比较好的性功能，但后期出现的阳痿，称为继发性阳痿；仅在某种特定情况下出现的勃起障碍称为境遇性阳痿。

二、辨 证 要 点

主症　性生活时阴茎不能勃起，或勃起不坚，或虽能性交，但不经泄精而自行疲软。

命门火衰　精薄清冷，头晕耳鸣，面色淡白，腰膝酸软，畏寒肢冷。舌质淡，苔白，脉沉细。

心脾两虚　神疲乏力，面色萎黄无华，心悸，失眠健忘，气短纳差。舌质淡，苔白，脉细弱。

惊恐伤肾　神怯惊悸，焦虑紧张，夜寐不安，胸闷。舌质红，苔薄白，脉弦细。

湿热下注　阴茎痿软，阴囊湿痒臊臭，下肢沉重，小便黄赤。舌质红，苔黄腻，脉滑数。

肝郁气滞　精神抑郁，焦躁不安，胸闷叹息，口苦胁痛，少寐多梦，少腹不舒，牵引睾丸。舌边尖红，苔薄白，脉弦。

三、治 疗

（一）基本治疗

治法　补益肾气，荣养宗筋。取任脉及肾的背俞穴、肾经原穴为主。

主穴　关元　肾俞　太溪　三阴交

配穴　命门火衰配命门；心脾两虚配心俞、脾俞；惊恐伤肾配百会、神门；湿热下注配中极、阴陵泉；肝郁气滞配太冲、蠡沟。

方义　关元为任脉与足三阴经的交会穴，可调补肝、脾、肾，温下元之气，直接振奋宗筋；肾俞可补益元气，培肾固本；太溪为肾经之原穴，可滋阴补肾；三阴交是肝、脾、肾三经的交会穴，可健脾益气，补益肝肾，又可清热利湿。诸穴合用，可达补益肾气，强筋起痿之目的。

操作　关元针尖向下斜刺，力求针感传向前阴，余穴均常规针刺。虚证可配合灸法。

（二）其他治疗

1. 耳针疗法　取内生殖器、外生殖器、内分泌、肾、神门、皮质下；每次选 2～4 穴，毫针刺法、埋针法或压丸法。

2. 电针疗法　取关元、曲骨、肾俞、三阴交；接电针，采用疏密波，治疗 20～30 分钟。

3. 穴位埋线疗法　取关元、中极、肾俞、三阴交、次髎；每次选 2～3 穴，常规穴位埋线。

【按语】

1. 针灸治疗阳痿有一定的效果。取得疗效后，仍需注意节制房事。

2. 在针灸治疗的同时配合心理治疗，给予精神疏导。在性生活时男方要消除紧张心理，克服悲观情绪，树立自信心。

文献摘录

1. 《黄帝明堂经》："曲泉，立丈夫癫疝、闭癃、阴痿……阴谷，主男子女蛊、阴萎不用。"
2. 《针灸大成》："阴痿丸骞，阴谷、阴交、然谷、中封、太冲。"
3. 《类经图翼》："阳不起，灸命门、肾俞、气海、然谷。"
4. 《神灸经纶》："阳痿，命门、肾俞、气海、然谷、阴谷，均灸。"

案例分析

宋某，男，38 岁，初诊日期：2019 年 9 月 3 日。

主诉：阴茎萎软 6 个月。现症见：偶有晨勃，勉强可行房事，伴腰膝酸软，偶有头晕耳鸣，精神状态尚可，二便正常。国际勃起功能指数问卷（international index of erectile function，IIEF）15 分。查体：舌质红，苔薄白，脉弱。

中医诊断：阳痿（肾气虚）。

治则：补益肾阳，荣养宗筋。

选穴：①百会、神庭、本神、带脉、气海、关元、中极、大赫、曲骨；②肾俞、次髎、下髎、白环俞、秩边，两组穴位交替。

诊疗思路：患者长期熬夜，命门火衰，宗筋不振，发为此病。腰膝酸软，头晕，耳鸣，舌淡，苔白，脉弱，为命门火衰之征象，以温肾壮阳为治法，取关元、气海、肾俞以补益肾气。

操作：针刺百会、神庭、本神、带脉、气海、关元、中极、大赫、曲骨一组穴位和肾俞、次髎、下髎、白环俞、秩边一组穴位。两组穴位交替，隔日 1 次，每次 20 分钟。针灸治疗 7 次后，患者诉晨勃状态改善，房事满意度欠佳，腰膝酸软症状较前减轻，偶有头晕耳鸣，效可，故继续针灸治疗。

2019 年 10 月 4 日二诊：患者自觉晨勃恢复如常，勃起硬度可，房事满意，腰膝酸软症状消失，IIEF 23 分。根据 IIEF 评分分度，勃起功能障碍从轻度转向正常，故停针灸治疗，并随访 2 个月房事满意。

医嘱：在针灸治疗的同时配合心理治疗，给予精神疏导。在性生活时男方要消除紧张心理，克服悲观情绪，树立信心。

案例思考：1. 阳痿的辨证要点及治疗原则是什么？
　　　　　2. 针灸治疗哪种类型的阳痿有效？

知识扩展

1. 古今文献探析阳痿的研究　肖彩红等通过对古代文献及现代医学研究的探析，将阳痿的病因归纳为肾虚夹瘀、冲任督带失调、情志不畅，并根据阳痿的病因采取补肾化瘀、调理冲任督带、安神定志的治疗思路，选取一组特定穴进行针刺治疗，益肾活血、调理冲任督带、舒畅情志，达到强筋起痿、兴举阳事的治疗效果，为阳痿的针灸治疗提供新的治疗思路。

2. 数据挖掘分析《中华医典》中古代针灸治疗阳痿的选穴组方规律　谭志高等以阳痿、阴痿等检索词检索《中华医典》第 5 版数据库，分析古代针灸治疗阳痿的选穴及组方规律。共筛选出符合要求的 55 条穴位处方条文，其中复方 17 个，余为单穴方，共涉及 24 个腧穴。治疗阳痿使用频次排前 5 位的腧穴为阴谷、曲泉、气冲、太冲、然谷；聚类分析发现阴谷、曲泉-气冲、太冲-然谷-行间、命门-中封-鱼际-阳谷各趋于一组；多层关联分析发现较常使用的经脉为足厥阴肝经、足少阴肾经、足阳明胃经、任脉，较常使用的部位为下肢部、腹部及上肢部，特定穴以五输穴、交会穴使用较多；复方分析发现 3 组穴位配伍模式：以阴谷、然谷、中封为中心进行组方配穴，以肾俞、阳谷为中心进行组方配穴，太冲、行间、内庭、陷谷 4 穴相对固定的搭配；复方分析发现 3 组较常用的经络配伍：以肾经为主要经络进行配伍，肝经-胃经、小肠经-肺经相对固定的搭配。

第三十六节 早　泄

一、概　述

　　早泄是指阴茎插入阴道不到 1 分钟，甚至刚触及阴道口便发生射精，不能进行正常性交的病证。性交中射精时间的迟早，个体差异较大，一般阴茎插入阴道后 2～6 分钟即可射精。早泄轻者，当阴茎插入阴道内半分钟到 1 分钟，双方均没有达到性满足时即射出精液；重者，则表现为男女身体刚刚接触，阴茎还没插入阴道，或刚进入或进入阴道仅抽送数次即射精，不能进行正常性生活，并伴有头晕耳鸣，腰膝酸软，精神萎靡，失眠多梦，或口苦胁痛，烦闷纳呆等症状。若因新婚激动、疲劳、酒后偶尔发生早泄，不属病态。不能以女方是否在性交中达到性欲高潮来判断是否早泄。

　　早泄的发生常与手淫或房劳太过、情志不舒、久病劳伤、饮食不节等因素有关。本病病位在肾、肝，与心、脾密切相关。基本病机是肾失封藏或肝失疏泄，精关不固。肾藏精，主生殖，司精关开阖。肾之阴阳平衡，则精液藏泄正常，当藏则藏。肾之阴阳失去平衡，精关开阖功能失司，则精液封藏不固；本病常因房事不节，或手淫过度，肾精气亏虚；肾阴不足，相火妄动；湿热下注，流于阴器；肝气郁结，疏泄失职；或大病、久病、思虑过度，心脾两虚等。或肾气不足，禀赋素弱，固精液之功能虚弱；或肝肾阴虚，相热下注，致精关封藏失固；或心脾亏虚，摄纳无务或情志不遂，郁怒伤肝，肝郁化火或恐惧伤肾；或恣情纵欲，损耗肾精等，均可导致封藏之本失司而发生早泄。

　　西医学中，早泄多见于男子性功能障碍。

二、辨　证　要　点

　　主症　性交时，男女双方刚接触或尚未接触时，男方即出现射精；或性交时，阴茎插入阴道，抽动数下即射精，阴茎随即萎软。

　　肾虚不固　泄后疲乏，腰膝痠软，性欲减退，小便频数。舌质淡，苔薄，脉弱。

　　心脾两虚　肢体倦怠，面色少华，心悸气短，失眠多梦。舌质淡，苔薄白，脉细无力。

　　阴虚火旺　遗精，阴茎易举，腰膝酸软，五心烦热，潮热盗汗。舌质红，少苔，脉细数。

　　肝经湿热　阴部潮湿，口苦纳呆，少腹胀痛，小便黄赤。舌质红，苔黄腻，脉弦数。

　　肝郁气滞　精神抑郁，（或）焦躁不安，少腹不舒，牵引睾丸，胸闷叹息，少寐多梦。舌边红，苔薄白，脉弦。

三、治　疗

（一）基本治疗

　　治法　调肾固精。取任脉及肾的背俞穴、肾经原穴为主。

　　主穴　关元　肾俞　太溪　志室　三阴交

　　配穴　肾虚不固配复溜；心脾两虚配心俞、脾俞；阴虚火旺配然谷、照海；肝经湿热配蠡沟、中极；肝郁气滞配蠡沟、太冲。

　　方义　关元为任脉与足三阴经的交会穴，可补益下元虚损，振奋肾气；肾俞为肾的背俞穴，太溪为肾经之原穴，与志室合用可补肾固精；三阴交为足三阴经交会穴，取之可调养肝、脾、肾，以固精关。

操作　毫针常规刺。肾虚不固及心脾两虚者，可加用灸。

（二）其他治疗

1. 耳针疗法　取内生殖器、外生殖器、神门、内分泌、肾、肝、脾、心；每次选 2～3 穴，毫针刺、埋针法或压丸法。

2. 穴位贴敷疗法　取神阙。用露蜂房、白芷各 10g，或用煅龙骨、煅牡蛎各 30g，五味子 15g，朱砂 5g，研末，每次取适量用醋调成饼，临睡前置于神阙，医用无菌胶布敷贴固定。

3. 电针疗法　取关元、气海、肾俞、志室、三阴交；每次选 2～4 穴，采用疏密波，治疗 30 分钟。

【按语】

1. 在治疗期间应禁房事，慎起居，生活规律，同时要戒烟、酒。

2. 在针灸治疗的同时配合心理治疗，帮助患者克服悲观情绪，树立自信心。

▥ 文献摘录

《针灸正宗·金针实验录》："病早泄……非关元、气海、中极、肾俞无功效也，且须灸至百壮。"

案例分析

某患，男，30 岁，初诊日期：2006 年 5 月 21 日。

主诉：早泄 5 年余。现病史：在新婚之夜的第 1 次性生活中阴茎尚未插入阴道即已射精，而导致性交失败。之后经常阴茎刚插入阴道即射精，随后阴茎萎软。泌尿生殖器检查无异常。夜间阴茎勃起测定（NPT）勃起 3 次。无慢性前列腺炎、尿道炎等疾病。现症见：阳痿，腰膝酸软，心烦不宁，夜寐不安。查体：舌质淡，苔薄白，脉弦细。

中医诊断：早泄。

西医诊断：原发性单纯性早泄。

治则：调补心肾，涩精止遗。

选穴：心俞、肝俞、脾俞、肾俞、关元、中极、三阴交、太溪、太冲。

诊疗思路：中医认为，肾之阴阳平衡，则精液藏泄正常，当藏则藏，若肾之阴阳失去平衡，精关开阖功能失司，则精液封藏不固，出现早泄。关元为任脉与足三阴经的交会穴，可补益下元虚损，振奋肾气；肾俞为肾的背俞穴，太溪为肾经之原穴，与志室合用可补肾固精；三阴交为足三阴经交会穴，取之可调养肝、脾、肾，以固精关。

操作：第一组腧穴：心俞、肝俞、脾俞、肾俞选 0.25 毫米×25 毫米毫针；心俞、肝俞分别直刺 10～15 毫米；脾俞、肾俞分别直刺 10～20 毫米；得气后行捻转补泻法：小幅度、快频率捻转，以拇指向前左转时用力重，指力沉重向下，拇指向后右转还原时用力轻为补法；以拇指向后右转时用力重，指力浮起向上，拇指向前左转还原时用力轻为泻法。每穴行针 5 秒强刺激，要求针感向下传导。虚证用补法，实证用泻法。每 10 分钟行针 1 次，留针 30 分钟。第二组腧穴：关元、中极、三阴交、太溪、太冲用 0.25 毫米×40 毫米毫针；关元、中极、三阴交分别直刺 25～35 毫米；太溪、太冲分别直刺 10～20 毫米。得气后行提插补泻法：以小幅度反复重插轻提（针上提时速度慢，用力轻，针下插时速度快，用力重）为补法；以小幅度反复，轻插重提（针上提时速度快，用力重，针下插时速度慢，用力轻）为泻法。每穴行针 5 秒强刺激，要求针感向小腹部传导。实证用泻法，虚证用补法。每 10 分钟行针 1 次，留针 30 分钟。每天选 1 组，交替进行治疗，1 个月为 1 个疗程。用上法治疗 1 个疗程后，早泄改善，诸症消失，夫妻性生活满意。随访半年未见复发。

医嘱：在治疗期间应禁止房事，起居规律，同时要戒烟戒酒。

案例思考：1. 试析本病刺灸法运用和穴位配伍规律。

2. 早泄的治疗难点是什么？

知识扩展

1. 针灸治疗早泄穴位频次、经络归属、应用部位数据挖掘 分析历史文献中针灸疗法治疗早泄研究纳入相关文献 72 篇，涉及用穴 73 个，共累计使用 923 次，所用穴使用次数最多的前 3 位分别依次是关元、三阴交、肾俞；主要穴位与十四经脉之间互相关联最密切的分别是足太阳膀胱经、任脉、足太阴脾经；所用穴主要分布在下肢、下腹部、腰骶部；其中提升度最高的配对穴是关元-气海，支持度最高的配穴是三阴交-关元。文献中，治疗早泄的关键穴是关元，使用频次最多的十四经脉是足太阳膀胱经，取穴的部位和分布集中在下肢、腰骶部；主要用穴中最普遍、且有重要治疗意义的核心配穴是关元-气海，治疗重在通过针灸等刺激补益肝、肾、脾以及调和阴阳。

2. 早泄的发病与西医治疗 早泄是男科门诊常见的射精功能障碍疾病，成年男性发病率为 35%～50%，就诊率为 20%～30%。现阶段，西医对早泄的主要治疗方法有磷酸二酯酶 5 抑制剂治疗、抗抑郁药物治疗、局部麻醉药物治疗、心理/行为治疗等。临床中虽然取得一定的疗效，但疗效仍然不够满意，一些方法疗效不稳定，而且一些方法还有不少副作用等。

第三十七节 不 育

一、概 述

不育（症）是指育龄夫妻同居 1 年以上，未采用任何避孕措施，性生活正常，由于男性方面的因素造成女方不能怀孕的病证。就男方因素而言，从精子的产生至授精过程，其中任何一个环节出现问题均可导致不育。故男性不育不是一个独立的疾病，而是由很多疾病或因素造成的结果。

不育属中医学"无子"、"无嗣"范畴。本病发生常与禀赋不足、恣情纵欲、劳伤久病等因素有关。本病病位在精宫，与任脉、督脉、冲脉及肾、肝、脾等脏有关，尤与肾的关系最为密切。基本病机是肾精亏损，或气滞、血瘀、湿热闭阻精宫。

西医学多见于精子减少症、无精子症、死精子症、精液不化症、不射精、逆行射精症等疾病中。精液检查常发现：一次排精量低于 2 毫升，射出的精液中无精子或仅有少量活精子，精子总数少于 4000 万，精子密度小于 2000 万/毫升，50% 以上无活动能力，精液在室温下 60 分钟不液化。

二、辨 证 要 点

主症 男子婚后 1 年以上，性生活正常，未行避孕，不能使女方怀孕。

肾精亏损 精冷量少，或死精过高，或精液黏稠不化，精神疲惫，畏寒肢冷，腰膝酸软，头晕耳鸣。舌质淡，脉细弱。

气血虚弱 精少精薄，面色萎黄，神疲乏力，心悸失眠，头晕目眩，纳呆便溏。舌质淡，脉细弱。

气滞血瘀 少腹会阴胀痛，精索曲张或有血精，睾丸坠胀，胸闷不舒。舌质暗，苔白，脉沉弦。

湿热下注 下腹会阴部不适，尿道灼热或排尿不爽，死精过多，或伴遗精，小便短少，尿后滴白，口苦咽干。舌质红，苔黄腻，脉滑数。

三、治　疗

（一）基本治疗

治法　补肾填精，通利精宫。取任脉及肾的背俞穴、肾经原穴为主。

主穴　气海　关元　肾俞　太溪　三阴交　足三里

配穴　肾精亏损配命门、大赫；气血虚弱配脾俞、胃俞；气滞血瘀配太冲、膈俞；湿热下注配秩边、中极。

方义　本病病位在精宫，且与肾、肝、脾关系密切，任脉起于胞中（男子为精宫），任脉之气海、关元又为任脉与足三阴之交会穴，故取之可调理精宫和肝、脾、肾三脏；肾主生殖，故取肾之背俞穴肾俞、肾经之原穴太溪以补肾精、益生殖；三阴交为足三阴经交会穴，既可滋补肝肾、健脾益气，又可理气活血、清利湿热，故不论虚实之证用之皆宜；足三里为胃之下合穴，可补益后天之气，以旺精血生化之源。

操作　毫针常规刺。肾精亏损、气血虚弱者，可配合灸法。

（二）其他治疗

1. 耳针疗法　取肾、外生殖器、内生殖器、内分泌；毫针刺法、埋针法或压丸法。

2. 电针疗法　取基本治疗之用穴。选1～2组，电针常规治疗。

3. 穴位贴敷疗法　取神阙。用露蜂房、白芷各10g，或用煅龙骨、煅牡蛎各30g，五味子15g，朱砂5g，研末，每次取适量用醋调成饼，临睡前置于神阙，医用无菌胶布敷贴固定。

【按语】

1. 针灸治疗本病有较满意的效果。

2. 避免有害因素的影响，如放射性物质、毒品、高温环境等；戒烟、酒。

3. 治疗期间宜节制房事，注意选择同房日期，以利受孕。

文献摘录

1.《针灸资生经·第三》："阳气虚惫，失精绝子，宜灸中极。"

2.《神灸经纶·卷之四》："精冷无子，肾俞。"

 ### 案例分析

患者，男，25岁，初诊日期：2005年11月16日。

主诉：不育半年。现病史：患者婚后半年未采取任何避孕措施，未能令妻子受孕。经泌尿外科检查示：Ⅱ度精索静脉曲张。禁欲4天后，常规精液检查符合不育诊断标准，泌尿外科医生建议手术治疗，患者因畏惧手术，抱着试试看的心理来我科治疗。妻子各项检查均正常。查体：Ⅱ度精索静脉曲张。舌质淡，苔薄白，脉沉细。

中医诊断：不育。

治则：温肾壮阳，益肾填精。

选穴：关元、气海、中极、水道、血海、三阴交、足三里、太溪、肾俞、太冲、肝俞。

诊疗思路：患者肾精亏虚、肾阳不足而致不育，气海为元气之海，关元、三阴交为足三阴经交会穴，三穴既可健脾益气，又可滋补肝肾，关元补益下元虚损，振奋肾气；肾俞为肾的背俞穴，益肾填精；太溪为肾之原穴，可补肾固精；三阴交可调养肝、脾、肾，以固精关。足三里补后天之气使精血生化之源旺盛。诸穴相配，先后天得补，肾、肝、脾得调，不育可愈。

	1.7235	总品种数	50
	50	总码洋	6841.4
出口样书库			

操作：患者取仰卧位，穴位皮肤常规消毒。用一次性 0.40 毫米×40 毫米针灸针快速进针，针刺得气后，关元、气海、足三里施以提插捻转补法（以下插和左转为主），血海、太冲施以提插捻转泻法（以上提和右转为主），其余均平补平泻。关元施隔姜温针灸，取 2.5 厘米×2.5 厘米、厚 0.3 厘米的鲜姜片，从姜片中间向外切开一缺口，并套置于针身贴近穴位皮肤，用长 3 厘米清艾条插于针柄，靠近针根部点燃，每次 3 段，待 3 段艾条烧尽后取针。然后俯卧位取肝俞、肾俞，常规针刺，留针 20 分钟，每隔 10 分钟捻转补法 1 次。每周治疗 5 次，15 次为 1 个疗程，连续治疗 2 个疗程后随访 1 年统计疗效。治疗期间禁房事。按上述方法治疗 2 个疗程后，休息 10 天，复查精液，治疗后精子活率、精子密度、精子活力、液化时间等 4 项指标均恢复正常，1 年后，其妻顺利怀孕并产下一男婴。

医嘱：在针灸治疗的同时配合心理治疗，给予精神疏导。在性生活时男方要消除紧张心理，克服悲观情绪，树立信心。

案例思考：1. 试析本病的诊治思路。

2. 试述不育最常见的检查方法有哪些？

知识扩展

1. 引气归元针法治疗精索静脉曲张所致男性不育　方法选择 100 例精索静脉曲张所致不育的男性患者，随机分成治疗组和对照组。对照组采用常规电针治疗，治疗组采用引气归元针法治疗，监测两组患者治疗前后 a 级、（a+b）级精子活动率变化。结果两组治疗后 a 级、（a+b）级精子活动率均较治疗前有改善（$P<0.01$）；治疗组治疗后 a 级、（a+b）级精子活动率优于对照组（$P<0.05$）。治疗组总有效率为 93.9%，对照组总有效率为 70.8%，两组总有效率差异显著（$P<0.05$）。结论引气归元针法治疗精索静脉曲张所致男性不育疗效较显著，优于对照组。

2. 针灸治疗男性不育数据分析　研究总结了近 10 年来针灸治疗男性不育临床研究现状，各项研究表明，针灸治疗男性不育具有较好的疗效，无论是单纯针刺、针药结合还是针灸并用，其可能机制是通过疏调三焦，即上焦（心、肺）、中焦（脾、胃）、下焦（肝、肾），从而使人体气机通畅，气、血、津液、精生化有源，达到治疗疾病的目的，但由于临床资料有限，尚需进行多中心、大样本的临床及实验研究来进一步阐述其根本机制，为针灸治疗男性不育提供更加可靠的依据。

第三十八节　癃　　闭

一、概　　述

癃闭是以小便量少，点滴而出，甚则小便闭塞不通为主要临床表现的病证。"癃"是指小便不利，点滴而短少，病势较缓；"闭"是指小便闭塞，点滴不通，病势较急。癃与闭都是指排尿困难，只是程度上的不同，故常合称"癃闭"。

癃闭的发生常与久病体弱、情志不畅、外伤劳损、饮食不节、感受外邪等因素有关。本病病位在膀胱，与肾、三焦、肺、脾关系密切。基本病机是膀胱气化功能失常。膀胱为藏溺之所，其气化之出有赖乎三焦，尤以下焦为重。本病虽以下焦肾和膀胱为发病的主要关键，但与中焦、上焦关系亦较密切，病因病机复杂多样。肺为水之上源，上焦肺热气壅，热燥伤津，以致水道通调受阻形成癃闭；脾为胃行其津液，属中焦，有转输水湿（液）之功，其气主升，清升则浊自降，可斡旋上焦及下焦。由中焦气虚升运无力，影响下焦气化不足而成癃闭；中焦湿热不解，下注于膀胱，以致湿热阻滞，影响下焦气化也可成癃闭。

西医学中，癃闭多见于各种原因导致的尿潴留及无尿症等疾病中。

二、辨 证 要 点

主症　排尿困难。若发病急，小便闭塞不通，努责无效，小腹胀急而痛为实证；发病缓，小便滴沥不爽，排出无力，甚则点滴不通，精神疲惫为虚证。

膀胱湿热　小便点滴不通，或量少而短赤灼热，小腹胀满，口苦口黏，或口渴不欲饮。舌质红，苔黄腻，脉数。

肝郁气滞　小便不通，或通而不畅，胁腹胀满，多烦善怒。舌质红，苔薄黄，脉弦。

浊瘀阻塞　小便滴沥不畅，甚至阻塞不通，小腹胀满疼痛。舌质紫暗或有瘀点，脉涩。

肺热壅盛　小便不畅或点滴不通，咽干，烦渴欲饮，呼吸急促，或有咳嗽。舌质红，苔薄黄，脉数。

肾气亏虚　小便不通或点滴不爽，排出无力，腰膝酸软，精神不振。舌质淡，苔薄，脉沉细。

脾气虚弱　少腹坠胀，时欲小便而不得出，或量少不畅，气短，语声低微，食欲不振。舌质淡，苔白，脉细弱。

三、治 疗

（一）基本治疗

治法　调理膀胱，行气通闭。取膀胱的背俞穴、募穴、下合穴为主。

主穴　中极　膀胱俞　委阳　三阴交　阴陵泉

配穴　膀胱湿热配委中、行间；肝郁气滞配蠡沟、太冲；浊瘀阻塞配膈俞、血海；肺热壅盛配肺俞、尺泽；肾气亏虚配肾俞、大钟；脾气虚弱配脾俞、足三里。

方义　中极为膀胱的募穴，与膀胱的背俞穴膀胱俞相配，属俞募配穴法，可调理膀胱气化功能，通利小便；委阳为三焦的下合穴，可通调三焦气机，三阴交为足三阴经的交会穴，可调理肝、脾、肾，二穴合用，共助膀胱气化；阴陵泉清利下焦湿热、通利小便。

操作　毫针常规刺；针刺中极时针尖向下，使针感能到达会阴并引起小腹收缩、抽动为佳，不可直刺过深，以免伤及膀胱；余穴毫针常规刺；肾气亏虚、脾气虚弱者，可配合温针灸。

（二）其他治疗

1. 耳针疗法　取膀胱、肾、三焦、肺、脾、尿道；毫针刺法或压丸法。

2. 穴位贴敷疗法　取神阙；将食盐炒黄待稍凉，放于神阙填平，再用2根葱白压成0.3厘米厚的饼置于盐上，艾炷置葱饼上施灸，至温热入腹内有尿意为度。

3. 电针疗法　取双维道；沿皮刺，针尖向曲骨透刺2～3寸，得气后接电针仪，采用疏密波，刺激15～30分钟。

【按语】

1. 针灸治疗癃闭的效果较好。若膀胱充盈过度，经针灸治疗1小时后仍不能排尿者，应及时导尿。

2. 癃闭患者往往精神紧张，在针灸治疗的同时，应消除其紧张情绪，反复做腹肌收缩、松弛的交替锻炼。

3. 癃闭兼见哮喘、神昏时应注意观察，必要时采取综合治疗措施。

文献摘录

1. 《灵枢·本输》："三焦者……出于委阳，并太阳之正，入络膀胱，约下焦，实则闭癃……闭癃则泻之。"
2. 《灵枢·四时气》："小腹痛肿，不得小便，邪在三焦约，取之太阳大络，视其络脉与厥阴小络结而血者，肿上及胃脘，取三里。"
3. 《针灸大成·卷九》："小便不通，阴陵泉、气海、三阴交……复刺后穴：阴谷、大陵。"
4. 《证治准绳·杂病》："小腹疼痛，小便不通，先艾灸三阴交。"

案例分析

姜某，男，62 岁，初诊日期：1996 年 10 月 2 日。

主诉：小便点滴不出 1 夜。现病史：患者由于饮酒昨日夜间以来小便未解，腹胀如鼓，下腹部胀满疼痛，频频入厕，小便点滴不出，坐热浴、按摩均无效。有前列腺增生病史。查体：舌质淡，脉沉、细弱。

中医诊断：癃闭。

治则：调理膀胱，补肾行气通闭。

选穴：中极、关元、三阴交、膀胱俞。

诊疗思路：本病多由肺、脾、肾三脏功能失调，三焦气化不利所致。如肺失肃降，则下输膀胱的功能失调，患者由于饮酒致脾胃湿热壅滞气机不能输布，肾气失于蒸化，热结下焦，成为本病。治当肃降肺气，通调水道。选穴中极、关元、三阴交、膀胱俞。方中中极为膀胱之募穴，能调节膀胱功能，三阴交健脾利水，关元补下元之气以启闭，膀胱俞通调水道。诸穴相配，肺、脾、肾三脏气化功能得以恢复，气机调畅，小便自利而痊愈。

操作：中极、关元、三阴交、膀胱俞，行强刺激 5 分钟后用艾条灸，留针 15 分钟，即自行排尿 800 毫升，小便通畅，腹胀消失，诸症缓解。治疗 1 次痊愈，随访 3 个月未复发。

医嘱：消除紧张情绪，反复做腹肌收缩、松弛的交替锻炼。

案例思考：1. 试析本病刺灸法运用和穴位配伍规律。
　　　　　2. 癃闭患者治疗时有哪些注意事项？

知识扩展 针灸治疗慢性尿潴留临床选穴用经组方的特点与规律数据探索

通过检索针灸治疗慢性尿潴留的文献，建立数据库，运用数据挖掘技术，总结分析针灸治疗慢性尿潴留的辨证辨经特点、治疗处方用穴规律、治疗方式特点等。共纳入 36 篇文献，分析得知针灸治疗本病：处方中常用穴是三阴交、中极、关元、足三里、气海；治疗本病常以辨病为主，所辨经脉涉及足太阳膀胱经、任脉、足太阴脾经、足阳明胃经；穴位分布主要以腰骶部、下腹部为主；特定穴属性从高到低依次为：募穴、五输穴、背俞穴；治疗手段常用针刺治疗。结论：针灸治疗慢性尿潴留，以辨病取穴为主要基础，主要涉及膀胱经，与任脉、足太阴脾经密切相关，采取近部选穴加远部选穴方法，以调节各脏腑功能，使小便得以自通。

【附】 良性前列腺增生

<h3 style="text-align:center">一、概 述</h3>

良性前列腺增生，即前列腺良性肥大，是以尿频、尿急、排尿困难，甚则出现尿潴留为主要临床表现的疾病，常见于老年男性。前列腺增生（BPH）是中老年男性常见疾病之一，随全球人口老年化发病日渐增多。前列腺增生的发病率随年龄递增，但有增生病变时不一定有临床症状。

良性前列腺增生属于中医学"癃闭"的范畴，本病的发生多与年老体弱、饮食不节、房劳太过等因素有关。本病病位在下焦，与肾、膀胱、脾、肺等关系密切。基本病机为肾虚血瘀，本虚标实。

前列腺增生的早期由于代偿，症状不典型，随着下尿路梗阻加重，症状逐渐明显，临床症状包括储尿期症状，排尿期症状以及排尿后症状。由于病程进展缓慢，难以确定起病时间。

二、辨 证 要 点

主症　尿频，排尿不畅，甚至尿潴留。

膀胱湿热　小便点滴不通，或量少灼热，小腹胀满，口苦口黏，或大便不畅。舌质红，苔黄腻，脉数。

肾气不足　小便滴沥不爽，排出无力，甚则点滴不通，面色㿠白，神怯气弱，腰膝酸软。舌质淡，脉沉细。

阴虚火旺　时欲小便不得溺，咽干，心烦，手足心热。舌质红，少苔，脉细数。

三、治　　疗

（一）基本治疗

治法　益肾固本，软坚散结。取任脉、足太阳、手足太阴经为主。

主穴　气海　中极　秩边　水道　三阴交　列缺

配穴　膀胱湿热配阴陵泉、委阳；肾气不足配三焦俞、肾俞；阴虚火旺配太溪、照海。

方义　气海可培补元气；中极为膀胱之募穴，能清热利湿、通调膀胱气机，使水湿得以运化；秩边和水道，功可通调水道；三阴交为肝、脾、肾三经的交会穴，可调整肝、脾、肾三脏的功能；列缺为肺经络穴，又通任脉，具有宣上导下的作用。

操作　毫针常规刺。秩边芒针深刺以针感放散至会阴部为佳，余穴毫针常规刺。

（二）其他治疗

1. 耳针疗法　取肺、脾、肾、尿道、膀胱、外生殖器、脑；每次选3～5穴，毫针刺法或压丸法。

2. 电针疗法　①阴陵泉、阳陵泉、水道、曲泉；②三阴交、膀胱俞、委阳、三焦俞；任选一组，交替使用，用高频脉冲电治疗。

3. 皮肤针疗法　取腰骶部、下腹部、中极、关元、小腿内侧、阳性反应点处；中度或重度叩刺。

4. 艾灸疗法　取关元或次髎；温和灸，每次30分钟，每日1次。

【按语】

针灸治疗早期良性前列腺增生效果较好。若出现膀胱过度充盈、血尿、急性尿路感染、肾积水等症时，应采取综合治疗措施。

文献摘录

《针灸大成·卷九》："小便淋漓，阴谷、关元、气海、三阴交、阴陵泉。"

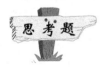
思考题

1. 中医学少阳头痛与西医学偏头痛有何异同？试述头痛的针灸基本治法、取穴。
2. 试述面瘫的临床表现、针灸治法、主穴、方义。
3. 面瘫与面痛的针灸治疗有何异同？
4. 如何鉴别中风中经络和中脏腑？针灸如何治疗中风中经络及假性延髓麻痹？
5. 眩晕常见于西医哪些疾病？针灸如何治疗眩晕？
6. 试述癫痫临床表现及针灸治疗。
7. 胸痹就是西医学冠心病心绞痛吗？针灸如何治疗胸痹？
8. 中医学心悸等同于西医学心律失常吗？针灸如何治疗心悸？
9. 癃闭和淋证有何异同？针灸主穴有何异同？
10. 胃痛见于现代医学哪些疾病？中医如何分型及针灸治疗？

第五章 妇科病证

第一节 月经不调

一、概　述

　　月经不调是以月经周期及经量、经色、经质的异常为主症的月经病。临床上有月经先期、月经后期、月经先后无定期三种情况，古代文献分别称为"经早"、"经迟"、"经乱"。

　　月经不调的发生常与感受寒邪、饮食伤脾、情志不畅等因素相关。本病病位在胞宫，与肾、肝、脾三脏及冲任二脉关系密切。基本病机是冲任失调。

　　西医学中，月经不调多见于生殖器炎症、子宫肌瘤、子宫内膜息肉、子宫内膜异位症及功能失调性子宫出血等疾病中。妇科检查、卵巢功能测定、超声波检查有助于本病的病因诊断。

二、辨　证　要　点

（一）月经先期

　　主症　月经周期提前7天以上，甚至10余日一潮，连续2个月经周期以上者。

　　实热　月经量多，色深红或紫红，质黏稠，心胸烦闷，面赤口干，大便秘结。舌质红，苔黄，脉滑数。

　　虚热　月经量少或多，色红质黏稠，潮热盗汗，手足心热，腰膝酸软。舌质红，苔少，脉细数。

　　气虚　月经量多，色淡质稀，小腹空坠，神疲肢倦，纳差便溏。舌质淡，苔白，脉细弱。

（二）月经后期

　　主症　月经周期延后7天以上，甚至40～50日一潮，连续2个月经周期以上者。

　　寒凝　月经量少，色暗有块，小腹冷痛，得热痛减，畏寒肢冷。舌质淡暗，苔白，脉沉紧。

　　血虚　月经量少，色淡质稀，小腹隐痛，头晕，心悸，寐差，面色苍白或萎黄。舌质淡，苔少，脉细弱。

　　肾虚　月经量少，色淡质稀，头晕耳鸣，腰骶酸软。舌质淡，苔薄，脉沉细。

　　气滞　月经量少，色暗有块，胸胁、小腹胀痛。舌质红，苔薄白，脉弦。

（三）月经先后无定期

　　主症　月经周期提前或延后7天以上，连续3个周期以上。

　　肝郁　月经量或多或少，色紫红，有血块，胸胁、乳房及少腹胀痛，喜叹息。舌质红，苔薄白或薄黄，脉弦。

肾虚　月经量少，色淡质稀，头晕耳鸣，腰骶酸软。舌质淡，苔薄，脉沉细。

三、治　疗

（一）基本治疗

1. 月经先期

治法　调理冲任，清热调经。取任脉、足太阴经为主。

主穴　关元　三阴交　血海

配穴　实热配行间；虚热配太溪；气虚配足三里、脾俞；月经过多配隐白。

方义　关元为任脉要穴，又是任脉与足三阴经的交会穴，可益肝肾，调冲任；三阴交为足三阴经的交会穴，可调肝脾肾三脏，理血调经，为治疗月经病的要穴；血海为足太阴经穴，具有清热和血、调冲任之功。

操作　毫针常规刺。虚补实泻法，虚证可配合灸法。

2. 月经后期

治法　温经散寒，行血调经。取任脉、足太阴经为主。

主穴　气海　三阴交　归来

配穴　寒凝配关元、命门；血虚配足三里、血海；肾虚配肾俞、太溪；气滞配太冲。

方义　气海为任脉穴，可补益元气，调理冲任，温运胞宫；三阴交为足三阴经的交会穴，调理脾肝肾三脏；归来为足阳明经穴，位近胞宫，有活血调经之功用。

操作　毫针常规刺。虚补实泻法，寒凝、血虚、肾虚可配合灸法。

3. 月经先后无定期

治法　调补肝肾，理血调经。取任脉、足太阴经为主。

主穴　关元　三阴交　肝俞

配穴　肝郁配期门、太冲；肾虚配肾俞、太溪。

方义　关穴属任脉穴，又是任脉与足三阴经交会穴，是益肝肾、调冲任的要穴；三阴交为足三阴经交会穴，可疏调足三阴之经气，以健脾胃、益肝肾、补气血；肝俞为肝之背俞穴，有疏肝理气，养血调经的作用，且肝肾同源，故又可补益肾精。

操作　毫针常规刺。虚补实泻法，肾虚可配合灸法。

（二）其他治疗

1. 耳针疗法　取肝、脾、肾、内生殖器、皮质下、内分泌等穴。每次选3～5穴，毫针刺法、埋针法或压丸法。

2. 艾灸疗法　取关元，隔姜灸，适用于月经后期。

【按语】

1. 针灸对月经不调具有较好的治疗效果，尤其是对功能性月经不调具有显著的疗效。若为生殖系统器质性病变引起的月经不调，应针对病因采取综合治疗措施。

2. 把握住治疗时机有助于提高疗效。一般多在月经来潮前的7～14天开始进行治疗，直至月经干净为止，连续治疗3个月经周期为1个疗程。

3. 注意生活调养以及经期卫生，如畅达情志，调节寒温，适当休息，忌食生冷和辛辣食物等。

文献摘录

1. 《针灸资生经》:"血海……带脉,治月脉不调……"
2. 《针灸大成》:"月脉不调,气海、中极、带脉(一壮)、肾俞、三阴交。"
3. 《丹溪心法》:"夫人月经不调,刺窍阴三分,此穴大效,须待经完为度。"

知识扩展

《中西医结合诊疗指南》将排卵障碍相关异常子宫出血(abnormal uterine bleeding-ovulatory dysfunction,AUB-O)归属中医的"月经先期"、"崩漏"、"月经过多"、"经期延长"、"经间期出血"范畴。此病是妇科临床常见病、多发病,属疑难重症,严重威胁着妇女的身心健康。针对无排卵性异常子宫出血,指南推荐治疗方案有:孕激素内膜脱落法、大剂量短效复方口服避孕药或高效合成孕激素内膜萎缩法;对于年龄≥45岁有长期不规则子宫出血,有子宫内膜癌高危因素、B超提示子宫内膜过度增厚并且回声不均匀,药物治疗效果不满意者等,建议将诊断性刮宫作为首次止血的治疗选择。

第二节 痛 经

一、概 述

痛经又称"经行腹痛",是指经期或行经前后出现的周期性小腹疼痛的病证。以青年女性多见。

痛经的发生常与饮食生冷、情志不畅、起居不慎、先天禀赋等因素有关。本病病位在胞宫,与冲任二脉以及胞宫的周期生理变化密切相关,也与肝肾二脏关系密切。基本病机是不通则痛或不荣则痛。实者为冲任瘀阻,气血运行不畅,胞宫经血流通受阻;虚者为冲任虚损,胞宫及经脉失于濡养。

西医学中,将痛经分为原发性痛经和继发性痛经两种。原发性痛经是指生殖器官未见明显异常者;继发性痛经多继发于生殖器官的某些器质性病变,如子宫内膜异位症、子宫腺肌病、慢性盆腔炎、子宫肌瘤等。妇科检查,盆腔B超扫描和腹腔镜检查有助于诊断。

二、辨 证 要 点

主症 经前或经初出现周期性小腹疼痛,以绞痛、刺痛为主,疼痛拒按,经色紫红或紫黑,有血块,血块下后疼痛缓解者多为实证;月经将净或经后始痛,以隐痛、坠痛为主,疼痛绵绵,喜按喜揉,月经色淡、量少者多为虚证。

气滞血瘀 胀痛或刺痛为主,伴胸胁乳房胀痛,经行不畅,经色紫暗,有血块。舌质紫暗或有瘀点,苔薄白,脉弦。

寒凝血瘀 冷痛为主,得热痛减,经血量少,色紫暗,有血块,伴畏寒肢冷、小便清长。舌质暗有瘀点,苔白,脉沉紧。

气血虚弱 隐痛喜按,伴空坠不适之感,经少,色淡质清,神疲倦怠,头晕眼花,心悸气短。舌质淡,苔薄,脉无力。

肾气亏损 绵绵作痛,腰骶酸软,耳鸣,月经量少,色暗。舌质淡,苔薄,脉沉细。

三、治　疗

（一）基本治疗

1. 实证

治法　行气活血，调经止痛。取任脉及足太阴经为主。

主穴　中极　三阴交　地机　次髎　十七椎

配穴　气滞血瘀配太冲、血海；寒凝血瘀配关元、归来。

方义　中极为任脉穴，与足三阴经交会，可调理冲任，理下焦之气；三阴交为足三阴经的交会穴，可健脾胃、益肝肾、理气血；地机为足太阴脾经郄穴，擅治痛治血，取之能行气活血止痛；十七椎、次髎是治疗痛经的经验效穴。

操作　毫针泻法。中极针刺宜用连续捻转手法，使针感向下传导，余穴常规针刺；寒凝血瘀配合灸法。

2. 虚证

治法　调补气血，温养冲任。取任脉、足阳明、足太阴经为主。

主穴　关元　足三里　三阴交　十七椎

配穴　气血虚弱配气海、脾俞；肾气亏损配太溪、肾俞。

方义　关元为任脉穴，又为全身强壮要穴，可补益肝肾，温养冲任；足三里为足阳明胃经穴，功擅补益气血；三阴交为足三阴经的交会穴，可健脾胃、益肝肾、理气血；三穴合用，可使气血充足，胞宫得养，冲任自调。十七椎是治疗痛经的经验效穴。

操作　毫针常规刺。补法，可配合灸法。

（二）其他治疗

1. 耳针疗法　取内分泌、内生殖器、肝、肾、皮质下、神门等穴。每次选 3～5 穴，毫针刺法、埋针法或压丸法。

2. 皮肤针疗法　取背、腰、骶部的督脉、膀胱经，下腹部的任脉、带脉及足三阴经循行线。循经叩刺，中度刺激，以皮肤潮红为度。重点叩刺腰骶部夹脊、下腹部相关腧穴。隔日 1 次，于月经前 3～7 日开始治疗，直至月经来潮痛经消失为止，3 个月经周期为 1 个疗程。

3. 穴位贴敷疗法　取神阙。用吴茱萸、白芍、延胡索各 30g，艾叶、乳香、没药各 15g，冰片6g。研细末，每用 5～10g，用白酒调成膏状贴敷。

4. 拔罐疗法　取十七椎、次髎、肾俞、中极、关元。常规拔罐治疗。

【按语】

1. 针灸对原发性痛经有较好的疗效。预防痛经则多在经前 3～7 日开始治疗，直至本次月经期疼痛消失为止。痛经发作期每日治疗 1～2 次，非发作期可隔日治疗 1 次。连续治疗 3 个月经周期为 1 个疗程。

2. 对继发性痛经，应及时确诊原发病变，施以相应的治疗。

3. 注意经期卫生和保暖，应避免精神刺激和过度劳累，防止受凉或过食生冷。

文献摘录

1.《针灸甲乙经》："女子胞中痛，月水不以时休止，天枢主之。"

2.《针灸大全》："女子经水正行，头晕、少腹痛，照海、阳交、内庭、合谷。"

3.《扁鹊神应针灸玉龙经》："妇人血气痛，合谷补，三阴交泻。"

【附】 子宫内膜异位症

一、概　述

子宫内膜异位症是指有功能的子宫内膜组织生长于子宫腔被覆黏膜以外的身体其他部位（不包括子宫肌层），在内分泌的影响下这些异位的子宫内膜组织随卵巢激素的变化发生周期性增殖、分泌、脱落、出血，并刺激周围组织增生及纤维化，从而导致月经不调、痛经、不孕、性交痛、周期性直肠刺激症状、局部结节性包块等一系列临床症状和体征。

子宫内膜异位症，属于中医痛经、癥瘕、不孕、月经不调的范畴。其病位在胞宫及冲任。基本病机为瘀血阻滞，气血不畅。

妇科检查常见子宫直肠凹陷、宫骶韧带或宫颈后壁，触及一个或更多硬性小结节，触痛明显。

二、辨证要点

主症　经期或经期前后疼痛，月经不调。

气滞血瘀　经前或经期少腹胀痛，乳房胀痛，经行不畅，经色暗红，有血块，块下痛减，肛门坠胀，平素情绪抑郁。舌质暗或有瘀点、瘀斑，苔白，脉弦。

寒凝血瘀　经前或经期少腹冷痛，得温则舒，形寒肢冷，经行不畅，经色暗，有血块，块下痛减，时伴恶心呕吐，肛门重坠，大便溏薄。舌质淡暗有瘀点，苔白，脉沉紧或弦紧。

湿热瘀结　经前或经期少腹灼热，疼痛拒按，时伴发热，经色深红，质稠，有血块，口渴烦躁，尿黄便秘。舌质红或暗红，或有瘀点，苔黄，脉弦数。

气虚血瘀　经期或经后少腹隐痛，喜按喜温，经色淡暗，或有血块，平素神疲乏力，口淡纳差，肛门重坠，大便不实，面色无华。舌质淡暗有齿印，或有瘀点，苔白，脉细缓或细弦。

肾虚血瘀　经期或经后少腹隐痛，喜按喜温，腰酸膝软，头晕耳鸣，经色淡暗，或有血块，平素神疲欲寐，性欲淡漠，难于受孕，肛门重坠，大便溏薄，面色晦暗，或面额暗斑。舌质淡暗或有瘀点，苔白，脉沉细或细涩。

三、治　疗

（一）基本治疗

治法　调理冲任，化瘀止痛。取任脉及足太阴经为主。

主穴　关元　子宫　中极　血海　三阴交

配穴　气滞血瘀配太冲、合谷；寒凝血瘀配命门、肾俞；湿热瘀结配丰隆、天枢、阴陵泉；气虚血瘀配脾俞、膈俞、足三里；肾虚血瘀配肾俞、膈俞。

方义　关元为任脉经穴，调理胞脉，化浊逐瘀；子宫为经外奇穴，位近胞宫，中极为任脉经穴，通于胞宫，两穴有调理冲任、理气和血之功；血海、三阴交均属足太阴脾经，三阴交又与肝肾二经交会，两穴均为妇科调经要穴。

操作　诸穴毫针常规刺。

（二）其他治疗

1. 耳针疗法　取子宫、卵巢、内分泌、直肠下段、膀胱。每次选3~5穴，毫针刺法、埋针法或压丸法。

2. 穴位贴敷疗法　取神阙、关元、中极、次髎。将七厘散用黄酒调匀，常规穴位贴敷，也可用血竭、巴布进行贴敷治疗。

【按语】

1. 针灸对子宫内膜异位症所导致的继发性痛经、月经过多有较好的止痛、止血作用，但欲从根本上治愈本病，特别是兼有不孕症的患者，需坚持长期治疗。经间期每日或隔日治疗1次，一般需治疗3~6个月经周期。

2. 本病所致的痛经常呈进行性加重，疼痛难以忍受者，可适当配合止痛剂。

文献摘录

1.《针灸逢源》:"月水不调,脐腹疼痛,肾俞、关元、三阴交。"
2.《神灸经纶》:"行经头晕少腹痛,内庭。"

知识扩展

现代医学认为原发性痛经最主要的发病机制与月经期前列腺素过度分泌有关,其过度分泌导致局部血管收缩,子宫肌层缺血、收缩。近年来有文献报道,原发性痛经的发生与子宫和骨盆解剖结构密切相关,子宫位置、骨盆结构、骨盆周围肌肉和韧带等的改变,都可能造成子宫骨盆血液循环障碍、子宫收缩增强,从而导致原发性痛经的发生。

第三节 闭 经

一、概 述

闭经指女子年逾 16 周岁月经尚未来潮,或已行经又复中断 6 个月以上的病证,又称"经闭"。古代也称其为"女子不月"、"月事不来"、"月水不通"等。

闭经的发生常与禀赋不足、七情所伤、感受寒邪、房事不节、过度节食、产育或失血过多等因素有关。本病病位主要在胞宫,与肝、肾、脾、胃关系密切。基本病机是血海空虚或脉道不通,前者为"血枯经闭",后者为"血滞经闭"。

西医学中,经闭多见于下丘脑、垂体、卵巢、子宫等功能失调,或者由于甲状腺、肾上腺等疾病所致。妇科检查可见子宫体细小、畸形或过早退化,第二性征缺乏,附件炎性粘连或肿块等异常改变。甲状腺、肾上腺、卵巢激素等指标的测定对闭经亦有诊断意义。

二、辨 证 要 点

主症 女子年逾 16 周岁尚未初潮或经行复中断 6 个月以上。

气血虚弱 头晕目眩、心悸气短,纳少肢倦,形体消瘦,面色无华。舌质淡,苔薄白,脉沉缓或细弱。

肾气亏虚 腰膝酸软,头晕耳鸣。舌质淡,苔白,脉沉细。

气滞血瘀 精神抑郁,心烦易怒,胸胁少腹胀痛或刺痛。舌质紫暗或有瘀斑,苔白,脉弦涩。

痰湿阻滞 形体肥胖,胸满痰多。舌质淡胖,苔腻,脉滑。

三、治 疗

(一)基本治疗

治法 调理冲任,活血通经。取任脉及足太阳、足阳明经为主。

主穴 关元 中极 三阴交 归来 肾俞

配穴 气血虚弱配气海、足三里、脾俞;肾气亏虚配命门、太溪;气滞血瘀配期门、太冲、合谷;痰湿阻滞配中脘、丰隆。

方义 关元、中极为任脉与足三阴经的交会穴，位近胞宫，均为治疗月经病之要穴，关元有补益元气、调理冲任之功效，虚证多用，中极有活血化瘀、通络止痛之功效，实证多用；三阴交为足三阴经交会穴，可调理脾、肝、肾以及冲任二脉，凡月经病不论寒热虚实皆可用之；归来位于下腹部，有活血调经之功，为治疗经闭的效穴；肾俞为肾之背俞穴，可补益肾气，肾气旺则经血自充。

操作 毫针常规刺。气血虚弱、肾气亏虚可在背部穴或腹部穴配合灸法；气滞血瘀可配合刺络拔罐。

（二）其他治疗

1. 耳针疗法 取内分泌、内生殖器、肝、肾、脾、胃、心、皮质下。每次选用3～5穴，毫针刺法、埋针法或压丸法。

2. 皮肤针疗法 常规叩刺腰骶部相应背俞穴和夹脊、下腹部相关经穴。

【按语】

1. 针灸对感受寒邪、气滞血瘀、气血虚弱、精神因素所引起的闭经疗效较好，对严重营养不良、子宫发育不良、结核病等其他原因引起的闭经，应采取综合治疗措施。

2. 应进行认真检查，以明确发病原因，注意有无生殖器官的发育异常，尤其是要注意与早期妊娠的鉴别诊断，进而采取相应治疗措施。

▮ 文献摘录

1.《针灸甲乙经》："女子血不通，会阴主之……月水不通，奔豚泄气，上下引腰脊痛，气穴主之。"
2.《针灸资生经》："关元，治月脉断绝……阴跷，疗不月水……太冲，疗月水不通。"
3.《针灸大成》："月水断绝，中极、肾俞、合谷、三阴交。"
4.《针灸集成》："月经不通，合谷、阴交、血海、气冲。"
5.《神灸经纶》："经闭，腰俞、照海，均灸。"

【附】 多囊卵巢综合征

一、概 述

多囊卵巢综合征是一种多起因，临床表现多态性的女性内分泌系统疾病。其典型的临床表现为月经失调、不孕、肥胖、多毛、面部痤疮等。妇科检查可见外阴阴毛较长而浓密，分布至肛周、下腹部及腹中线，子宫体正常大小，可扪及双侧或单侧增大的卵巢，或双附件正常。

在中医古籍中，类似该综合征的记载，散见于闭经、不孕、崩漏、癥瘕等篇章中。认为多由肝脾肾虚，痰湿阻滞胞宫所致。

二、辨 证 要 点

主症 月经失调，多毛，肥胖，痤疮。

气滞血瘀 月经稀发，或稀发量少，色深红有血块，或闭经，体毛多而浓黑，胸胁胀痛或刺痛，烦躁易怒，少腹胀痛或拒按，婚久不孕。舌质暗红或有瘀斑，苔薄黄，脉沉弦或沉涩。

痰湿阻滞 月经稀发，量少或量多，色淡红或淋漓不净，或闭经，体胖多毛，胸胁满闷，呕恶痰多，嗜睡乏力，或面浮足肿，或带下量多，色白，纳少便溏。舌质淡，舌体胖，边有齿印，苔薄白，脉细滑。

肝肾不足 月经初潮迟，或月经稀发，量少，甚至闭经，体质虚弱，乳房发育差，婚后不孕，或体毛增多，腰酸腿软，性欲减退，带下量少。舌质红或淡红，苔少，脉细涩或沉弱。

气血虚弱 月经逐渐后延，量少，经色淡而质薄，继而停闭不行，多伴有不孕，或头晕眼花，或心悸气短，神疲肢倦，或食欲不振。舌质淡，苔少，脉沉缓或虚数。

三、治　疗

（一）基本治疗

治法　调冲任，理气血。取任脉、足太阴及足太阳经为主。

主穴　关元　气海　血海　次髎

配穴　气滞血瘀配中极、合谷、太冲；痰湿阻滞配中极、气冲、丰隆；肝肾不足配肝俞、肾俞、太溪；气血虚弱配脾俞、三阴交、足三里。

方义　关元、气海属任脉，位近胞宫，又通于足三阴经，有益原气、固脾肾、调冲任、理经血之功；血海属足太阴脾经，为理血调经之要穴；次髎位于骶部，近胞宫，可活血通经，调冲任。

操作　诸穴毫针常规刺。

（二）其他治疗

1. 耳针疗法　取子宫、卵巢、内分泌、皮质下。毫针刺法、埋针法或压丸法。

2. 皮肤针疗法　采取轻度或中度刺激手法叩刺督脉、膀胱经（腰骶部）相关经穴，以患者有轻度痛感，局部皮肤潮红为度。

【按语】

1. 针灸治疗多囊卵巢综合征有良好效果，且作用持久，无副作用。
2. 针灸治疗本病一般需 2~3 个月经周期以上，应嘱患者坚持治疗。
3. 上述疗法可单独应用或配合应用。

文献摘录

1.《针灸甲乙经》："女子不下月水，照海主之。"
2.《针灸甲乙经》："月事不利……行间主之。"
3.《针灸集成》："血闭无子：曲泉。"

第四节　绝经前后诸证

一、概　述

绝经前后诸证是指以绝经期前后，出现月经停止或紊乱，忧郁或烦躁易怒，情绪不宁，烘热汗出，心悸失眠，健忘，腰背酸痛，精神倦怠，眩晕耳鸣等一系列症状为主要表现的病证，又称"经断前后诸证"。

绝经前后诸证的发生常与先天禀赋、情志所伤、劳逸失度、经孕产乳所伤等因素有关。本病病位主要在肾，与肝、脾、心三脏关系密切。绝经前后，肾气渐衰，天癸将竭，脏腑功能逐渐衰退，则使机体阴阳失去平衡而出现诸多证候。

西医学中，绝经前后诸证多见于围绝经期综合征、双侧卵巢手术切除或放疗后双侧卵巢功能衰竭，表现为下丘脑-垂体功能退化，从而出现一系列临床症状。

二、辨　证　要　点

主症　月经紊乱，情志不宁，潮热，心悸。

肾阴虚　头晕耳鸣，失眠多梦，心烦易怒，烘热汗出，五心烦热，腰膝酸软，口干，小便黄。

舌质红，苔少，脉细数。

肾阳虚　面色晦暗，精神萎靡，形寒肢冷，纳差腹胀，大便溏薄，尿意频数。舌质淡，苔薄，脉沉细。

肝阳上亢　头晕目眩，心烦易怒，腰膝酸软，经来量多。舌质红，脉弦细而数。

痰气郁结　形体肥胖，胸闷痰多，脘腹胀满，食少，浮肿，便溏。舌质淡，苔腻，脉滑。

三、治　疗

（一）基本治疗

治法　滋补肝肾，调理冲任。取任脉、足太阴经及相应背俞穴为主。

主穴　肾俞　肝俞　太溪　气海　三阴交

配穴　肾阴虚配照海、阴谷；肾阳虚配关元、命门；肝阳上亢配风池、太冲；痰气郁结配中脘、丰隆；烦躁失眠配心俞、神门；纳少便溏配中脘、阴陵泉。

方义　气海为任脉穴，可补益精气，调理冲任，益气固本；三阴交为肝脾肾三经交会穴，与肝俞、肾俞合用，可调补肝肾；太溪滋补肾阴，诸穴合用，气血自滋，冲任自调，神安志定。

操作　毫针补法或平补平泻。

（二）其他治疗

1. 耳针疗法　取内分泌、内生殖器、皮质下、肝、心、肾、交感、神门。每次选用2～4穴，毫针刺、埋针法或压丸法。

2. 电针疗法　取三阴交、太溪。针刺得气后，接电针仪，疏密波，弱刺激，每日1次。

【按语】

1. 针灸对本病疗效良好，必要时可配合中药及心理疏导。

2. 绝经前后妇女为肿瘤高发人群，诊断时应详细询问病史，结合相关辅助检查，排除其他疾病，以免贻误病情。

文献摘录

1.《素问·上古天真论》："女子七岁，肾气盛，齿更发长；二七而天癸至，任脉通，太冲脉盛，月事以时下，故有子……七七，任脉虚，太冲脉衰少，天癸竭，地道不通，故形坏而无子也。"

2.《备急千金要方·卷第三十》："肾俞、内关，主面赤热。"

3.《针灸大全·八法主治病证》："女人血气劳倦，五心烦热，肢体皆痛，头目昏沉，百会一穴，膏肓二穴，曲池二穴，合谷二穴，绝骨二穴，肾俞二穴。"

知识扩展

西医对围绝经期综合征发病机制尚未完全阐明，目前研究普遍认为女性卵巢功能的衰退，性激素水平急速下滑，下丘脑-垂体-卵巢轴（hypothalamic-pituitary-ovarian axis，HPOA）或肾上腺轴的平衡失调及内分泌紊乱是其重要发病原因，主要病机涉及神经内分泌系统、免疫系统、自由基代谢等。针刺可能通过多层次、多系统、多靶点协同作用，改善围绝经综合征患者临床症状。现有关于针刺治疗本病的机制研究，主要围绕针刺对生殖内分泌系统的影响、神经系统的调节、免疫功能的改善、自由基代谢的干预、不良情绪的调节5个方面进行，但具体机制需要进一步阐明。

第五节 缺 乳

一、概 述

缺乳是指产后哺乳期内产妇乳汁甚少或全无的一种病证，又称"产后乳少"、"乳汁不足"、"乳汁不行"等。

缺乳的发生常与素体亏虚或形体肥胖、分娩失血过多及产后情志不畅、操劳过度、缺乏营养等因素有关。本病病位在乳房，胃经过乳房，肝经至乳下，脾经行乳外，本病与胃、肝、脾关系密切。乳汁由气血化生，赖肝气疏泄与调节，因而乳汁生化不足或乳络不畅均可导致乳少。

产后乳少，乳房松软不胀，或乳腺细小多属虚证；乳房胀满而痛，乳腺胀硬，或乳房虽松软，但躯体肥盛多属实证。

西医学中，因哺乳方法、营养、睡眠、情绪及健康状况等因素影响下丘脑，使腺垂体催乳素分泌减少，从而引起乳汁分泌不足。另外，哺乳中期（月经复潮后）乳汁减少，属正常现象。

二、辨 证 要 点

主症　产后哺乳期乳汁分泌量少，甚或乳汁全无。

气血虚弱　乳汁稀少，兼面色少华，倦怠乏力。舌质淡，苔薄，脉细弱。

肝郁气滞　乳少汁稠，兼胸胁胀满，情志抑郁。舌质淡，苔薄黄，脉弦。

三、治 疗

（一）基本治疗

治法　调理气血，疏通乳络。取局部腧穴、足阳明经为主。

主穴　膻中　乳根　少泽

配穴　气血虚弱配足三里、脾俞、胃俞；肝郁气滞配太冲、内关。

方义　乳根通阳明经气而催乳；膻中为气会，调气通络而催乳；少泽为通乳之经验穴。三穴合用，共达催乳、通乳之功。

操作　乳根向乳房基底部横刺致双乳房微胀为佳；膻中向两侧乳房横刺 0.5～1 寸；少泽点刺出血。气血不足者可配合灸法。

（二）其他治疗

1. 耳针疗法　取内分泌、交感、胸、肝、脾。每次选用 2～4 穴，毫针刺法，或用埋针法、压丸法。

2. 艾灸疗法　取膻中、乳根，温和灸，每穴 10～20 分钟，每日 1～2 次。

▓ 文献摘录

1.《陈素庵妇科补解》："乳头属厥阴，乳房属阳明，乳汁则手少阴、手太阳二经血也。"

2.《千金翼方》："妇人无乳法：初针两手小指外侧近爪甲深一分，两手液门深三分，两手天井深六分，若欲试之，先针一指即知之，神验不传。"

3.《针灸大成·治症总要》:"妇人无乳,少泽、合谷、膻中。"

4.《针灸逢源·妇人病门》:"乳汁不通,膻中(灸),少泽。"

【按语】

1. 针灸治疗缺乳效果较好,应尽早治疗。

2. 治疗期间,患者应调畅情志;饮食上可予高蛋白流质食物,如猪蹄汤、鲫鱼汤等以加强营养;避免过劳,保证充足睡眠;纠正不正确的哺乳方法。

3. 对乳汁壅滞,乳房胀满疼痛者,应避免挤压,及时用吸乳器排乳,以防止发生乳痈。

知识扩展

相比于其他喂养方式而言,母乳喂养有营养均衡的优势,尤其是富含蛋白质、脂肪、抗体和多种维生素等,从而有利于提高宝宝免疫力和促进宝宝发育,母乳喂养也有利于增进母子感情,有利于妈妈健康,母乳喂养还有经济、环保等方面的好处,故母乳喂养是新生儿优选喂养方式。目前,针灸治疗产后缺乳的机制尚未完全明确,可能是通过影响患者雌激素代谢水平,影响下丘脑-垂体-卵巢轴调节水平,影响多巴胺的分泌,调节情绪、睡眠及缓解疼痛等方面来取得疗效的。

第六节　崩　漏

一、概　述

崩漏是指妇女经血非行经期暴下不止或淋漓不尽的病证。其发病急骤,暴下如注,血量大者为"崩";病势较缓,出血量少,淋漓不绝为"漏"。二者虽有不同,但其发病机制相同,且常常交替出现或相互转化,故概称"崩漏"。

崩漏与素体阳盛或劳倦思虑、饮食不节、房劳多产、七情内伤等所产生的湿、热、瘀有关。本病病位在胞宫,与冲任二脉及肝、脾、肾关系密切。多种原因导致的虚(脾、肾)、热和瘀,均可使子宫藏泻失常,使冲任不固,不能制约经血,从而导致崩漏的发生。

西医学中,崩漏多见于无排卵型功能失调性子宫出血、生殖器炎症、宫内节育器和某些生殖器肿瘤引起的不规则阴道出血。

二、辨　证　要　点

主症　经血非时暴下,量多势急,经血色红,质稠者,多为实证;久崩久漏,淋漓难尽,经色淡,质稀者,多为虚证。

血热　月经量多,色鲜红或深红,质稠。舌质红,苔黄,脉数。

血瘀　月经时多时少,色紫暗有块。舌质紫暗,苔薄白,脉弦或涩。

湿热　出血量多,色紫红而黏腻,兼带下量多。舌质红,苔黄腻,脉濡数。

气郁　血色正常或有血块,兼时叹息,小腹胀痛。舌质淡,苔薄,脉弦。

脾虚　月经量多,色淡质稀。舌质淡,苔白,脉沉弱。

肾虚　经血色淡质清,兼腰酸肢冷。舌质淡,苔薄,脉沉细。

三、治　疗

（一）基本治疗

1. 实证

治法　清热利湿，固经止血。取任脉及足太阴经为主。

主穴　关元　三阴交　隐白

配穴　血热配血海、中极；血瘀配血海、膈俞；湿热配中极、阴陵泉；气郁配膻中、太冲。

方义　关元为任脉与足三阴经的交会穴，可通调冲任，固摄经血；三阴交为足三阴经交会穴，既可健脾调肝固肾，又可清泻三经的湿、热、瘀邪，邪除则脾可统血；隐白为脾经井穴，可健脾统血，是治疗崩漏的经验穴。

操作　毫针刺法，关元用平补平泻法，其余穴位用泻法，隐白用艾炷灸。

2. 虚证

治法　补脾益肾，固冲止血。取任脉及足太阴、足阳明经为主。

主穴　气海　三阴交　肾俞　足三里

配穴　脾虚配百会、脾俞；肾虚配命门、太溪。

方义　气海是任脉穴，可补下元，固胞宫；三阴交为足三阴经交会穴，配合肾俞可补脾肾，固冲任；足三里为胃经合穴，擅助气血化生，补气摄血。

操作　毫针补法，可配合灸法。

（二）其他治疗

1. 耳针疗法　取内分泌、内生殖器、肾、子宫、卵巢。每次选 2～4 穴，毫针刺，或埋针或压丸法。

2. 皮肤针疗法　取腰骶部相应背俞穴和夹脊穴以及下腹部任脉、肾经、脾经、带脉等，用皮肤针从上而下，循经叩刺至局部微出血，隔日 1 次。

【按语】

1. 针灸对无排卵型功能失调性子宫出血有较好的疗效，但对于血量多、病势急者，应采取综合治疗措施。

2. 绝经期妇女如反复多次出血，应做妇科检查，排除肿瘤等病。

3. 注意调畅情志，避免精神刺激，积极配合治疗；保证充足睡眠；防止过度劳累；保持外阴清洁。

文献摘录

1.《针灸甲乙经·妇人杂病第十》："妇人漏下，若血闭不通，逆气胀，血海主之……女子漏血，太冲主之……妇人漏血，腹胀满，不得息，小便黄，阴谷主之。"

2.《备急千金要方·赤白带下、崩中漏下第三》："女人漏下赤白及血，灸足太阴五十壮，穴在内踝上三寸，足太阴经内踝上三寸，名三阴交。"

3.《神应经·妇人部》："血崩，取气海、大敦、阴谷、太冲、然谷、三阴交、中极。"

4.《针灸大成·妇人门》："妇人漏下不止，太冲、三阴交；血崩，气海、大敦、阴谷、太冲、然谷、三阴交、中极。"

案例分析

刘某，女，31 岁，初诊日期：1992 年 5 月 13 日。

主诉：经血不止 14 天。现病史：14 天前月经来潮，经色淡，绵绵不断至今，伴腰酸。曾服中西药治疗，未能奏效。患者 14 岁初潮，经期、色、量均正常。27 岁结婚，婚后 2 年，流产 2 次。现症：经血不止，常觉体倦，畏寒，神疲懒言。查体：面色无华。舌质淡，苔薄白，脉沉细。

中医诊断：崩漏（冲任不足，肾气亏虚）。

治则：调补冲任，益气摄血。

选穴：百会、关元、足三里、三阴交、阳池、隐白。

诊疗思路：患者流产 2 次，冲任不足，又因失于调摄，气血亏虚，冲任不固，肝、脾失于统藏之权，发为崩漏。百会升举中气；关元大补元气，调整冲任功能；足三里、三阴交、隐白，调和肝脾，以司藏血、统血职能，还能补益气血，鼓舞正气；阳池为三焦经原穴，通调冲任，起益气摄血的作用。

操作：隐白用灸法；余穴用补法。

此患者治疗 5 次后，血量减，精神、体力较前好转，7 次后血止，再巩固治疗 7 次，诸症消失，疾病痊愈。

医嘱：忌食生冷及辛辣食物，调情志，避免过劳和精神刺激。

案例思考： 1. 试析本病刺灸法运用和穴位配伍规律。
2. 试析崩漏的辨证论治诊疗思路。

知识扩展

崩漏是妇科常见病、疑难病，张景岳以阴阳为总纲，辨脏腑与气血，认为崩漏与五脏阴虚阳搏关系最为密切，主要以阴虚为主，故以滋阴为要；同时应辨清有火无火，不妄投寒凉；张氏认为月经之本重在脾胃、冲任，故善用甘温之类，重视温补中焦脾胃，益气以生血，补气以摄血，行气以调血；从情志论治，注重自我情绪调节，用药物之力以助清肝、疏肝、调肝；另外还应考虑年龄因素，异期异治，顺应天时。

第七节 产后恶露不绝

一、概 述

产后恶露不绝是指产后血性恶露持续 2 周以上，仍淋漓不尽，又称"恶露不止"、"恶露不尽"。

产后恶露不绝的发生多与素体亏虚、饮食不节、劳倦太过、情志失调等因素有关。因素体亏虚，或孕后脾虚，不能统摄冲脉之血；或情志不畅，气郁血滞，血不归经；或素体阴虚，产后阴亏，虚热内生；或产后过用辛温热燥之品，或产后胞脉空虚，温热之邪侵袭，或肝郁化热，热扰冲任，迫血妄行。本病病位在胞宫，与冲任二脉及脾脏关系密切。基本病机为冲任不固，气血妄行。

西医学中，产后恶露不绝多见于晚期产后出血、胎盘附着面复旧不全、部分胎盘残留、蜕膜残留、产褥感染等。

二、辨 证 要 点

主症 产后血性恶露持续 2 周以上，仍淋漓不尽。

气虚 恶露量多或淋漓不断，色淡，质稀，无臭味，小腹空坠，面色㿠白，神倦懒言，气短自汗，四肢无力。舌质淡，苔薄白，脉缓无力。

血热 产后恶露量较多，色深红，质黏稠，有臭秽之气，面色潮红，身有微热，口燥咽干。舌质红，苔薄黄，脉细数。

血瘀　恶露量时多时少，淋漓涩滞不爽，色紫暗，有血块，小腹疼痛，拒按。舌质紫暗或有瘀点紫斑，苔薄，脉弦涩。

三、治　疗

（一）基本治疗

治法　调和气血，固摄冲任。取任脉、足太阴经为主。

主穴　关元　气海　血海　三阴交

配穴　气虚配脾俞、足三里；血热配中极、行间；血瘀配膈俞、地机；腹痛拒按配归来；小腹空坠配合灸百会。

方义　关元、气海属任脉，穴居脐下丹田部位，位近胞宫，通于足三阴经，能补益元气，固摄冲任，调理胞宫，引血归经；血海、三阴交同属足太阴脾经，为理血调经之要穴，既可补血生血，又可化瘀通络，且能清热凉血。

操作　因胞宫尚未复原，关元、气海二穴不宜深刺，应刺入1寸左右；余穴常规针刺；血热者行间点刺出血；气虚、血瘀者，可配合灸法。

（二）其他治疗

1. 电针疗法　取关元、气海、血海、三阴交。疏密波，强度以患者耐受为度，每次20～30分钟。

2. 耳针疗法　取内生殖器、皮质下、交感、内分泌、脾、肾、肝。每次选取3～5穴，毫针刺法、埋针法或压丸法。

3. 穴位贴敷疗法　取气海、关元。将吴茱萸5g、当归10g、党参20g，研末加醋调成糊状，均匀涂于3厘米×3厘米的胶布上，贴敷于穴上。可结合电磁波治疗仪照射，每次30分钟。

【按语】

1. 针灸治疗产后恶露不绝疗效较好，但对重症应明确病因，鉴别诊断，综合治疗。

2. 产后应注意卧床休息；避免精神刺激；饮食宜清淡而富含营养，忌食生冷、辛辣之品；不宜过劳，忌房事。

⚓ 文献摘录

1.《针灸资生经·第七》："气海、中都治恶露不止。关元治恶露不止。中极、石门，疗因产恶露不止。"

2.《针灸大成》："因产恶露不止，气海、关元。"

3.《针灸聚英·玉机微义针灸证治》："产后恶露不止，及诸淋注，灸气海……产后恶露不止，绕脐冷痛，灸阴交百壮。"

4.《针灸集成·乳肿》："因产恶露不止，中极、阴交百壮，石门七壮至百壮。"

知识扩展

生化汤治疗气虚血瘀型产后恶露不绝具有良好的疗效，有助于患者宫内残余的胎盘、胎膜等排出。有研究显示，血瘀证患者运用生化汤加减治疗后，体内血浆的纤维蛋白原含量明显降低，血流动力学指标明显改善。针对生化汤组成药物药理研究发现，益母草具有抗菌、抗血小板聚集、抗氧化以及促进子宫收缩等作用，桃仁具有抗凝、促纤溶等效果，不同程度促进瘀血的排除及子宫的修复，因而认为生化汤加减可能通过多种中药多靶点、多层次协调来提高产后恶露不绝患者临床疗效，缩短恶露持续时间，改善患者中医症候积分。

第八节 带 下 病

一、概 述

带下病是指带下量明显增多，色、质、气味异常，或伴有全身或局部症状的一种病证，又称"带证"、"下白物"、"白沃"、"赤白沃"等。若在月经期前后、排卵期及妊娠期带下量稍增多，而没有其他不适者，属正常生理现象。

本病病位在胞宫，与带脉、任脉及脾、肾关系密切。感受湿邪、素体虚弱、饮食劳倦等导致脾虚运化失职或肾虚蒸腾失司，使湿邪伤及任带二脉，任脉失固，带脉失约，以致带下量明显增多，色质味异常而为病。

西医学本病常见于阴道炎、子宫颈炎、盆腔炎、内分泌功能失调、子宫颈或子宫体肿瘤等引起的阴道分泌物异常与带下过多等疾病中。

二、辨 证 要 点

主症 白带明显增多，色、质、气味异常为主症。
湿热下注 带下量多，色黄或赤，质稠，有臭味，兼阴部瘙痒。舌质红，苔黄腻，脉濡数。
脾虚 带下色白，质黏无臭，绵绵不断。舌质淡，苔薄，脉细。
肾虚 带下清冷，稀薄如水，兼腰酸肢冷。舌质淡，苔薄，脉沉细。

三、治 疗

（一）基本治疗

治法 利湿化浊，固摄带脉。取足少阳、足太阴经为主。
主穴 带脉 中极 白环俞 三阴交
配穴 湿热下注配阴陵泉、水道、次髎；脾虚配气海、足三里、脾俞；肾虚配关元、肾俞、照海；阴痒配蠡沟、太冲。
方义 带脉为足少阳、带脉二经交会穴，是带脉经气所过之处，能固摄带脉，调理经气；中极为任脉与足三阴经的交会穴，可清理下焦，利湿化浊；白环俞属膀胱经，可调膀胱气化，利下焦湿热；三阴交调理肝、脾、肾，健脾利湿，固经止带。
操作 带脉向前斜刺，不宜深刺；中极针尖向下斜刺，使针感传至耻骨联合下或会阴部为佳；白环俞直刺，使骶部有酸胀感为佳；余穴常规针刺。腰骶部、腹部穴位可配合电针。脾虚、肾虚者，可配合灸法。

（二）其他治疗

1. 耳针疗法 取内分泌、内生殖器、肾、膀胱、三焦。每次取2~4穴，毫针刺法、埋针法或压丸法。

2. 艾灸疗法 取三阴交、中极、命门、神阙，温和灸，每穴 5～10 分钟，隔日 1 次。适用于脾虚、肾虚所致的带下。

【按语】

1. 带下病的病因复杂，一般来说，针灸对卵巢功能失调性带下过多效果最好，对滴虫性及真菌性阴道炎、子宫颈炎、慢性盆腔炎引起者，也有较好的疗效，根据病因配合药物内服及外阴药物洗浴，可提高疗效。疗效不好，反复发作者应注意排除癌性病变引起的带下增多。

2. 养成良好的卫生习惯，经常保持会阴部清洁干燥卫生。

📖 文献摘录

1.《针灸资生经·第七》："带脉治带下赤白……有此疾者，即速灸之……若再灸百会尤佳。"
2.《针灸甲乙经》："女子赤白沥，心下积胀，次髎主之。"
3.《百症赋》："带下产崩，冲门、气冲宜审。"
4.《针灸大成》："赤白带下，带脉、关元、气海、三阴交、白环俞、间使。"

知识扩展

"带下"一词首见于《素问·骨空论》，其中有云："任脉为病，女子带下瘕聚。"《傅青主女科·带下篇》卷首开宗明义指出"带下俱是湿证"。由此可以看出带下病的发病主要以湿邪为主，湿邪有内外之别，内湿的产生与脏腑气血功能失调有密切关系，脾虚失运，水湿内停，聚湿成痰，或肾虚不能温脾，失于固摄，内生湿邪则成内湿；外湿是指经行产后，胞脉空虚，如因摄生不洁，或因久居阴湿之地，或因术后损伤，以致湿邪乘虚而入，蕴而化热，伤及任、带发为带下。除与湿邪有关以外，与脾、肝、肾三脏功能失常，任带二脉失于固约也有很大关联。脾虚气陷，肾气亏虚，肝郁湿热，气虚不固，血枯化液，带脉失约，任脉不固，下元亏损，劳神过度等，均可引起带下病的发生。

第九节 不 孕 症

一、概 述

不孕症是指女子婚后未避孕，性生活及配偶生殖功能均正常，同居 1 年以上而未受孕者；或曾有过孕育史，而后未避孕，又连续 1 年未再受孕者。前者为原发性不孕，古称"全不产"；后者为继发性不孕，古称"断绪"。

不孕的发生常与先天禀赋不足、情志失调、房劳多产、素体肥胖、久病体虚、经产调护不当等因素有关。本病病位在胞宫，与任冲二脉及肾、肝、脾关系密切。基本病机是肾气亏虚，冲任气血失调。

西医学中因排卵功能障碍、生殖器官炎症、输卵管堵塞、子宫肌瘤、子宫内膜异位症等引起的不孕症可参考本病辨证论治。西医学中论述的不孕症包含男性不育因素，而中医所论述的不孕症单指女性不孕因素所引起的不孕。西医学认为，不孕症的原因以排卵障碍、输卵管因素、生精障碍和输精障碍为主，同时与男女双方精神过度紧张及同种免疫和自身免疫因素有关。

二、辨 证 要 点

主症 育龄妇女，婚后未避孕，性生活及配偶生殖功能均正常，同居 1 年以上而未受孕。

肾虚胞寒 月经初潮延迟，月经后期，量少色淡，面色晦暗，腰酸肢冷，性欲淡漠，小便清长，大便溏薄。舌质淡，苔薄白，脉沉细。

肝气郁结 月经后期或月经先后不定，月经量少，色暗，有血块，经前胸胁、乳房胀痛，烦躁易怒，善太息。舌质红，苔薄白，脉弦。

痰湿阻滞 经行延后，甚或闭经，带下量多，质黏稠，形体肥胖，胸闷泛恶。舌淡胖，苔白腻，脉滑。

瘀阻胞宫 月经推后，痛经，经色紫暗有块或经行腹痛。舌质紫暗或有瘀斑，苔薄白，脉涩。

三、治 疗

（一）基本治疗

治法 调理冲任，益肾助孕。取任脉、肾的背俞穴、肾经原穴为主。

主穴 关元 肾俞 太溪 三阴交

配穴 肾虚胞寒配复溜、命门；肝气郁结配太冲、期门；痰湿阻滞配中脘、丰隆；瘀阻胞宫配子宫、归来。

方义 关元为任脉与足三阴经交会穴，可调和冲任，温暖胞宫；肾俞为肾的背俞穴，太溪为肾经原穴，二者相配，为俞原配穴法，共同发挥补益肾气治本之功；三阴交为足三阴经交会穴，可健脾、补益肝肾，调和冲任。诸穴合用共奏调理冲任，益肾助孕之功效。

操作 毫针常规刺。肾虚胞寒、痰湿阻滞、瘀滞胞宫可配合灸法。

（二）其他治疗

1. 耳针疗法 取内生殖器、皮质下、内分泌、肾、肝、脾，每次 3～5 穴，毫针刺法或压丸法。

2. 穴位埋线疗法 取双侧归来，常规埋线操作，植入羊肠线，每月 1 次。

3. 艾灸疗法 取神阙，选用温肾助阳、化瘀行气类中药，共研细末，用黄酒调和制成药饼，置于神阙，上置大艾炷灸之，每次 8～10 壮，每周 1～2 次。

【按语】

1. 针灸治疗排卵功能障碍性不孕症有较好的疗效，但其疗程较长，需要长期治疗。

2. 不孕症的病因复杂，要排除男方原因及自身生殖系统器质性不孕，对输卵管堵塞的输卵管性不孕要综合治疗。

3. 治疗期间，注意调节情志，节制房事。

文献摘录

1.《针灸甲乙经》："女子绝子，衃血在内不下，关元主之。"

2.《针灸资生经》："妇人绝嗣不生，灸气门，在关元旁三寸，百壮。……妇人无子，针关元。涌泉，治妇人无子。"

3.《针灸大全》："女人子宫久冷，不受胎孕：照海二穴，中极一穴，三阴交二穴，子宫二穴。"

4.《百症赋》："无子搜阴交、石关之乡。"

第十节　妊娠恶阻

一、概　述

　　妊娠恶阻是指妊娠早期出现恶心、呕吐、厌食，甚至闻食即呕、食入即吐的病证。历代文献中又称之为"子病"、"病儿"、"病食"、"阻病"等。

　　妊娠恶阻的发生常与禀赋不足、七情内伤等因素有关。本病病位在胃，与冲脉及肝、脾、肾关系密切。基本病机是冲气上逆，胃失和降。

　　西医学称本病为"妊娠剧吐"。妊娠剧吐的发病与人绒毛膜促性腺激素及雌激素水平升高、孕妇精神过度紧张、焦虑忧虑等因素有关。妊娠剧吐可参考本病辨证论治。

二、辨证要点

　　主症　妇女妊娠后，反复出现恶心、呕吐、头晕、厌食，甚则闻食即呕、食入即吐。

　　脾胃虚弱　呕吐痰涎或清水，体倦神疲，脘痞腹胀。舌质淡，苔薄白，脉滑无力。

　　肝胃不和　呕吐酸水或苦水，腹胀，心烦口苦，嗳气叹息，胸胁及乳房胀痛，精神紧张或抑郁不舒。舌质红，苔薄黄，脉弦滑数。

　　痰湿阻滞　呕吐痰涎或黏液，口淡而腻，脘腹胀满，不思饮食，体重身倦。舌淡胖，苔白腻，脉濡滑。

三、治　疗

（一）基本治疗

　　治法　和胃平冲，降逆止呕。取胃的募穴与下合穴为主。

　　主穴　中脘　足三里　内关　公孙

　　配穴　脾胃虚弱配脾俞、胃俞；肝胃不和配期门、太冲；痰湿阻滞配丰隆。

　　方义　中脘为胃的募穴，又为腑会，功可通调腑气，和胃降逆；足三里为胃经下合穴，与中脘合募配穴，健脾胃，降逆止呕，擅治胃腑疾患；公孙为脾经络穴，通胃经，又为八脉交会穴，通冲脉；内关为心包经络穴，通三焦经，又为八脉交会穴，通于阴维脉，与公孙相配，可健脾和胃，平降冲逆，且内关为止呕止吐的经验效穴。

　　操作　针刺手法宜轻柔，用平补平泻法。公孙针感较强，应重用押手，以减缓孕妇的紧张情绪。腹部腧穴宜浅刺，慎用提插法。

（二）其他治疗

　　1. 耳针疗法　取胃、神门、肝、内分泌、皮质下，每次选2～3穴，毫针刺法或压丸法。

　　2. 穴位贴敷疗法　取胃俞、中脘、内关、足三里。用生姜片先涂擦腧穴至局部皮肤潮红，再将生姜片用胶布固定。

　　3. 皮肤针疗法　取中脘、足三里、内关、公孙。叩刺至局部皮肤潮红。

　　【按语】

　　1. 针灸治疗妊娠恶阻疗效明显，但治疗时应注意取穴不宜多，进针不宜深，手法不宜重，以免损及胎气。

2. 若在妊娠早期，有轻度恶心、呕吐、食欲不佳、头晕、体倦等，为"早孕反应"，不属病态。一般不需特殊处理，妊娠 12 周后随着体内 HCG 水平的下降，症状多自然消失，食欲恢复正常。

3. 饮食宜清淡，避免异味、精神刺激。

4. 妊娠呕吐的重症患者，应采取综合治疗措施。

文献摘录

《傅青主女科·女科下卷》："夫妇人受妊，本于肾气之旺也……而肾水不能应，则肝益急，肝急则火动而逆也；肝气既逆，是以呕吐恶心之症生焉。"

知识扩展

少数孕妇早孕反应严重，频繁恶心呕吐，不能进食，以致发生体液失衡及新陈代谢障碍，甚至危及孕妇生命，称为妊娠剧吐，发生率为 0.35%～0.47%。

妊娠剧吐发病原因尚不明确，可能与 HCG 水平升高有关，但临床表现的严重程度与血 HCG 水平有时不成正比。临床观察发现，精神过度紧张、焦虑、生活环境和经济情况较差的孕妇易发生妊娠剧吐，提示该病的发生有一定的精神及社会因素存在。

严重呕吐，引起失水及电解质紊乱，体内脂肪分解，中间产物丙酮聚集，引起代谢性酸中毒。患者体重减轻，面色苍白，脉搏细数，尿量减少，严重时血压下降。由于血浆蛋白及纤维蛋白原减少，孕妇出血倾向增加，可发生骨膜下出血等。病情继续发展，出血，嗜睡，意识模糊，谵妄甚至昏迷，严重危害母体健康。

第十一节 难　产

一、概　述

难产也称滞产，是指妊娠足月，临产时胎儿不能顺利娩出，总产程超过 24 小时。古称"产难"、"子难"、"乳难"。

难产的发生多与素体虚弱、产时用力不当、精神过度紧张、产前安逸少动等因素有关。本病病位在胞宫，与任冲二脉及肾关系密切。基本病机是气血失调，或气滞血瘀，碍胎外出；或气血虚弱，难促胎外出。

西医学中，难产多见于产力异常、产道异常、胎位异常、胎儿发育异常等所引起的异常分娩。影响分娩的主要因素为产力、产道、胎儿及精神心理因素，这些因素在分娩过程中相互影响。西医学中产力异常、产道异常等原因造成的难产，均可以参照本病辨证论治。

二、辨　证　要　点

主症　临产浆水已下，胎儿久久不能娩出。

气血虚弱　腹部隆起时间短或隆起不明显，坠胀阵痛不甚，面白神疲，气短而喘。舌质淡，苔薄，脉沉细弱，或脉大而虚。

气滞血瘀　腹部持续隆起而不松软，腰腹疼痛剧烈，拒按，面色晦暗，恐惧烦躁，精神紧张。舌质暗，苔薄，脉弦。

三、治　疗

（一）基本治疗

治法　调理气血，行滞催产。

主穴　合谷　三阴交　至阴　肩井

配穴　气血虚弱配足三里；气滞血瘀配血海、太冲。

方义　合谷为手阳明大肠经原穴，三阴交为足太阴脾经穴，二者相配，理气活血；至阴为足太阳膀胱经井穴，调理胞脉；肩井为足少阳胆经穴，具有催产下胎作用。

操作　合谷直刺，补法；三阴交直刺，泻法；至阴斜刺，虚补实泻；肩井直刺，泻法。采用间歇动留针法，每隔 5 分钟左右行针 1 次，直至产妇宫缩规律而有力为止。

（二）其他治疗

1. 耳针疗法　取内生殖器、神门、皮质下、内分泌、肾，毫针刺法，中等刺激，每隔 5 分钟左右行针 1 次或用电针疏密波刺激 60 分钟左右或至产妇宫缩规律而有力为止。

2. 电针疗法　取至阴、独阴二穴，各刺入 0.3 寸左右，接通电针仪，用疏密波，强度以患者能耐受为度，留针 60 分钟左右，或针治产妇宫缩规律而有力为止。

3. 艾灸疗法　取至阴，温和灸 15~30 分钟。

【按语】

1. 针灸对产力异常引起的滞产具有明显的催产作用，而对产道异常尤其是骨性产道异常引起的难产，不宜选择针灸治疗。

2. 滞产时间过长，对产妇和胎儿健康危害极大。因此，对病情危重者，应配合药物综合治疗，必要时立即手术处理。

文献摘录

1.《备急千金要方》："产难，针两肩井入一寸泻之，须臾即分娩。"
2.《针灸资生经》："张仲文疗横产先手出，诸符药不捷，灸右脚小指尖头三壮，炷如小麦，下火立产。"
3.《神应经》："难产，合谷（补），三阴交（泻），太冲。"
4.《针灸大成》："妇女难产，独阴、合谷、三阴交。"

第十二节　胎位不正

一、概　述

胎位不正是指孕妇在妊娠 30 周之后，产科检查时发现胎儿在子宫体内的位置异常。多见于腹壁松弛的孕妇或经产妇，是导致难产的主要因素之一。

胎位不正的发生常与禀赋不足、情志失调、形体肥胖、体虚过劳等因素有关。本病病位在胞宫，与冲任二脉及肾、肝、脾关系密切。基本病机是气血亏虚，转胎无力；或气机不畅，胎位难转。

西医学中胎位不正可参考本病辨证论治。常见的异常胎位有斜位、横位、臀位、足位等。胎位指的是胎儿先露部的指示点与母体骨盆的关系。枕先露以枕骨、面先露以颏骨，臀先露以骶骨，肩先露以肩胛骨为指示点。每个指示点与母体骨盆入口左、右、前、后、横的不同位置构成不同胎位。

二、辨 证 要 点

主症 孕妇在妊娠30周之后，经产科检查发现胎位不正。

三、治 疗

基本治疗

治法 调整胎位。

主穴 至阴

方义 至阴为足太阳膀胱经井穴，通肾经，可助肾水，调肾气，为远端取穴，为矫治胎位不正的经验效穴。

操作 嘱孕妇排空小便，解松腰带，坐于靠背椅上或胸膝卧位于床上，将艾条点燃后对准至阴进行温和灸或雀啄灸，每次15～20分钟，每日1～2次，灸至胎位转正。也可针刺，但手法要轻。

【按语】

1. 针灸矫正胎位不正疗效确切，对孕妇、胎儿均无不良影响。但应掌握最佳的治疗时机，妊娠30～32周期间成功率较高，若针灸治疗数次无效，应查明原因。

2. 针灸治疗后，可指导患者做胸膝卧位10～15分钟配合治疗，平时应适当运动，不宜过度营养和卧床太多。

3. 因子宫畸形、骨盆狭窄、盆腔肿瘤或胎儿本身因素引起的胎位不正，或习惯性早产、妊娠毒血症，不适宜针灸治疗。

文献摘录

1.《灵枢·本输》："膀胱出于至阴，至阴者，足小指之端也，为井金。"

2.《类经图翼》："一治横逆难产，危在顷刻，符药不灵者，急于本妇右脚小指尖，灸三壮，炷如小麦，下火立产如神，盖此即至阴穴也。"

第十三节 阴 挺

一、概 述

阴挺是指子宫从正常位置沿阴道下降，子宫颈外口达坐骨棘水平以下，甚至子宫全部脱出于阴道口外，或阴道壁膨出。又称"阴脱"、"阴菌"、"阴痔"、"阴疝"等。

阴挺的发生常与产伤未复、房劳多产、禀赋不足、年老体弱等因素有关，导致气虚下陷。本病病位在胞宫，与任、督、冲、带脉及脾、肾关系密切。基本病机是气虚下陷。中气不足或肾气亏虚，则冲任不固，带脉失约，系胞无力则发阴挺。

西医学中子宫脱垂可参考本病辨证论治。子宫脱垂分为三度。Ⅰ度轻型：子宫颈外口距处女膜缘<4厘米，未达处女膜缘；Ⅰ度重型：子宫颈已达处女膜缘，阴道口可见子宫颈。Ⅱ度轻型：子宫颈脱出阴道口，子宫体仍在阴道内；Ⅱ度重型：子宫颈及部分子宫体脱出阴道口。Ⅲ度：子宫颈与子宫体全部脱出阴道口外。

二、辨证要点

主症　子宫下移或脱出阴道口外。

中气不足　子宫下垂，劳则加重，平卧减轻，神疲乏力，面色无华。舌质淡，苔白，脉弱。

肾虚失固　子宫下垂，头晕耳鸣，腰膝酸软，小便频数。舌质淡，苔白，脉沉细。

三、治　疗

（一）基本治疗

治法　补气益肾，固摄胞宫。取任脉、督脉为主。

主穴　百会　气海　大赫　子宫　维道

配穴　中气不足配足三里、脾俞；肾虚失固配肾俞、太溪。

方义　冲、任、督脉皆起于胞宫。百会为督脉穴，诸阳之会，可升阳举陷，固摄胞宫；气海为任脉穴，位近胞宫，功可调理冲任，益气固胞；大赫为肾经与冲脉交会穴，功可固肾摄胞；维道为足少阳经会于带脉之穴，维系和调理任、督、冲、带脉，功可固摄胞宫；子宫为治疗阴挺的经验效穴。

操作　百会沿前后方向平刺，先针后灸或针灸同施；维道向会阴方向针刺；余穴常规针刺。

（二）其他治疗

1. 耳针疗法　取内生殖器、皮质下、交感、脾、肾，用蓖麻籽 10~20 粒，捣烂成泥膏状，贴敷于穴位上。

2. 艾灸疗法　取神阙、关元、气海、肾俞、足三里，每次选用 2~3 穴，温和灸 15~20 分钟。

3. 芒针疗法　取子宫、气海、带脉，每次选用 1 穴，选用 3~5 寸毫针，针尖朝向耻骨联合方向，横行刺入肌层，反复捻转，使患者会阴和小腹有抽动感，或单向捻针，使肌纤维缠绕针身后，再缓慢提针。隔日 1 次。

【按语】

1. 针灸治疗子宫脱垂Ⅰ度、轻Ⅱ度疗效明显，重Ⅱ度、Ⅲ度患者宜针药并用，综合治疗。

2. 治疗期间，指导患者做提肛肌锻炼。嘱患者应注意休息，不宜久蹲及从事担、提重物等体力劳动，禁房事。积极治疗引起腹压增高的病变，如便秘、咳嗽等。

文献摘录

1.《针灸甲乙经》："妇人阴挺出，四肢淫泺，身闷，照海主之。"

2.《备急千金要方》："妇人胞落颓，灸脐中三百壮。"

3.《针灸资生经》："大敦主阴挺出。少府主阴挺长。上髎治妇人阴挺出不禁。阴跷、照海、水泉、曲泉，治妇人阴挺出。"

第十四节　阴　痒

一、概　述

阴痒是指妇女外阴部或阴道内瘙痒，甚则痒痛难忍，坐卧不宁的一种病证，又称"阴门瘙痒"。

阴痒的发生常与感染虫疾、忧思恼怒、房劳过度、久病体虚等因素有关，导致肝经湿热下注，或阴虚化燥生风，或湿热生虫蚀阴。本病病位在阴部，与任脉与肝经关系密切。基本病机是肝经湿热下注，或阴虚化燥生风，或湿热生虫蚀阴。

西医学中，外阴炎、外阴营养不良等可参考本病辨证论治。常见的病因为慢性局部刺激，如外阴、阴道、子宫颈炎症的异常分泌物。

二、辨 证 要 点

主症　外阴或阴道内瘙痒。

肝经湿热　阴部瘙痒刺痛，带下量多，质稠，色白或黄，或呈泡沫、米泔样，胸闷，口苦而黏，脘闷纳呆。舌质红，苔黄腻，脉弦数。

肝肾阴虚　阴部干涩，灼热瘙痒，带下量少，头晕目眩，五心烦热，腰酸耳鸣。舌质红，少苔，脉细数。

湿虫滋生　阴部瘙痒，如虫行状，甚则奇痒难忍，灼热疼痛，带下量多，色黄呈泡沫状，或色白如豆渣状，口苦咽干，心烦少寐，小便黄赤。舌质红，苔黄腻，脉滑数。

三、治　疗

（一）基本治疗

治法　清热利湿止痒。取足厥阴经及任脉为主。

主穴　蠡沟　太冲　中极　三阴交

配穴　肝经湿热配行间、曲骨，肝肾阴虚配肝俞、太溪，湿虫滋生配曲泉、百虫窝。

方义　蠡沟为肝经络穴，可疏肝利胆、清热利湿止痒；太冲为足厥阴肝经输穴、原穴，三阴交为足太阴脾经穴，二者相配，可补益肝脾、清利湿热；中极为任脉穴，功擅清利下焦湿热而止痒。

操作　蠡沟针尖向上斜刺，针感向大腿内侧放射；中极针尖稍向下斜刺，使针感向前阴放射；余穴常规针刺。

（二）其他治疗

1. 耳针疗法　取外生殖器、神门、肝、肾、脾、肾上腺，每次选用3～5穴，毫针刺法、埋针法或压丸法。

2. 刺络拔罐法　取八髎，刺络拔罐法，常规操作。

3. 艾灸疗法　温灸器灸下腹部子宫、中极、曲骨等穴，每次30分钟，隔日1次。

【按语】

1. 针灸对本病有一定疗效。但阴道炎要查明病因，配合外用药治疗，必要时配偶亦应同时治疗。

2. 要注意日常卫生，治疗期间应禁房事，忌食辛辣刺激性食物。

3. 对剧痒难忍或病程缠绵者，可配合局部用药，但忌用刺激性大、有腐蚀性的药物。

文献摘录

1.《灵枢·经脉》："足厥阴之别，名曰蠡沟，去内踝五寸，别走少阳；其别者，循胫上睾，结于茎。其病气逆则睾肿卒疝，实则挺长，虚则暴痒，取之所别也。"

2.《针灸甲乙经》:"女子下苍汁不禁,赤沥,阴中痒痛……下髎主之……绝子,阴痒,阴交主之……阴痒及痛,经闭不通,中极主之。"

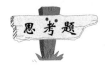

1. 试述月经不调的中医辨证分型及针灸治疗。
2. 试述痛经的中医辨证分型及针灸治疗。
3. 试述闭经的中医辨证分型及针灸治疗。
4. 试述绝经前后诸证的中医辨证分型及针灸治疗。
5. 试述缺乳的中医辨证分型及针灸治疗。
6. 试述崩漏的中医辨证分型及针灸治疗。
7. 试述带下病的中医辨证分型及针灸治疗。
8. 试述不孕症的中医辨证分型及针灸治疗。
9. 试述妊娠恶阻的中医辨证分型及针灸治疗。

第六章　儿 科 病 证

第一节　遗　尿

一、概　述

遗尿又称"尿床"，是指年满 5 周岁以上的小儿睡眠中小便自遗，醒后方觉，并反复出现的一种病证。偶因疲劳或睡前多饮而遗尿者，不作病态。

遗尿的发生常与禀赋不足、久病体虚、习惯不良等因素有关，本病病位在膀胱，与任脉及肾、脾、肺、肝关系密切。基本病机为膀胱和肾的气化功能失调，膀胱约束无权。

西医学中，遗尿症可参考本病辨证论治。遗尿症可以分为原发性和继发性两类，原发性遗尿症较为多见，多有家族史，无器质性病变，多因控制排尿的能力迟滞所致。继发性遗尿症多为全身性或泌尿系疾病引起，如泌尿道畸形、感染、尿崩症等。

二、辨 证 要 点

主症　睡中尿床，醒后方觉，数夜或每夜 1 次，甚至一夜数次。

肾气不足　白天小便亦多，清长而频数，面白少华，神疲乏力，畏寒肢冷，腰膝酸软。舌质淡，苔薄白，脉沉细无力。

脾肺气虚　日间尿频而量少，疲劳后遗尿加重，面色无华，少气懒言，自汗出，易感冒，纳呆便溏。舌质淡，苔白，脉细弱。

心肾不交　昼日多动少静，夜间寐不安宁，五心烦热，形体消瘦。舌质红少津，苔黄，脉细数。

肝经郁热　尿黄量少，气味臊臭，性情急躁，面赤唇红，或夜间龂齿。舌质红，苔黄，脉弦数。

三、治　疗

（一）基本治疗

治法　调理膀胱，温肾健脾。取任脉、足太阴经及膀胱的背俞穴、募穴为主。

主穴　关元　中极　膀胱俞　三阴交

配穴　肾气不足配肾俞、命门、太溪；脾肺气虚配肺俞、气海、足三里；心肾不交配通里、大钟；肝经郁热配行间、阳陵泉。

方义　关元为任脉穴，为足三阴经与任脉的交会穴，培补元气，益肾固本；中极为任脉穴、膀胱募穴，膀胱俞为膀胱背俞穴，二者相配为俞募配穴，调理膀胱气化功能；三阴交为足太阴脾经穴，是足三阴经的交会穴，健脾益气，益肾固本。诸穴合用共奏益肾固摄，调理膀胱之效。

操作　中极、关元直刺或向下斜刺，使针感下达阴部为佳；余穴常规针刺。肾气不足、肺脾气虚，可配合灸法。

（二）其他治疗

1. 耳针疗法　取膀胱、肾、皮质下、内分泌、尿道、神门。毫针刺法、埋针法或压丸法。

2. 艾灸疗法　取关元、中极、三阴交、命门、肾俞、膀胱俞，常规艾条温和灸15～30分钟。

3. 穴位贴敷疗法　取神阙，将丁香1份、肉桂2份、益智仁4份、覆盆子4份，共研细末，过200目筛后装瓶备用。每次取3g药粉。用黄酒调成膏饼状贴于脐部，夜敷昼揭。

【按语】

1. 针灸对原发性遗尿症的疗效较好。但对某些器质性病变引起的继发性遗尿症，应治疗其原发病，处理原发疾病后继发性遗尿症状即可减轻或消失。

2. 治疗期间要取得家长和患儿的合作。嘱家长密切配合，安排适宜的生活制度和坚持排尿训练。如控制患儿睡前饮水，夜间定时唤醒患儿起床排尿，逐渐养成自觉起床排尿的良好习惯。

3. 关注患儿的心理健康，切勿在小儿发生遗尿时责骂、讽刺、惩罚等，避免加重患儿的心理负担。

文献摘录

1.《针灸甲乙经》："遗溺，关门及神门、委中主之。"

2.《备急千金要方》："小儿遗尿……灸脐下一寸半，随年壮。又方，灸大敦三壮。"

3.《针灸大成》："遗溺，神门、鱼际、太冲、大敦、关元。"

4.《类经图翼》："小便不禁，气海、关元、阴陵泉、大敦、行间。"

案例分析

杜某，男，15岁，初诊日期：2017年7月1日。

主诉：遗尿6年余。现病史：患者于6年前罹患遗尿之症（每晚12点至次日1点），夏天轻，冬天重，前来就诊。现症见：遗尿，白天尿量不多，色白，无腰痛、腰酸，纳寐可，智力、记忆力无异常，大便正常。查体：形体消瘦，面色萎黄。舌质淡边有齿痕，苔薄黄，脉细弱。

中医诊断：遗尿（脾肾阳虚）。

治则：温补脾肾，益气固摄。

选穴：百会、气海、关元、足三里、三阴交、肾俞、脾俞。

诊疗思路：《针灸甲乙经》有云："虚则遗溺。"肾主封藏，司气化；膀胱为津液之府，依赖肾阳温养气化，具有贮藏和排泄小便的功能。若肾气不足，下元虚冷，不能制约水道，而致遗尿。脾虚不能生化气血，气血不能充养肌肤，故形体消瘦，面色萎黄；阳虚，故舌质淡，有齿痕，冬天畏寒，脉细弱。百会为手足三阳、督脉之会，升清举陷，醒脑开窍；关元、气海，温补肾阳，固摄下元；三阴交为足三阴经的交会穴，可调补脾肾；肾俞、脾俞用以补益脾肾。

操作：关元用灸法；脾俞、肾俞不留针；余穴用补法。

此患者治疗4次后，夜间已能自行醒来去小便。为巩固疗效，又治疗12次，遗尿痊愈。

医嘱：忌食生冷及辛辣食物，调情志，避免过劳和精神刺激，注意休息。

案例思考： 1. 试析本病刺灸法运用和穴位配伍规律。

　　　　　　2. 试析遗尿的辨证论治诊疗思路。

第二节 五迟五软

一、概　述

五迟，是指立迟、行迟、发迟、齿迟、语迟而言。五软，是指头项软、口软、手软、脚软、肌肉软而言。均属于小儿发育障碍，成长不足的疾患。又称"胎弱"、"胎怯"。五迟、五软病症既可单独出现，也可同时出现。

中医学认为，本病多因先天不足、肝肾亏损或后天失养、气血虚弱，以及患儿有难产窒息史、药物损害因素、家族史或其他疾病史。本病病位在脑和体，涉及肝、肾、脾、心等脏。基本病机是髓海不充，五脏亏虚。

西医学中，小儿脑性瘫痪（以下简称小儿脑瘫）可参考本病辨证论治。小儿脑瘫多见于先天性大脑发育不良或各种原因引起脑损伤而致的后遗症。

二、辨证要点

主症　智力低下，发育迟缓，四肢运动障碍。

肝肾亏损　筋骨瘦弱，发育迟缓，抬头、坐位、翻身、站立、行走或长齿等明显迟于正常同龄小儿，头项痿软，头形方大，目无神采，智力迟钝。舌质淡，苔薄白，脉沉细无力。

心脾两虚　语言发育迟缓，精神倦怠，神情呆滞，智力低下，头发生长迟缓，发稀萎黄，流涎不禁，四肢痿软，头项无力，肌肉松弛，食少便溏。舌质淡，或有舌体胖，苔少，脉细弱。

三、治　疗

（一）基本治疗

治法　健脑益智，调补五脏。取督脉、足阳明、足少阳经为主。

主穴　百会　风府　四神聪　悬钟　足三里　阳陵泉

配穴　肝肾亏损配肝俞、肾俞；心脾两虚配心俞、脾俞；上肢瘫痪配肩髃、曲池、手三里；下肢瘫痪配环跳、委中、梁丘；语言障碍配哑门、通里。

方义　脑为髓海，其输上在其盖，下在风府，故取百会、风府，补髓健脑，开窍益智；经外奇穴四神聪，有宁神醒脑益智之功；髓之会悬钟，可益髓充脑，强筋壮骨；胃之下合穴足三里，可培补后天之本，化生气血，滋养筋骨、脑髓、五脏；筋之会阳陵泉，可舒筋通络，强壮筋骨。

操作　毫针常规刺法，补法，可配合灸。风府向下颌或鼻尖方向针刺 0.5～1.0 寸，切勿向上深刺，以免误入枕骨大孔伤及延髓。四神聪向百会平刺，可配合电针治疗；余穴常规针刺。

（二）其他治疗

1. 头针疗法　取额中线、顶颞前斜线、顶旁 1 线、顶旁 2 线、顶中线。每次选 2～3 穴线，斜刺或平刺。

2. 耳针疗法　取心、肾、肝、脑干、皮质下等。每次选用 2～3 穴，隔日 1 次，毫针刺、揿针埋藏，或王不留行籽压贴。

3. 艾灸疗法　取肝俞、肾俞，各灸 3 壮，每日 1 次，适用于肝肾亏损证；取心俞、脾俞，各灸

3壮，每日1次，适用于心脾两虚证。

【按语】

1. 针灸治疗本病有一定疗效，可以改善症状。应重视早期治疗，坚持治疗，年龄小、病程短者效果较好。

2. 治疗期间嘱家长配合，可结合现代康复手段加强肢体功能、语言和智力训练。

3. 本病智力正常的患儿较少，但通常预后较好；频繁癫痫发作，可因脑缺氧而使智力障碍加重，预后较差。

文献摘录

1.《针灸集成·卷二》："四五岁不言，心俞、足内踝尖上各灸三壮。"

2.《传悟灵济录》："数岁不语，又口中转尿，因母食寒凉所致，俱灸中脘九壮。"

3.《灵枢·寒热病》："若有所堕坠，四肢懈惰不收，名曰体惰。取其小腹脐下三结交。三结交者，阳明、太阴也，脐下三寸关元也。"

4.《通玄指要赋》："四肢之懈惰，凭照海以消除"

知识扩展 治疗脑瘫的 Bobath 技术

Bobath 技术是根据人的发育过程，抑制痉挛来引出正常运动模式的一种康复技术，能降低脑瘫患儿肌张力，改善其肢体痉挛程度，激发机体与脑的代偿能力，帮助患儿建立正常的运动模式。Bobath 技术从神经发育学的角度分析脑瘫，并提出两个基本观点，即运动发育的未成熟性和运动发育的异常性。认为尽管脑瘫定义为"非进行性的大脑损害"，但如果异常姿势、异常运动不能被中断，随着年龄的增长，痉挛及畸形会越来越重，运动发育进一步向异常方向发展。患者因而体会不到正常运动、姿势、肌张力的感受，相反，却不断获得异常的感觉信息，长期下去这种异常姿势与异常运动就会固定下来。因此 Bobath 技术提倡早期治疗，尽早切断恶性循环。在临床 Bobath 技术可单独使用，也可与其他疗法结合使用，例如：Bobath 技术结合针灸疗法、Bobath 技术结合推拿疗法、Bobath 技术结合 Vojta 法（诱导疗法）等。

第三节　注意力缺陷多动障碍（小儿多动症）

一、概　　述

注意力缺陷多动障碍，又称小儿多动症，以注意力不集中，自我控制力差，多动，情绪不稳，冲动任性，参与事件能力差，伴有不同程度的学习困难，但智力正常或基本正常为主要特征的病证。属于一种常见儿童行为异常问题。多见于学龄期儿童，男孩多于女孩，6～14岁为多见。本病归属于中医学"脏躁"、"躁动"等范畴。

注意力缺陷多动障碍（小儿多动症）发生常与禀赋不足、护养不当、情志失调、外伤等因素有关。本病病位在心、脑，与肝、脾、肾关系密切。基本病机为髓海空虚，元神失养；或气血不足，心神失养。

二、辨证要点

主症　注意力不集中，活动过度，喜欢做小动作，情绪不稳，缺乏自制力，冲动任性，伴有不同程度的学习困难，但智力正常。

阴虚阳亢 烦躁多动，急躁易怒，难以静坐，或有遗尿，腰酸乏力，五心烦热，盗汗多梦。舌质红，苔黄，脉细数。

心脾两虚 神疲乏力，头晕健忘，思维缓慢，自汗盗汗，多动而不暴躁，纳少便溏，面色无华。舌质淡，苔白，脉细缓。

三、治 疗

（一）基本治疗

治法 调和阴阳，安神定志。取督脉及手少阴、手厥阴经为主。

主穴 印堂 四神聪 太溪 风池 神门 内关

配穴 阴虚阳亢配三阴交、太冲；心脾两虚配心俞、脾俞；烦躁不安配照海、神庭；记忆力差配悬钟；盗汗配阴郄、复溜；纳少配中脘、足三里；遗尿配中极、膀胱俞。

方义 督脉印堂，有宁心安神之效；经外奇穴四神聪，位于头部，可安神定志，健脑益智；足少阴肾经原穴太溪，可填精生髓，育阴潜阳；足少阳胆经风池可镇肝潜阳；手少阴心经神门为心之原穴，手少阳心包经内关为心包之络，二穴合用可宁心镇定安神。

操作 四神聪可向百会透刺；背俞穴向内斜刺，不宜直刺、深刺，以防伤及内脏；余穴常规针刺。毫针针刺基础上可配合电针、皮肤针疗法。

（二）其他治疗

1. 耳针疗法 取心、肝、肾、交感、皮质下、肾上腺、枕。每次取 2~4 穴，毫针刺法、埋针法或压丸法。

2. 头针疗法 取顶颞前斜线、额中线、顶中线、顶旁 1 线、顶旁 2 线、颞前线，头针常规针刺。

3. 拔罐疗法 以闪罐为主，取膀胱经第一条侧线，每次 1~3 分钟，每日 1 次。

4. 皮肤针疗法 取夹脊穴、百会、印堂、三阴交、阳陵泉等。用梅花针或七星针叩刺，以皮肤潮红为度。

【按语】

1. 针灸治疗本病有较好的效果。

2. 注意加强教育与诱导，配合一定的心理治疗，多加关怀和鼓励，逐步养成良好的生活习惯和健康行为。

3. 在治疗期间，应帮助患儿培养良好的生活习惯，对不良行为要耐心教育，学习和生活上多加关怀和爱护，切忌打骂、歧视和不耐烦，以免患儿自暴自弃。

文献摘录

1.《素问·灵兰秘典论》："心者，君主之官也，神明出焉，……肝者，将军之官，谋虑出焉。肾者，作强之官，伎巧出焉。"

2.《圣济总录·心脏门》："健忘之病，本于心虚，血气衰少，神精昏愦，故志动乱而多忘也。盖心者君主之官，神明出焉。"

3.《丹溪心法·健忘》："健忘精神短少者多，亦有痰者。"

4.《玉龙赋》："心悸虚烦刺三里，……通里疗心惊而即瘥。"

知识扩展　小儿多动症与成人多动症

注意缺陷多动障碍（ADHD）简称小儿多动症，是儿童期常见的病证。近年来研究表明，小儿多动症的预后并不乐观，小儿多动症需长期坚持治疗。症状常持续多年。一部分患者在青春期以后，症状逐渐消失，但部分患者的症状持续至青春期，成人后部分患者仍然存在临床症状。成人多动症的临床表现与儿童相似，以注意缺陷、多动和冲动为主要表现，但形式上有所差异。研究发现，成人多动症患者的焦虑和抑郁情绪明显，部分合并反社会型人格障碍、酒精和物质依赖、躯体化障碍、情感性精神障碍等。与一般人群比较，患者的辍学率、失业率、离婚率较高，教育程度低，职业成功率低，人际交往技能差，躯体健康水平低，交通事故率高。对于成人多动症的治疗有多种选择，现以药物治疗，心理干预为主。对多动症人群的关注有助于对其疾病的治疗与恢复，也有益于其社会适应能力的提高。

第四节　疳　证

一、概　述

疳证是由于喂养不当，或因多种疾病的影响，导致脾胃受损，气液耗伤而形成的全身虚弱、面黄发枯等小儿常见的慢性病证。

本病临床以形体消瘦，面色无华，毛发干枯，精神萎靡或烦躁，饮食异常为特征。本病发病无明显季节性，临床多见于 5 岁以下小儿。因其起病缓慢，病程迁延，不同程度地影响小儿的生长和发育，严重者可导致阴竭阳脱，因而被古人视为恶候，为小儿痧、痘、惊、疳四大要证之一。

"疳"之含义，自古有两种解释：一为"疳者甘也"，小儿恣食肥甘厚味，损伤脾胃，形成疳证，述其病因；二为"疳者干也"，气液干涸，形体消瘦，言其病机及临床表现。

中医学认为，疳证的发生多因饮食不节、病后失调、禀赋不足、感染虫疾、先天禀赋不足等所致；本病病位主要在脾、胃，可涉及心、肝、肺、肾。基本病机为脾胃受损，气血津液亏耗。

西医学认为，本病为能量或蛋白质不足引起的一种慢性营养缺乏性疾病。小儿严重营养不良、微量元素缺乏、佝偻病、慢性腹泻、肠道寄生虫病等可参考本病辨证论治。

二、辨证要点

主症　形体消瘦，精神疲惫，面色萎黄，毛发稀疏干枯，饮食异常。
脾胃虚弱　大便干稀不调，疲乏，纳呆。舌质淡，苔薄白，脉细无力。
食积　肚腹膨胀，食欲不佳，大便酸臭，夹有不消化食物。舌质淡，苔黄腻，脉细而滑。
虫积　嗜食无度，或喜食异物，脘腹胀大，时有疼痛，吮指磨牙。舌质淡，苔白，脉沉细弦。

三、治　疗

（一）基本治疗

治法　健运脾胃，化积消疳。取胃的募穴、下合穴为主。

主穴　中脘　足三里　脾俞　四缝

配穴　脾胃虚弱配胃俞、三阴交；食积配下脘、梁门；虫积配百虫窝、天枢；重症配神阙、气海。

方义　本病发生的关键在于脾胃运化功能失调，故取胃的募穴中脘、胃的下合穴足三里，配合脾的背俞穴脾俞共奏健运脾胃，化积消疳之效；经外奇穴四缝，是治疗疳积的经验效穴。

操作　足三里、脾俞，毫针刺，用补法；中脘毫针刺，用平补平泻或补法；四缝在严格消毒后用三棱针点刺放血或放液。对婴幼儿可采取速刺不留针。

（二）其他治疗

1. 捏脊疗法　沿患儿背部脊柱两侧由下而上用拇指、食指捏华佗夹脊 3～5 遍。

2. 皮肤针疗法　取脾俞、胃俞、肾俞、夹脊穴，从上到下轻轻叩刺，以局部潮红为度。

3. 穴位贴敷疗法　取神阙。用大黄、芒硝、生栀子、杏仁、桃仁各 6g，共研细末，加面粉适量，用鸡蛋清、葱白汁、醋、白酒少许，调成膏状贴敷于任脉神阙处。

4. 拔罐疗法　取背部脊柱两侧膀胱经第一条侧线、腹部天枢、大横等穴位，行闪罐法治疗。

【按语】

1. 针灸治疗本病有较好的疗效。如因肠道寄生虫、结核病等其他慢性疾病所致者，应注意治疗原发病。

2. 提倡母乳喂养，患儿乳食定时定量，不宜过饱，勿过食肥甘油腻、生冷等食物。

3. 临床实践表明，四缝点刺放血或放液是针灸治疗本病简捷而有效的方法。

4. 合理安排小儿的生活起居，保证充足的睡眠时间；经常户外运动，呼吸新鲜空气，增强体质。

文献摘录

1.《太平圣惠方》："小儿羸瘦，食饮少，不生肌肤，灸胃俞穴各一壮，在第十二椎下两旁各一寸半陷者中，炷如小麦大。"

2.《类经图翼》："食积腹大，脾俞、胃俞、肾俞。"

3.《针灸大成》："此子形羸，虽是疳症，而腹内有积块附于脾胃之旁。若徒治其疳，而不治其块，是不求其本，而揣其末矣。治之之法，宜先取章门灸针，消散积块。"

4.《采艾编翼》："疳症，囟会、鸠尾、胃俞、合谷。"

知识扩展　点刺四缝治疗小儿疳积临床疗效的 Meta 分析

疳证是小儿常见的慢性病证。点刺四缝作为经验疗法已经有了一定的临床研究基础，采用 Meta 分析评价点刺四缝治疗疳积的临床疗效，为临床治疗提供可靠的依据。以"疳积"、"疳证"、"积滞"和"四缝"为关键词，检索 Cochrane Library、PubMed、CNKI、万方数据库从建库至 2015 年 12 月的相关文献，运用 Review Manager 5.3 软件进行 Meta 分析。最终纳入 14 篇临床随机对照试验，共 1978 例患者。Meta 分析结果显示，使用不同疗法治疗小儿疳积时，点刺四缝疗效优于非点刺四缝，差异有统计学意义，漏斗图不对称提示有发表偏倚。得出点刺四缝治疗小儿疳积，在总体疗效方面显示出一定优势的结论，但由于文献质量较低并且可能存在发表偏倚，需要更多的高质量研究增加证据强度的结论。

第五节 积　滞

一、概　述

积滞是指小儿内伤乳食，停聚中焦，积而不化，气滞不行所形成的一种胃肠疾患。以不思乳食，食而不化，脘腹胀满，嗳气酸腐，大便溏薄或秘结酸臭为特征。本病既可单独出现，也可夹杂于其他疾病中。各种年龄均可发病，但以婴幼儿为多见。本病一般预后良好，少数患儿可因积滞日久，迁延不愈，损伤脾胃，导致气血生化不足，生长发育障碍，而转化为"疳证"，故有"积为疳之母，有积不治，乃成疳证"之说。

积滞的发生常与禀赋不足、饮食不节、喂养不当等因素有关。本病病位在胃肠。因喂养不当，乳食过度，或过食生冷肥甘及难以消化食物，脾胃受损，致运化失司，气机升降失常，而成积滞；或因小儿脾胃素弱，或病后体弱，一旦饮食不当，则停滞不消，而成虚中夹实的积滞。基本病机是脾胃运化失调，气机升降失常。

西医学中，积滞多见于婴幼儿单纯性消化不良症及慢性病，尤其是消化系统病出现的消化不良可参考本病辨证论治。

二、辨 证 要 点

主症　不思饮食，脘腹胀满或疼痛，或伴有呕吐，大便酸臭或溏薄。

乳食不化　脘腹胀满，疼痛拒按，烦躁啼哭，夜眠不安，手足心热，呕吐乳块或酸馊食物。舌质红，苔厚腻，脉滑数。

脾虚夹积　腹满喜按，不思乳食，食则饱胀，时有呕恶，面色萎黄，形体消瘦，困倦乏力，夜卧不安，大便稀薄，或夹有乳食残渣。舌质红，苔白腻，脉沉细弱而滑。

三、治　疗

（一）基本治疗

治法　健脾和胃，消食化积。取胃、大肠的募穴、下合穴为主。

主穴　中脘　天枢　足三里　上巨虚

配穴　乳食不化配梁门、内庭；脾胃夹积配脾俞、胃俞、建里；呕吐配内关；烦躁不安配神门、三阴交。

方义　本病为胃肠运化失常，故取胃之募穴中脘、大肠之募穴天枢，疏通脘腹气机，以化积消食；胃之下合穴足三里与大肠之下合穴上巨虚相配，"合治内腑"，可通调肠腑。

操作　婴幼儿腹部腧穴可用指压法，余穴毫针常规刺。

（二）其他治疗

1. 皮肤针疗法　取脾俞、胃俞、夹脊穴（第 7～17 椎）。叩刺宜轻，以皮肤潮红为度，每日 1次，每次 20 分钟。

2. 耳针疗法　取胃、神门、大肠。毫针刺法或压丸法。

3. 穴位敷贴疗法　炒大黄 30g，芒硝 20g，研粗末。混合装入布袋，外敷患儿神阙。用于乳食不化证。

【按语】

1. 针灸对本病治疗效果良好，如配合捏脊疗法效果更佳。

2. 注意调节患儿饮食，合理喂养，进食应定时定量，营养丰富，易于消化。

3. 忌暴饮暴食、过食油腻生冷及妄加滋补之品等。

文献摘录

1. 《类经图翼·卷十一》："食积肚大，脾俞、胃俞、肾俞。"

2. 《济生方·积聚》："夫积者，伤滞也。伤滞之久，停留不化，则成积矣……克化失宣，久之必成积聚瘕癖矣。"

3. 《诸病源候论·小儿杂病诸候》："小儿食不可过饱，饱则伤脾，脾伤不能磨消于食，令小儿四肢沉重，身体苦热，面黄腹大是也。"

4. 《医宗金鉴·幼科心法要诀》："夫乳与食，小儿资以养生者也。胃主纳受，脾主运化，乳贵有时，食贵有节，可免积滞之患。若父母过爱，乳食无度，则宿滞不消而疾成矣。"

知识扩展 刮痧疗法治疗小儿积滞

运用刮痧疗法取督脉和足太阳膀胱经治疗小儿积滞，可促进气血运行，起到活血化瘀，润肠通便的作用。

督脉位于人体背部属阳，总督一身之阳气，且与人体六条阳经交会于大椎，督脉有调节阳经气血的作用，故称为"阳脉之海"。督脉又与任脉相通，故又可联络一身之阴，具有平衡阴阳的功效。通过运用刮痧疗法，可起到振奋督脉阳气，疏通经脉，调节五脏六腑的作用。足太阳膀胱经循行于脊柱两侧旁开 1.5 寸处，脾俞、胃俞、大肠俞等五脏六腑的背俞穴分布于此。故通过刮痧疗法刺激背俞穴中的脾俞、胃俞、大肠俞等穴位，可达到调节脏腑功能，健脾益气，和胃消积之功。

刮痧疗法疗效显著，但目前仍缺乏规范化操作，需在理论机制、介质、手法等方面进一步研究及创新。

第六节 惊 风

一、概 述

小儿惊风是以四肢抽搐，口噤不开，角弓反张，甚则神志不清为特征的病证，又称"惊厥"。本病来势凶险，变化迅速，为儿科急危重症之一。以 1～5 岁的小儿最为多见，一年四季均可发病。抽搐时的主要表现可归纳为搐、搦、掣、颤、反、引、窜、视，古人称之为"惊风八候"。

临床上根据其表现分为急惊风与慢惊风两类。急惊风多与外感时邪、痰热内蕴、暴受惊恐等因素有关。慢惊风则多由先天禀赋不足或久病正虚所致。本病病位主要在心、肝、脑，慢惊风还与脾、肾关系密切。基本病机为热极生风或肝风内动。

西医学中，惊风相当于惊厥。西医学认为，惊厥是痫性发作的常见形式，以强直或阵挛等骨骼肌运动性发作为主要临床表现，常伴有意识障碍，可见于多种疾病，如高热、中毒性细菌性疾病、乙型脑炎、脑膜炎、原发性癫痫等。

二、辨 证 要 点

（一）急惊风

主症　发病急骤，全身肌肉强直性或阵发性痉挛，甚或伴神志不清。

外感惊风　发热头痛，咳嗽咽红，鼻塞流涕，烦躁不安，继而神昏，四肢抽搐或颤动。舌质红，苔薄白，脉浮数。

痰热惊风　壮热面赤，烦躁不宁，摇头弄舌，呼吸急促。舌质红，苔微黄，脉浮数或弦滑。

惊恐惊风　暴受惊恐后惊惕不安，身体颤栗，喜投母怀，夜卧惊啼，甚至惊厥，神志不清，大便色青。舌质淡，苔薄白，脉律不整或指纹青紫。

（二）慢惊风

主症　起病缓慢，抽动无力，时发时止。

脾肾阳虚　面黄肌瘦，形神疲惫，囟门低陷，昏睡露睛，四肢不温，大便稀薄。舌质淡，苔薄白，脉沉细。

肝肾阴虚　神倦虚烦，面色潮红，手足心热。舌质红，少苔或无苔，脉细数。

三、治 疗

（一）基本治疗

1. 急惊风

治法　清热开窍，镇惊息风。取督脉及手厥阴、足厥阴经为主。

主穴　水沟　印堂　合谷　太冲　中冲

配穴　外感惊风配大椎、十宣、十二井穴；痰热惊风配丰隆、中脘；惊恐惊风配神门、内关。口噤不开配地仓、颊车。

方义　水沟、印堂均为督脉穴，具有醒脑开窍、醒神镇惊之功；合谷、太冲相配，"开四关"而擅长息风镇惊，为治疗惊厥的常用效穴；中冲点刺可泻热清心，醒脑开窍。

操作　毫针常规刺，泻法。水沟向上斜刺，强刺激或雀啄泻法；十宣、十二井穴三棱针点刺放血；余穴常规针刺。

2. 慢惊风

治法　补益脾肾，镇惊息风。取督脉及相应背俞穴、足厥阴经为主。

主穴　百会　印堂　脾俞　肾俞　肝俞　足三里　合谷　太冲

配穴　脾肾阳虚配关元、神阙；肝肾阴虚配太溪。

方义　百会、印堂均为督脉经穴，具有醒脑开窍、醒神定惊之功，且印堂为止痉的经验穴；脾俞、肾俞、肝俞分别为脾肾肝的背俞穴，可健脾、益肾、息风；足三里为足阳明胃经下合穴，可健脾和胃，补益气血；合谷、太冲分别为手阳明大肠经、足厥阴肝经的原穴，二穴相配"开四关"而擅长平肝息风镇惊，为治疗惊厥的常用效穴。

操作　毫针常规刺，补法或平补平泻法，脾肾阳虚可配合灸法。

（二）其他治疗

1. 耳针疗法　取交感、神门、皮质下、心、肝，慢惊风加脾、肾。急惊风毫针刺法，强刺激；

慢惊风毫针刺法，中等刺激，或压丸法。

2. 灯火灸法　取印堂、承浆。用灯火灸，多用于急惊风。

3. 刺络放血疗法　在手足各选 2~3 个井穴，用三棱针点刺放血。适用于急惊风，尤其是高热所致者。

【按语】

1. 针灸治疗本病疗效肯定。但需查明原因，针对病因治疗，采取相应的治疗和预防措施。

2. 惊风发作时立即让患儿平卧，头偏向一侧，解开衣领，采取措施防止咬伤舌部。

3. 本病发作时应注意保持呼吸道通畅，并随时吸出呼吸道的痰涎和分泌物。

文献摘录

1.《针灸大全·八法主治病证》："小儿急惊风，手足搐搦。印堂一穴，百会一穴，人中一穴，中冲二穴，大敦二穴，太冲二穴，合谷二穴。"

2.《医学入门·杂病穴法》："小儿惊风少商穴，人中涌泉泻莫深。小儿急慢惊风皆效。"

3.《太平圣惠方·卷第一百具列四十五人形》："小儿急惊风，灸前顶一穴三壮，在百会前一寸，若不愈，须灸两眉头，及鼻下人中一穴，炷如小麦大。"

知识扩展　惊风病名探析

"惊风"一词，历经千年而沿用至今。宋代《太平圣惠方》开始将惊风与痫证区分开，并载有急惊风、慢惊风之病名，后世均遵此说，沿用惊风之名。"惊风"，由多种原因及多种疾病所引起，是以颈项强直，四肢抽搐，甚至角弓反张，或意识不清为特征的疾病。唐代以前，惊风一证与痫证均称为"痫"；宋代《太平圣惠方》开始将惊风与痫证区分开，并载有急惊风、慢惊风之病名；宋代钱乙在《小儿药证直诀》中提出了急惊风、慢惊风病因病机及治则治法。

"惊风"一词，经历了从"痫"到"惊风"的演变过程，而后逐渐固定。惊风一病病因病机复杂，证候表现多样，病名繁多，古代各医家对惊风之病名亦有不同的见解。

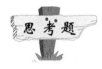

1. 古代医家认为，五迟、五软的治疗强调先天与后天并补，古代医家多选用哪些经脉和腧穴治疗本病？其方义如何？

2. 目前针灸治疗小儿多动症方法较繁杂，如何优化针灸小儿多动症的治疗方案？

3. 如何鉴别疳证及积滞？试述其针灸治疗。

4. "四关穴"为息风止痉、醒脑开窍的经验配穴，其作用机理是什么？

第七章 皮外科病证

中医外科古称"疡科"，"疡"即"疮疡"，即生于皮表的肿毒疮疡，广义的疮疡泛指一切生于皮表的皮肤、黏膜、毛发、乳房、肛肠等的外科疾病。

中医认为，人体脏腑经络、表里内外是一个整体，有诸内必形诸外，皮表的"疮疡"是整体阴阳气血偏胜偏衰以及脏腑功能失调的表现，所以病有内外，理无二致，但皮外科辨证也有其特点，在六淫致病上，因为"风先袭表"，"风胜则痒"；"热微则痒"，"热（火）胜则（肉）腐"；"湿性黏滞"，"湿胜则肿"，所以皮外科辨证归因比较重视风邪、热（火）邪、湿邪的影响；在脏腑辨证上，因为"肺主皮毛"，"诸痛痒疮，皆属于心"，"诸湿肿满，皆属于脾"，比较重视肺、心、脾脏功能的失调；"凡十二经脉者，皮之部也"，根据皮外科病证所表现的红斑、丘疹、水疱、糜烂、鳞屑、结节、痈肿或溃疡等损害，按所属的经络循行的皮表部位，可确定某经发病。临床某些皮外科病证较难治愈，且常反复，实与经络气血多少有关；皮损面积较大，如在头面、躯干及四肢外侧者，为多经受累之皮肤病，属阳证者多，一般易治易效；反之位于胸腹及四肢内侧者，为阴经受累皮肤病，属阴证者多，一般多缠绵难愈。

皮外科病证，外治是重要的治疗途径。针灸治疗皮外科疾病虽属外治疗法，其治疗思路可直接在病所局部（阿是穴）施以毫针围刺、三棱针点刺或散刺、皮肤针叩刺、艾灸以疏通瘀滞，消肿散结，就近祛邪，即"热则疾之"、"菀陈则除之"、"郁热则发之"之意；也往往从脏腑经络、气血阴阳辨证取穴配穴，整体施治，局部和整体兼顾。

第一节 瘾 疹

一、概 述

瘾疹是皮肤上突然出现的鲜红色或苍白色的瘙痒性疹块，因其发无定处，时隐时现，消退后不留痕迹故名。亦称风瘙瘾疹、痞瘟、赤白游风，俗称风疹块、风疹疙瘩。

瘾疹发病是由于素体禀赋不耐，外加六淫之邪侵袭；或饮食不节、肠胃湿热郁于肌肤；或平素体弱、气血不足，虚风内生所致。本病病位在肌肤腠理，基本病机是风郁腠理，营卫失和。

本病相当于西医的急、慢性荨麻疹。荨麻疹是一种以突然出现风团、血管性水肿或二者兼而有之为特征的皮肤病，风团旋发旋消，多伴有瘙痒，一般不超过 24 小时，血管性水肿有时表现为疼痛而非瘙痒，消退比风团慢，可能需要长达 72 小时。本病每天发作或间歇性发作，持续时间＜6 周，为急性荨麻疹；持续时间＞6 周，则为慢性荨麻疹。

二、辨 证 要 点

主症　皮肤突然出现瘙痒性风团，边界清楚，高出皮肤，或红或白，发无定处，时隐时现，消退后不留痕迹。

风寒袭表　疹色偏淡，剧痒，恶风怕冷，得热稍缓，遇寒加重。舌质淡，苔白，脉浮紧。

风热郁表　风团色红，扪之有灼热感，自觉瘙痒，遇热则剧，得冷则缓；或伴发热恶风，心烦，口渴，咽干。舌质红，苔薄黄，脉浮数。

肠胃积热　皮肤突发瘙痒性风团，伴脘腹疼痛，或便秘或泄泻，尿赤口干。舌燥，脉实有力。

血虚风燥　风团色泽淡红，或者与肤色相同，反复发作，迁延数月乃至数年不愈，或劳累后加重；伴有头晕心慌，神疲乏力，唇色白，失眠。舌质淡，苔薄白，脉细。

三、治　　疗

（一）基本治疗

治法　调和营卫，祛风止痒。取阳明经、足太阴脾经为主。

主穴　曲池　合谷　风池　血海　膈俞

配穴　风寒袭表配大椎、风门；风热郁表配肩髃、阳溪；肠胃积热配足三里、天枢；血虚风燥配三阴交、风市；呼吸困难配天突、鱼际、少商、商阳；恶心呕吐配内关、足三里。

方义　合谷、曲池属手阳明大肠经穴，手阳明大肠经为多气多血之经，与手太阴肺经相表里，两穴合用，内可清泄阳明大肠积热，外可调气和血，祛风疏表；风池为足少阳胆经穴，为手足少阳、阳维、阳跷脉之会，功擅祛风解表，与曲池、合谷同用，可祛风散热，解表止痒；血海为足太阴脾经穴，可健脾益气养血，与血之会穴膈俞合用，养血和营，祛风止痒，即"治风先治血，血行风自灭"之意。

操作　毫针浅刺。风寒袭表，大椎可艾条温和灸；呼吸困难，少商、商阳可毫针点刺出血。

（二）其他治疗

1. 耳针疗法　取肺、胃、大肠、神门、肾上腺。每次选用3～4穴，毫针刺法，或埋针法、压丸法。

2. 拔罐疗法　取神阙。可用留罐法或闪罐法。

3. 皮肤针疗法　取风池、血海、曲池、风市、夹脊穴（T_2～T_5、S_1～S_4）。用重叩法至皮肤隐隐出血为度。

4. 刺络放血疗法　取双耳尖、双中指尖、双足中趾尖，常规消毒后，采用三棱针点刺放血，隔日1次。

【按语】

1. 针灸治疗急性瘾疹效果较好。本病若多次反复发作，超过6周以上，需查明原因，如感染、药物、食物、吸入物、冷或热刺激、精神因素等诱发，需避免和做针对性处理。

2. 瘾疹尤其是慢性瘾疹，常反复发作，病程迁延，除极少数并发呼吸困难或其他系统症状外，绝大多数呈良性经过，预后良好。

3. 发病过程中，若出现胸闷、气促、呼吸困难、心慌烦躁等症状，此为喉头血管神经性水肿引致，可针刺天突、鱼际，点刺少商、商阳急救，并同时采取其他综合治疗措施。

📖 文献摘录

1. 《备急千金要方·卷二十二》："隐疹，举体痛痒如虫啮，痒而搔之，皮便脱落作疮，灸曲池二穴，随年壮，发即灸之，神良。"

2. 《针灸资生经·第七》："曲泽治风疹，肩髃治热风隐疹，曲池治刺风隐疹，涌泉、环跳治风疹…伏兔疗隐疹，合谷、曲池疗大小人遍身风疹。"

3. 《扁鹊神应针灸玉龙经·磐石金直刺秘传》："风毒隐疹，遍身瘙痒，抓破成疮，曲池（灸、针泻），绝骨（灸、针泻），委中（出血）。"

4. 《针灸聚英·卷四上·百症赋》："肩髃、阳溪消瘾风之热极。"

 案例分析

患者，女，40岁。

主诉：周身起风疹疙瘩伴瘙痒反复发作25年。

现病史：25年前开始出现周身起风疹疙瘩，每届春夏之交必严重发作，发作时除周身多处风团外，每天腹泻4~5次，腹痛，并伴有腹内瘙痒难忍之不适感，历经治疗不愈。诊时患者外观健壮，形体丰腴，舌质偏红，舌苔黄腻，脉象滑实，并诉平素大便坚，有口臭。嗜辛辣，饮白酒。初诊时正在发作，烦躁不安，不能宁坐片刻，家属补诉患者性情暴躁。

中医诊断：瘾疹（胃肠积热）。

治则：清热疏表，通调胃肠。

取穴：曲池、胃俞、公孙、血海、大肠俞。

配穴：肺、大肠、直肠、交感、神门（耳穴）。

诊疗思路：江南一带有一民间俗谚，"肚皮里生风疹块"。肺与大肠相表里，其风团可发于肌肤者，亦必可内应于肠腑。曲池为大肠经合穴，祛风解表，调气和血；胃俞、大肠俞为膀胱经穴，膀胱主一身之表，取此两穴，内清胃肠积热，外可祛风疏表；公孙、血海属脾经，两穴理脾养血祛风，且血海为治荨麻疹之经验要穴。并按此理加耳穴，以治此血热内蕴与胃肠实热交织之证。

操作：血海、大肠俞两穴用三棱针点刺放血，每穴出血约2毫升左右，余三穴均用毫针泻法。耳穴一侧用28号毫针刺出血，另一侧用药籽贴敷，嘱患者频频按压，务求剧痛。

翌日复诊，风团大半消退，腹痛未作，腹内瘙痒感消失，大便畅通1次，神态较昨安静许多，苔腻渐化，仍按原法再为治疗1次。第3日复诊，周身风团全部消退，随访2年，从未发作。

案例思考："肚皮里生风疹块"，你是怎么理解的？如果是喉头、气管生风疹块呢，有哪些临床表现？

第二节　湿　疹

一、概　述

湿疹是以皮肤表皮和真皮浅层呈丘疹、疱疹、渗出、肥厚等多形性损害并伴有剧烈瘙痒，反复发作为临床表现的疾病。

湿疹属于中医学"湿疮"、"浸淫疮"、"血风疮"范畴，其发生多与禀赋不耐，感受风湿热邪，饮食、体质、情志因素及脏腑功能失调有关。本病主要病因为湿邪，涉及的脏腑主要为脾，主要病位在皮肤，基本病机是风湿热邪，郁阻肌肤脉络。

西医学认为，本病是一种变态反应性慢性皮肤病，可能与体质、感染、精神因素、消化系统功能障碍、内分泌与代谢紊乱有关。临床过程分为急性、亚急性、慢性。急性湿疹以红肿、糜烂渗出为主，亚急性湿疹以鳞屑、痂皮为主，慢性湿疹以浸润、局部皮肤增厚及苔藓化为主。

二、辨证要点

主症 皮疹呈多形性损害。急性期多见红斑、丘疹、水疱、渗出、糜烂、结痂等；慢性期多见皮肤呈褐红色、浸润、肥厚、粗糙、皲裂、苔藓样改变等。皮损可呈对称性分布，瘙痒剧烈，遇热或入睡时加剧。

湿热浸淫 初起皮损潮红、灼热、肿胀，继而粟疹成片或水疱密集，渗液流津，瘙痒不休，身热口渴，便秘，小便短赤。舌质红，苔黄腻，脉滑数。

脾虚湿蕴 皮损潮红，瘙痒，抓后糜烂，可见鳞屑，纳少神疲，腹胀便溏。舌淡胖有齿痕，苔白腻，脉濡缓。

血虚风燥 病程较长，皮损色暗或色素沉着，粗糙肥厚，呈苔藓样变，剧痒，皮损表面有抓痕、血痂和脱屑，头昏乏力，口干不欲饮。舌质淡，苔白，脉弦细。

三、治 疗

（一）基本治疗

治法 健脾利湿。取皮损局部及手足阳明经、足太阴经为主。

主穴 皮损局部 曲池 足三里 三阴交 阴陵泉

配穴 湿热浸淫配曲池、内庭；脾虚湿蕴配脾俞、胃俞；血虚风燥配血海、风市。

方义 皮损局部疏调局部经络之气，利湿通络止痒。曲池为手阳明大肠经合穴，肺与大肠相表里，肺主皮毛，皮肤病取曲池是循表里经取穴，既能清肌肤之湿气，又可化胃肠之湿热。足三里既能健脾化湿，又能补益气血，标本兼顾。三阴交与足三里相伍，健脾益气，养血祛风；与阴陵泉相配，可加强健脾除湿的功效。

操作 毫针常规刺。皮损局部可用毫针围刺，或用皮肤针重叩出血后加拔火罐。脾虚湿蕴可在脾俞针刺加灸。

（二）其他治疗

1. 耳针疗法 取肺、脾、胃、神门、皮质下。毫针刺，慢性期可配合耳穴压丸。

2. 皮肤针疗法 取局部阿是穴、夹脊穴及足太阳经背部第一侧线。轻叩以皮肤潮红为度。

3. 火针疗法 取局部阿是穴。选用细火针局部点刺。

【按语】

1. 针灸治疗湿疹效果明显，急性期缓解症状，慢性期调理体质，是治疗本病的有效方法之一。

2. 温水洗浴，使用温和香皂或沐浴乳；避免穿紧身不透气的衣服。

3. 应少食或忌食生冷、甜腻、辛辣刺激食物及鱼虾海鲜发物。

4. 调畅情志，避免精神紧张和压力过大，保持良好的睡眠。

文献摘录

1.《针灸资生经》："小儿疳、湿疮灸第十五椎夹脊两旁七壮，未瘥加七壮。"

2.《医宗金鉴》："此症初生如疥，瘙痒无时，蔓延不止，抓津黄水，湿淫成片，由心火脾湿受风而成。"

案例分析

王某，男，48岁，初诊日期：2008年3月26日。

主诉：双小腿皮肤瘙痒难忍1年，加重2个月。现病史：1年前小腿前外侧出现瘙痒，口服抗过敏药物，外涂药膏（皮质类固醇激素类药物）症状减轻，但终未痊愈，时轻时重反复发作1年。2周前来到河南，瘙痒加重，彻夜不眠，因为瘙痒较甚，不自觉搔破皮肤，皮肤病变处肥厚粗糙，触之较硬，肤色呈紫褐色，皮纹呈苔藓样变，皮损表面有鳞屑伴有抓痕、血痂。现口干不欲饮，纳差，腹胀，舌淡，苔薄白，脉弦细。

中医诊断：湿疹（血虚风燥）。

治则：养血祛风。

治法：病变部位用0.2%的安尔碘消毒后，使用无菌梅花针在病变局部连续叩刺，以病变部位皮肤潮红或微出血为度。叩刺后选用大蒜适量，将其捣如泥状，敷于叩刺部位，蒜泥厚度约2厘米，随后点燃艾条，在蒜泥上部施灸10分钟，灸后将蒜泥去掉。温和灸时间不宜过长以免局部起疱，若治疗后局部发热疼痛均为正常反应。每3天治疗1次，5次治疗后患者皮肤已无瘙痒，皮损处基本恢复正常皮肤状态，半年后通过其亲属打电话随访得知湿疹未复发。

诊疗思路：中医认为，湿疹多由禀赋不耐，后天饮食失节，伤及脾胃，脾失健运，湿浊内生，又外感风邪，内外两邪相搏，风湿热邪浸淫皮肤，湿性重浊黏腻，湿热蕴结日久伤及阴血，出现血虚生风生燥所致。治疗应清热祛湿，养血活血。《素问·皮部论》曰："凡十二经脉者，皮之部也。是故百病之始生也，必先客于皮毛。"说明十二皮部与经络、脏腑联系密切。梅花针叩刺病变部位可疏通脏腑之气，激发调节经络功能，增强皮肤对内外之邪的抵抗能力。大蒜性辛、温，归脾、胃及肺经，具有消肿、解毒、杀虫等功效。临床上慢性湿疹迁延难愈，除了毫针治疗外，可整合其他外治法辅助治疗。

案例思考：慢性湿疹，除了局部治疗，整体调治如何选穴配穴？

第三节 蛇 串 疮

一、概 述

蛇串疮是一种皮肤突发簇集性水疱，常沿身体一侧呈带状分布，痛如火燎的急性疱疹性皮肤病，因疱疹成簇如串珠，呈带状分布，状如蛇形故名。亦称"蛇丹"、"蛇窠疮"、"蛇箍疮"、"缠腰火丹"、"缠腰龙"、"蜘蛛疮"。

蛇串疮的发生多因情志不遂，肝失条达，郁而化热；或饮食失调，脾失健运，湿浊内停；或年老体虚，正气不足兼感火湿毒邪而发病。本病病位主要在皮肤，基本病机是湿热火毒蕴蒸于皮肤、经络。

本病相当于西医学的带状疱疹，是由水痘-带状疱疹病毒引起的急性炎症性皮肤病。发病无季节性，各年龄、性别均可发病，多见于50岁以上者，伴机体免疫力低下者，如放化疗的肿瘤患者，尤其易感且病情较重。带状疱疹可发生于身体任何部位的皮肤，最常见的是肋间神经及三叉神经分布区域。

二、辨 证 要 点

主症 初起时发病部位皮肤灼热刺痛，继而出现簇集性粟粒大小疱疹，多呈带状排列，常发生于身体的一侧，以腰、胁部最为常见。疱疹消失后，部分患者可遗留剧烈神经痛。

肝经郁热　疱疹色鲜红，疱壁紧张，灼热刺痛。口苦咽干，烦躁易怒。舌质红，脉弦数。

脾虚湿蕴　疱疹色较淡，疱壁松弛。口不渴，食少腹胀。舌胖大有齿印，苔腻，脉沉滑。

气虚血瘀　疱疹色暗红，皮疹消退后局部疼痛不止，伴神疲乏力。舌质淡暗，苔白，脉弦细。

三、治　疗

（一）基本治疗

治法　泻火解毒，清热利湿，通络止痛。取皮损局部阿是穴及皮损相应神经节段夹脊穴、手足少阳经、足太阴经为主。

主穴　阿是穴　夹脊穴　支沟　阳陵泉　阴陵泉

配穴　肝经郁热配太冲、丘墟；脾虚湿蕴配三阴交、脾俞；气虚血瘀配足三里、膈俞；头面部疱疹配风池、合谷。

方义　皮损局部围刺或刺络拔罐，祛瘀通络，泻火解毒，配合相应夹脊穴，疏调皮损经络之气血，通络止痛。支沟为手少阳三焦经穴，阳陵泉为足少阳胆经穴，两穴相配，为手足上下、同名经配穴，清泻肝胆郁火湿热，主治胁腰疼痛；阴陵泉为足太阴脾经穴，有健脾除湿之功。

操作　毫针常规刺。皮损局部可用毫针围刺，或用皮肤针重叩出血后加拔火罐。

（二）其他治疗

1. 耳针疗法　取肝、肺、脾、神门、肾上腺、疱疹所在部位相应耳穴。毫针刺法，慢性期可配合耳穴压丸。

2. 火针疗法　取局部阿是穴。选用细火针局部点刺。点刺深度：急性期以达到疱疹基底部为度；恢复期疱疹干涸结痂，点入皮肤即止。

【按语】

1. 带状疱疹早期常以疼痛为首发症状，患者多先去内科、骨科、妇科等处就诊，查不出相关病因时，根据烧灼痛、针刺痛、抽掣痛特点，应想到本病可能。

2. 本病为自限性疾病，大多预后良好，一般在 2～3 周内痊愈，老年患者可能疼痛比较剧烈，皮损痊愈后，少数患者会有后遗神经痛。

3. 针灸治疗蛇串疮有较好疗效，可缓解神经痛，促进疱疹吸收和结痂，缩短病程，对后遗神经痛也有较好的止痛效果。

4. 注意休息，加强营养。饮食宜清淡，不宜肥甘辛辣。注意疱疹区清洁。

文献摘录

1.《外科大成·缠腰火丹》："俗名蛇串疮，初生于腰，紫赤如疹，或起水疱，痛如火燎"。

2.《外科备要·卷十九》："丹上小泡，用针穿破，外用柏叶散敷之。"

 案例分析

新某，男，57 岁。初诊时间：2010 年 7 月 29 日。

主诉：左侧胸胁部疼痛 1 周，加重 3 日。现病史：患者于 1 周前出现左侧胸胁部疼痛，开始为隐痛，之后成为烧灼样疼痛，且持续不止。至附近社区卫生服务中心，诊断为软组织损伤，服药后未见缓解。3 天前，疼痛部位出现散在如粗沙粒大丘疹多个，色红，之后逐渐发展为成簇水疱。经某中心医院皮肤科诊断为带状疱疹，服药后有所好转。但疼痛仍剧，如灼如刺，夜间无法入眠。经人介绍来看诊。查体：患者以手掌按住左胁，面容痛苦。左侧第 8、9 肋间自胸至胁沿肋间神经走向布有成簇大小不等水疱，疱壁紧张，疱液清澈，外周绕以红晕，周围肤色正常。舌红苔薄黄，脉弦紧。

中医诊断：带状疱疹（肝胆郁火）。

治则：泻火解毒，通络止痛。

取穴：主穴：阿是穴、夹脊；配穴：支沟、阳陵泉。

治疗经过：主穴取单侧，均取用；配穴取双侧，每次治疗只取一穴，交替使用。阿是穴围刺，以得气为度。针后沿带状分布的疱疹加拔火罐，留罐 15 分钟。第二日复诊时诉，疼痛大减，晚上已可安眠，检示胸胁部疱疹，已有萎软收缩之势，继用围刺之法，并在四周以梅花针轻叩至局部皮肤潮红。嘱隔日针刺 1 次。前后共治疗 5 次，痊愈。随访至今未发，亦无任何后遗症状。

诊疗思路：左侧胸胁部成簇分布疱疹，疱壁紧张，疱液清澈，外周绕以红晕，左侧胸胁疼痛如灼如刺。舌红，苔薄黄，脉弦紧。辨证为肝胆郁火发于皮肤。因患者疼痛明显，故在围刺之后加用拔罐之法，加重祛毒泻热之功，以梅花针叩刺，也包含此意。取阳陵泉、支沟，为上下、手足少阳经同名经配穴，一可清泄少阳郁火，二可疏通少阳经而止痛。此例患者系发病多日，至病情较重，始来寻求针灸治疗，所以疗程较长。著者曾遇到多例初起患者，往往针刺 2~3 次即可获愈。

案例思考：1. 蛇串疮常采用哪些刺灸方法？

2. 蛇串疮在发病初期，如何避免误诊？

知识扩展 带状疱疹相关性疼痛

带状疱疹相关性疼痛（zoster-associated pain，ZAP）分为带状疱疹急性期疼痛和疱疹后神经痛。带状疱疹急性期疼痛：发疹前常有乏力、低热及食欲不振等全身症状，同时或之后出现疼痛，常表现为患处烧灼样、针刺样、闪电样疼痛或钝痛，可伴皮肤感觉过敏或瘙痒。疱疹后神经痛（postherpetic neuralgia，PHN）定义为带状疱疹（herpes zoster，HZ）皮疹愈合后持续 1 个月及以上的疼痛，是带状疱疹最常见的并发症。PHN 是最常见的一种神经病理性疼痛，60 岁及以上的带状疱疹患者约 65% 会发生 PHN，70 岁及以上者中则可达 75%。30%~50% 患者的疼痛持续超过 1 年，部分病程可达 10 年或更长。PHN 受累部位通常大于皮损区域。根据疼痛性质，可将 PHN 分为 4 种类型：①烧灼样或者针刺样痛，常持续性发作；②电击样痛、撕裂样痛或者放射样痛，间断性发作；③触觉和痛觉超敏；④感觉过敏、感觉障碍和感觉异常。

由于带状疱疹急性期疼痛和 PHN 在发生机制和临床表现上存在连续性，并无截然的时间分割，因此应将 ZAP 作为整体加以全面认识和全程管理。

第四节　粉　　刺

一、概　　述

粉刺是常见的一种毛囊及皮脂腺的慢性炎症性疾病。其特征为散在颜面、胸、背等处的针头或米粒大小皮疹，如刺，可挤出白色粉渣样物，故称粉刺，又称"肺风粉刺"、"酒刺"，俗称"暗疮"、"青春痘"。也可形成黑头粉刺、丘疹、脓疱、结节、囊肿等损害，常伴有皮脂溢出。常见于青年男女，也可见于部分中年妇女。

粉刺的发生多与过食辛辣肥厚甜腻之品，酿湿生热；或肺经风热蕴阻皮肤。本病病位在皮肤，基本病机是热毒蕴阻肌肤脉络。

本病属西医学中寻常痤疮的范畴，12～24 岁的年轻人中约 85%罹患此疾。主要与遗传、雄激素作用、丙酸杆菌感染等因素相关。

二、辨 证 要 点

主症 皮损为散在性黑头粉刺、白头粉刺、丘疹、脓疱或结节。
肺经风热 面色潮红，丘疹色红，触痛或痒痛。舌质红，苔薄黄，脉浮数。
湿热蕴结 皮疹红肿，疼痛明显或伴有脓疱，脘腹胀满，便秘尿赤。舌质红，苔黄腻，脉滑数。
脾虚痰湿 皮损为白头粉刺，纳呆便溏。舌胖大、齿印，苔白，脉沉濡。

三、治 疗

（一）基本治疗

治法 清热解毒，健脾利湿。取皮损局部及手足阳明经为主。
主穴 阳白 下关 颧髎 合谷 足三里 大椎
配穴 肺经风热配少商、尺泽；湿热蕴结配曲池、阴陵泉；脾虚痰湿配脾俞、丰隆。
方义 三阳经皆上于面，且手阳明经与肺经相表里，肺主皮毛，故取合谷，清热透表，足三里清泻胃肠积热，两穴手足同名经配穴，为循经远取。取阳白、下关、颧髎疏调局部经络之气，清泻太阳、阳明、少阳三经之邪热；大椎为督脉与三阳经交会穴，可透达诸阳经之郁热。
操作 毫针刺，平补平泻。大椎用刺络法。

（二）其他治疗

1. 耳针疗法 取肺、心、脾、胃、内分泌、耳尖。肺经风热及湿热蕴结型可耳尖刺络放血。其余穴位可毫针刺法，或耳穴压丸。
2. 火针疗法 取局部红色丘疹或脓疱，选用细火针点刺，点刺脓疱后可用消毒棉签挤出脓液。

【按语】
1. 针灸治疗粉刺有一定效果，要注意局部和整体同调。
2. 局部勿滥用外用药。注意调理饮食、睡眠。少吃辛辣、高糖高脂食物，不熬夜，保持良好睡眠。

文献摘录

《扁鹊神应针灸玉龙经·磐石金直刺秘传》："肺风满面赤疮暴生者，少商、委中泻，其疮年深者，合谷泻。"

 案例分析

沈某，女，26 岁，公司职员。2007 年 11 月 12 日初诊。
主诉：额部及肩背部丘疹反复发作 1 年余，加重 3 个月。现病史：患者于 1 年多前，面部出现散在性红色丘疹，初因量少而不甚在意。之后，数量不断增多，不仅红肿疼痛且出现脓疱等。近半年来，逐渐密集于额部，此起彼伏，日益加重。因影响容貌，痛苦不堪。曾经多家医院确诊为痤疮，经各种方法治疗，均未能遏制病情发展。在万般无奈的情况下，来著者处一试针灸。查体：整个前额布满大小不等的丘疹、脓疱和愈后的暗红色瘢痕。舌质红，脉略细。
中医诊断：粉刺（风热郁阻）。
治则：疏风清热。

取穴：合谷、阳白、印堂、三阴交、风池。

操作：针刺用泻法，留针20分钟，每周2次。

诊疗思路：治疗2周未见明显效果。正在著者束手、患者失望之时，有一医者介绍艾条雀啄灸双侧天枢，以热引热。用后，果有好转，但数次后，又故态复萌。受此启发觉得大椎清热作用最为明显，于是改用针大椎，并行刺络拔罐。1周后复诊时，额部丘疹竟退去大半。患者一改首次对刺络拔罐的畏惧心理，主动要求应用此法。经3次治疗，困扰一年多之久的痤疮（包括额部和肩背部）竟霍然若失。为了防止再发作，又针3次。并嘱注意饮食清淡和适当使用化妆品，随访至今未复发。本例是著者首例使用上述效方的病例，也是通过这一病例才形成治疗痤疮的基本效方，即主穴：大椎、合谷；配穴：额部配阳白，面颊部配四白，颏部配承浆，毫针刺，泻法。大椎针刺后再以三棱针点此十数下或梅花针重叩后加拔大号火罐。

后因本例患者的介绍和后来治愈病例的辗转介绍，曾用此法治愈痤疮患者30多例，临床发现，大椎部位的出血量与症状轻重有一定关系，而且随着病情的减轻，出血量往往会逐渐减少。

案例思考：大椎点刺出血还可治疗哪些病证？

第五节　斑　秃

一、概　述

斑秃是一种多发生于头皮局限性斑片状脱发的皮肤病。其特点是骤然发生，脱发处头皮光亮如油，不红不痛不痒，经过徐缓，可自行缓解和复发。中医学称"油风"、"圆秃"，俗称"鬼剃头"。个别患者病损区可不断扩大，以致整个头发全部脱落称为"全脱"，若周身毛发包括眉毛、胡须、腋毛、阴毛、毳毛等全部脱落称为"普脱"。本病较常见，多见于青少年，据调查，在50岁以前，约有1%的人经过一次斑秃。

中医认为"发为血之余"，由于肝肾不足或脾胃虚弱，营血不能荣养皮毛，以致毛孔开张，风邪乘虚袭入，风盛血燥；或肝气郁结，气机不畅，以致气滞血瘀，发失所养而成。病位在头部毛发，与肝肾密切相关。基本病机为精血亏虚或气滞血瘀，血不养发。

西医学中，本病的病因不甚明了，可能与自身免疫、遗传、精神应激等因素相关。

二、辨　证　要　点

主症　突然出现圆形或椭圆形秃发斑，数目一个或多个，大小不等，脱发斑局部皮肤平滑光亮，一般无自觉症状。也有少数患者早期在秃发区可以看到红斑和浮肿。秃发边缘的头发松动，很容易拔出，拔出时可见发干近端萎缩，多数患者在一年内脱落的毛发可以重新生出，新生的毛发初为纤细柔软，呈黄白色，且可随生随脱，以后逐渐变黑变粗而恢复正常。

气血两虚　患者多于病后、产后脱发，呈渐进性加重，范围由小而大，数目由少而多。脱发区能见到散在的、参差不齐的残余头发，但轻轻触摸即脱落。伴有唇白，心悸，气短语微，头昏，嗜睡，倦怠无力。舌淡，苔薄白，脉细弱。

肝肾不足　患者年龄多数在40岁以上，平素头发焦黄或花白。发病时头发常是大片而均匀的脱落，严重时还会出现眉毛、腋毛、阴毛乃至汗毛的脱落；伴有头晕耳鸣，肢体畏寒，失眠健忘，腰膝酸软。舌质淡有裂纹，苔少或无，脉弦细无力。

血热生风　突然脱发，进展较快，常是大片大片的头发脱落。可伴有头部烘热，心烦易怒，急躁不安，个别患者还会相继发生眉毛、胡须脱落的现象，偶尔有头皮瘙痒。舌质红，苔少，脉细数。

血瘀毛窍　脱发前，先有头痛或头皮刺痛等自觉症状，继而出现斑块脱发，时间一久，则会发生全秃。伴有夜多恶梦，烦热难以入睡。舌质暗红或夹有瘀点，苔少，脉沉涩。

三、治 疗 方 法

（一）基本治疗

治法　养血生发，活血化瘀。以局部阿是穴、督脉及手太阴经为主。

主穴　阿是穴　百会　风池　膈俞　太渊

配穴　气血两虚配气海、血海、足三里；肝肾不足配命门、太溪；血热生风配三阴交、曲池；血瘀毛窍配血海、太冲。亦可按脱发部位取穴，如病灶在前头部配合谷、内庭；病灶在侧头部配外关、足临泣；病灶在头顶部配太冲、中封；病灶在后头部配后溪、申脉。

方义　百会为督脉经穴，督脉总督诸阳经，为阳脉之海，针之可激发诸阳经之气，补气生血，配风池可疏散表里之风邪；太渊为肺经原穴，"肺主皮毛"，膈俞为血会，二穴相配，益气养血，活血化瘀；局部阿是穴针刺、叩刺或者艾灸，可疏通患部气血，促新发生长。

操作　阿是穴在斑秃局部取穴，用短毫针围刺，或点刺整个区域，可使局部皮肤发红或者微微出血；余穴均常规毫针刺。

（二）其他治疗

1. 皮肤针疗法　取脱发区、夹脊穴或相关背俞穴。先从脱发边缘呈螺旋状向中心区叩刺，即向脱发区中心密刺，背部夹脊穴或背俞穴叩刺范围在 0.5～1 厘米，至局部皮肤微出血，隔日 1 次。也可在叩刺局部外搽斑蝥酊剂、旱莲草酊剂、生姜片外擦或施行艾条温和灸 5～10 分钟。

2. 耳针疗法　取枕、肺、肾、交感。毫针刺，或用压丸法。

【按语】

1. 针灸治疗本病有较好的疗效，主要从血分入手。可调整神经系统功能，改善局部血液循环和局部毛发营养，增强毛囊活性，促使毛发新生。但对毛发全脱疗效欠佳。

2. 斑秃对患者心理影响较大，告知患者本病良好的预后，坚定其愈病的信心，调畅情志，调整饮食起居也属重要。

▓ 文献摘录

1.《诸病源候论·毛发病诸候》："人有风邪在头，有偏虚处，则发秃落……或如钱大，或如指大，发不生，亦不痒，故谓之鬼舐头。"

2.《外科正宗·油风》："油风乃血虚不能随气荣养肌肤，故毛发根空，脱落成片，皮肤光亮，痒如虫行，此皆风热乘虚攻注而然。"

3.《医宗金鉴·外科心法要诀》："鬼舐头，……若耽延年久，宜针砭其光亮之处，出紫血，毛发庶可复生。"

 案例分析

患者，女，22 岁。初诊日期：2015 年 6 月 17 日。

现病史：近半年来，因学习压力大导致精神紧张、睡眠差，先后突然出现顶枕部两块脱发区，于当地医院服中药及外用药（具体药物不详）未见好转，后经他人介绍来针灸科门诊就诊。查体：顶枕部头发脱落，呈圆形、椭圆形、大小不等、边界清楚的两块斑秃区，大小分别约 2 厘米×2 厘米、1.5 厘米×2 厘米头发脱落，脱落区域光亮。舌质红，苔少，脉细数。自觉易怒心烦，易疲劳，腰膝酸软，口干，纳差，失眠多梦，健忘，二便调。血常规、血生化及微量元素检查未见异常。

中医诊断：斑秃（肝肾亏虚，气血不足）。

治则：补益肝肾，益气养血。

选穴：百会、四神聪、神庭、风池、头维、太冲、合谷、太溪、三阴交、阿是穴。

诊疗思路：本患者斑秃辨证结合脉症，属肝肾不足，气血亏虚。百会为督脉经穴，为诸阳之会，可宣通气血，升阳举陷，与四神聪、神庭合用以安神定志；风池、头维合用以祛风通络，太冲、合谷合用，所谓"开四关"，可疏畅全身气血，太溪、三阴交滋补肝肾，益气养血以生发。配合梅花针局部斑秃区阿是穴叩刺，辅以生姜涂擦。《素问·皮部论》曰："凡十二经络脉者，皮之部也，是故百病之始生也，必先于皮毛。"梅花针叩刺体表皮肤具有调和气血，通经活络，祛瘀生新之效。在脱发区涂擦生姜，生姜微温，味辛，可行气活血，温经通脉，改善斑秃处血液循环，促进毛发生长。体针以治本，梅花针叩刺、生姜涂擦以治标，三法合用，而收显效。

治疗 15 天后，斑秃区出现均匀的细小头发约 0.2 厘米；治疗 30 天后，脱发区全部长出约 0.5 厘米头发，色黑如常。

案例思考：本案例用针刺结合梅花针叩刺、生姜涂擦疗法治疗斑秃，其理何在？

第六节　丹　毒

一、概　述

丹毒是指皮肤突发焮热肿痛，色如涂丹，迅速蔓延，常伴有畏寒发热的一种急性皮肤病。发于下肢者称"流火"，发于颜面部者称"抱头火丹"；新生儿多生于臀部，称"赤游丹"。本病不分年龄、性别，男女老幼皆可患病，以夏秋季多发。

本病属火毒为病。多因血分有热，外受火毒之邪，热毒搏结、蕴阻肌肤，不得外泄；或皮肤黏膜损伤，火毒之邪乘虚而入引起。

本病西医也称丹毒，通常是由 A 族乙型溶血性链球菌感染引起的皮肤及其网状淋巴管的急性炎症。

二、辨证要点

主症　起病急骤，局部皮肤焮热肿痛，色如涂丹，迅速蔓延，边界分明，伴有畏寒发热。

风火上扰　发于头面，从一侧鼻部或耳部附近开始，向同侧颊部蔓延，或迅速跨过鼻部至对侧面部，眼胞肿胀难以睁开，伴头痛，骨节酸楚。舌质红，苔薄白或薄黄，脉浮数。

湿热下注　发于下肢，焮红灼热疼痛，红斑表面可出现黄色水疱，发热，心烦口渴，溲赤便秘。舌质红，苔黄腻，脉数。下肢丹毒如反复发作，每次发作时症状常较轻，但可因慢性淋巴水肿形成象皮腿。

火毒内陷　见于新生儿或老人术后。常伴有局部皮肤极度肿胀变形，新生儿常发生于脐周、腿臀之间，游走不定。伴有胸闷呕吐，壮热烦躁，神昏谵语。舌质红，苔黄。新生儿指纹紫黑。

三、治　疗

（一）基本治疗

治法　泻火解毒，凉血祛瘀。取督脉及手阳明经为主。

主穴　大椎　曲池　合谷　委中　阿是穴

配穴 风火上扰配百会、风池；湿热下注配阴陵泉、内庭；火毒内陷配十宣或十二井穴。

方义 督脉为阳脉之海，大椎为督脉经穴，为诸阳经和督脉的交会穴，功擅清泄阳热，泻火解毒；合谷、曲池为阳明经穴，阳明经多气多血，在三阳经中阳气最盛，大椎合曲池、合谷，泻火解毒，祛风清热；且"面口合谷收"，合谷于面部丹毒更为相宜。委中为足太阳膀胱经穴，又名"血郄"，太阳主一身之表，热毒蕴阻皮表，泻之可清热解毒，凉血祛瘀。阿是穴在皮损局部，点刺或散刺出血可直接清泻血分热毒，使热毒出则丹毒自消，即"菀陈则除之"之意。

操作 毫针刺，用泻法。大椎、委中、十二井穴诸穴均可用三棱针点刺出血，皮损局部用三棱针散刺出血。

（二）其他治疗

1. 耳针疗法 取肾上腺、神门、耳尖、皮损对应部位。毫针刺法，或压丸法。耳尖可点刺出血。

2. 刺络放血疗法 取委中、阿是穴。委中用三棱针点刺出血，局部阿是穴用三棱针散刺出血。

3. 皮肤针疗法 下肢丹毒，以皮肤针叩刺，使其少量出血后加拔火罐。

【按语】

1. 患者应卧床休息，多饮开水；流火患者应抬高患肢。

2. 有皮肤黏膜破损者，应及时治疗，以免感染毒邪；平时喜挖鼻者易引发抱头火丹，应注意避免。

3. 因足癣皮肤破损致下肢复发性丹毒患者，应彻底治愈足癣，以减少复发。

4. 抱头火丹和赤游丹禁用砭镰法。

5. 下肢丹毒急性发作，梅花针叩刺拔罐，可拔出白色淋巴液和少许血液，再予艾灸，可迅速消肿止痛。

6. 头面部及新生儿丹毒病情较重，应采取综合治疗措施。

ⅲ 文献摘录

1.《卫生简易方·卷之十二》："治丹毒发作，恐其入腹，一时无药，急以针于红点处刺出恶血，使毒于此而散。"

2.《针灸大成·卷九》："小儿赤游风，百会、委中。浑身发红丹，百会、曲池、三里、委中。"

3.《针灸集成·卷二》："风丹及火丹毒，以三棱针无间乱刺，当处及晕畔多出恶血，翌日更看赤气所在，如初乱刺，弃血如粪，神效。"

案例分析

徐某，女，45岁。初诊日期：1948年7月。

忽病右足腿红肿，其赤如丹，肌肤发热，疼痛难忍，不能步履，病已三日，脉来濡数，舌苔如常。

中医诊断：丹毒（热毒下注）。

治则：泄热解毒。

选穴：委中、阳陵泉、承山、足三里、丰隆。

诊疗思路：本病多由热郁化火，流注足胫而成。外科文献有色红而干者，属心肝二经之火，色黄而湿者，属脾肺二经湿热之说，但其肿胀疼痛，则多为经气壅滞不通之故，因而治疗皆须清解患部经络之热毒为主，取穴也以随经辨证为法，委中出血可泻下肢血分之热毒，也可在患处用三棱针点刺出血，均是清热泄毒之方法。上述穴位皆取右侧，以提插为主泻法，刺后疼痛即减，七诊而愈。

案例思考：1. 下肢丹毒和痛风性关节炎急性发作如何鉴别？

2. 下肢复发性丹毒引起的慢性淋巴水肿（象皮腿）如何针灸治疗？

知识扩展 烘绑疗法治疗慢性淋巴水肿

丹毒反复发作，常引起慢性淋巴水肿，而慢性淋巴水肿，又是引起丹毒反复发作的一个重要原因，二者互为因果。我国曾经丝虫病流行，由丝虫病引起的慢性淋巴水肿，治疗困难。20 世纪 60 年代，我国福建的中医工作者报道用烘绑治疗丝虫病的淋巴水肿效果很好，其方法是在人工砌的砖炉中，用木柴燃烧加热砖炉，待炉子升高到一定的温度将火熄灭，再将肿胀的肢体置入炉中烘烤，烘烤后再用绷带绑扎肢体。人工砖炉毕竟操作不便，温度不易控制，技术推广难。上海第九人民医院的张涤生院士偶然从报纸上发现中医烘绑治疗淋巴水肿的方法，由此得到了灵感和启发，改用电热丝通电产生红外辐射加热，首创远红外烘疗机。1983 年，张涤生院士又设计了微波烘疗机，克服了远红外烘疗机烤箱温度过高、患者体力消耗过多的缺点，且微波的穿透力强，治疗效果更佳。据不完全统计，上海第九人民医院临床共治疗 5000 多例原发性和继发性肢体淋巴水肿，总有效率达 95%左右，优良率达 70%，因此，国际淋巴学会推荐其为治疗淋巴水肿最有效的两种保守治疗方法之一，此方法可明显减少慢性淋巴水肿的丹毒发作。

第七节 乳 痈

一、概 述

乳痈是以乳房红肿疼痛、乳汁排出不畅，以致化脓成痈为主症的一种常见的乳房病证。好发于产后 3~4 周内的哺乳期妇女，尤以初产妇多见，发于妊娠，称为"内吹乳痈"；发于哺乳期，称为"产后乳痈"、"外吹乳痈"。

本病病位在乳房，与足阳明胃经和足厥阴肝经关系密切，因为足阳明胃经直接经过乳房，足厥阴肝经至乳下。凡产后所欲不遂致肝郁化火；恣食荤腥厚味致胃肠积热；乳房不洁、乳儿口中热气外吹，均可导致气血壅塞，乳络闭阻，火毒邪热郁而化脓成痈。

本病相当于西医学的急性乳腺炎，主要致病菌为金黄色葡萄球菌。几乎所有患者都是产后哺乳的妇女，尤其是初产妇更为多见，发病多在产后 3~4 周，与产后身体抵抗力下降、乳汁淤积、乳头破损等因素相关。

二、辨 证 要 点

主症 以乳房红肿热痛为主要症状，同时伴有恶寒，发热，口渴，便秘等。患侧乳房可触及硬块、压痛。

气滞热壅（初期） 患侧乳汁淤积，乳房局部皮肤微红，肿胀热痛，触之有肿块，伴有发热，口渴，纳差。舌红，苔黄，脉数。

热毒炽盛（成脓期） 乳房内肿块逐渐增大，皮肤灼热焮红，触痛明显，持续性、搏动性疼痛加剧，伴高热，口渴，小便短赤，大便秘结。舌质红，苔黄腻，脉洪数。

正虚邪恋（溃脓期） 经 10 天左右，脓肿形成，触之有波动感，经切开或自行破溃出脓，则寒热渐退，肿消痛减，疮口渐愈合；如脓肿破溃后形成瘘管，或脓流不畅，肿势及疼痛不减，病灶可能波及其他经络，形成传囊乳痈。伴有全身乏力，面色少华，纳差。舌质淡，苔薄，脉弱无力。

三、治　疗

（一）基本治疗

治法　清热散结，通乳消肿。以任脉及足阳明、足厥阴经为主。

主穴　膻中　乳根　期门　肩井　少泽　内庭

配穴　气滞热壅配合谷、太冲、曲池；热毒炽盛配大椎、厉兑；正虚邪恋配足三里、三阴交；乳房胀痛甚者配天宗、足临泣；恶寒、发热配合谷、外关、曲池；烦躁、口苦配行间、内关。

方义　膻中、乳根均位于乳房局部，膻中为气之会穴，乳根属于胃经，刺之可宽胸理气，消除患部气血之阻遏；期门邻近乳房，又为肝之募穴，善疏肝理气，化滞消肿；肩井可清泻肝胆之火，为治疗乳房肿痛的经验效穴；少泽为手太阳小肠经井穴，为通乳验穴，有助于乳络通畅；内庭为胃经荥穴，具有清泻阳明胃火的作用。

操作　膻中向患侧乳房横刺；乳根向上刺入乳房底部，不可直刺、深刺，以免伤及内脏；期门沿肋间隙向外斜刺或刺向乳房；也不能直刺、深刺，以免伤及内脏；肩井不可向下深刺，以免伤及肺尖，针尖应向前或后下方刺入；少泽毫针点刺出血；其他腧穴常规针刺。病情较重者每日可针2次。

（二）其他治疗

1. 刺络拔罐疗法　初期取大椎、第4胸椎夹脊穴、乳根（患侧）。在所取穴处用三棱针点刺出血，后加拔火罐。每日1次。

2. 耳针疗法　取乳腺、内分泌、肾上腺、胸椎，毫针浅刺，捻转数分钟，留针20～30分钟。每日1次。

【按语】

1. 针灸治疗本病初期，效果良好。若配合按摩、热敷，疗效更佳。
2. 溃脓期应切开排脓综合治疗。
3. 饮食应清淡，忌辛辣油腻之品。
4. 妊娠期应注意乳房的清洁卫生，保持心情舒畅。
5. 全身症状不重者不必停止哺乳；患乳侧暂停哺乳，并以吸乳器吸尽乳汁，促使乳汁通畅排出。
6. 预防乳痈需产后定时哺乳，避免乳汁淤积；不让婴儿含乳头而睡；积极治疗乳头破损。

文献摘录

1.《备急千金要方》："神封、膺窗，主乳痈、寒热、短气卧不安。"
2.《针灸资生经》："膺窗、足临泣、神封、乳根、足三里、下巨虚、天溪、侠溪，均治乳痈。"
3.《针灸大全》："乳痈红肿痛，小儿吹乳，列缺、中府、膻中、少泽、大敦。"
4.《针灸大成》："乳痈，膻中、大陵、委中、少泽、俞府。"
5.《针灸全书》："乳痈红肿痛，肩井、乳根、合谷、少泽、鱼际、太溪、足临泣。"

 ### 案例分析

黄某，女，27岁，初产妇。初诊日期：2013年9月26日。

主诉：两侧乳房胀痛2天，伴恶寒发热半天。现病史：患者系初产妇，已哺乳9个月。9月23日觉两乳胀满，乳头被吮破，疼痛日增，吮乳不畅，25日乳房跳痛加重，甚至连衣衫轻轻擦着都疼痛难忍，昨晚开始恶寒发热，头痛，尿黄。查体：急性病容，双手紧提衣襟，扶入诊室。体温：40℃，脉搏：102次/分，呼吸：24次/分，苔白稍厚，脉数。血常规：白细胞计数$1.6×10^9$/L，中性粒细胞0.8，淋巴细胞0.19。两侧乳房肿胀如大碗样大，整个乳房饱满，布满硬块，边缘不清，连成一片，轻轻触及呼痛不止，无波动感，两乳头均有破损 1～2 处，如粟米大，伤口处结有黄色脓痂，腋下浅表淋巴结可触及如半粒花生米样大。

中医诊断：乳痈（气滞热壅）。

治则：通利乳道，清泻热毒。

取穴：肩井、大椎、膻中、库房、乳根、大椎、曲池。

诊疗思路：本病多与肝气郁结，胃热壅滞，乳头破损感染有关。首选肩井，因为乳头属肝，肝与胆相表里，肩井属胆经，是手足少阳经、足阳明胃经、阳维脉之会穴，连入五脏，是治疗乳腺炎的经验穴，笔者经验：很多患者针刺此穴后疼痛即得缓解，库房、乳根均属足阳明胃经，乳房属胃，两穴清胃火，泻毒热，加配足三里、曲池、大椎、膻中加强清热泻火，理气散结作用。留针期间配合艾灸，整个乳房用回旋灸，结块用温和灸，边灸边配合按摩结块，按摩时可见乳汁源源不断流出。艾灸可引热外出，消肿散结。起针后，于乳中先后拔罐 4 次，拔罐能将宿乳和淤积在腺管与乳头内的黏稠乳汁拔出，这对清除宿腐乳汁有决定性的作用。

经上法治疗 1 次，次日复诊，已不发热，两乳松软，结块减少，按之不痛，共治疗 4 次痊愈。10 月 4 日追访，两乳软，无硬块，哺乳正常。

案例思考：乳痈已成脓，乳房触之有波动感，能否拔罐？乳痈早期可否继续哺乳？

第八节 乳　癖

一、概　述

乳癖是以单侧或者双侧乳房疼痛，并出现良性肿块为主要特征的疾病，又称"乳痰"、"乳核"。

本病多因情志忧郁，冲任失调，痰瘀凝结而成。其基本病机为气滞痰凝乳络，冲任失调。病位位于乳房，与胃、肝、脾三经有关。

本病相当于西医学的乳腺增生、乳房纤维瘤等疾病。乳腺增生突出的症状是乳房胀痛和乳房肿块，胀痛常与月经周期有关，好发年龄为 25～40 岁；乳房纤维瘤大多单发，无明显自觉症状，与雌激素刺激有关，好发年龄为 18～25 岁。

二、辨 证 要 点

主症　以单侧或双侧乳房部出现大小不等、形态不一、边界不清、推之可动的肿块为特征，伴胀痛或触痛，与月经周期及情志变化密切相关，往往在月经前疼痛加重，月经来潮后减轻或消失。

肝郁气滞　乳房肿块，疼痛随喜怒消长，伴急躁易怒，胸闷胁胀，心烦口苦，太息，经行不畅。舌质红，苔薄黄，脉弦滑。

痰湿阻络　乳房肿块坚实，胸闷不舒，恶心欲呕，头重身重。舌质红，苔腻，脉滑。

冲任失调　多见于中年妇女，乳房肿块、疼痛，月经前加重，经后缓减，伴腰痠乏力，神疲倦怠，月经失调，色淡量少。舌质淡，脉沉细。

三、治　疗

（一）基本治疗

治法　疏肝理气，化痰散结，调理冲任。以任脉、足阳明经及足厥阴经为主。

主穴　膻中　屋翳　乳根　期门　丰隆

配穴 肝郁气滞配太冲、内关；痰湿阻络配中脘、足三里；冲任失调配关元、三阴交。

方义 本病病位在乳房，涉及肝胃两经，胃经从缺盆下乳内廉，取足阳明经屋翳、乳根以畅达乳部经气，散结除滞；膻中为任脉穴，气之会穴，位于两乳之间，具有宽胸理气，调理冲任的功效；期门为肝之募穴，又位近乳房，和膻中相伍，疏肝理气，宽胸解郁，调畅乳房气血；丰隆为足阳明胃经络穴，功擅除湿化痰。

操作 膻中向患侧乳房横刺；屋翳沿肋间隙向外斜刺或刺向乳房；近乳房诸穴不能直刺、深刺，以免伤及内脏；余穴常规针刺。

（二）其他治疗

1. 皮内针疗法 取屋翳，将皮内针由内向外平刺入皮下，以患者活动两臂不觉胸部疼痛为宜，用胶布固定。埋针留针 2～3 天，留针期间每日按压 2～3 次。

2. 耳针疗法 取内分泌、交感、皮质下、乳腺、垂体、卵巢、肝。毫针中等刺激，或用王不留行籽贴压。

【按语】

1. 针刺对本病有较好的疗效，能使乳腺增生的肿块缩小或消失，但疗程通常较长，需坚持治疗。

2. 饮食宜清淡，避免油腻、辛辣、生冷及过甜食物；调畅情志，避免精神压力和刺激。

3. 避免内衣尺寸过小过紧，造成对乳房挤压。

4. 乳癖大多数为良性包块，但应和乳岩（恶性病变）鉴别，患者应定期检查，如发现肿块迅速增大，须警惕癌变的可能。

文献摘录

1.《圣济总录》："妇人以冲任为本，若失于调理，冲任不和，或风邪所客，则气壅不散，结聚乳间，或硬或肿，疼痛有核。"

2.《外科正宗》："乳癖乃乳中结核，形如丸卵，或坠垂作痛，或不痛，皮色不变，其核随喜怒消长。"

 案例分析

胡某，女，24 岁，未婚。初诊日期：2019 年 6 月 22 日。

现病史：两年前发现两乳有肿块，经前、生气后疼痛加剧，服中药症情不减，经西安某医院诊断为乳腺增生症，以左侧增生包块较大而住院手术，病理示：乳腺小叶增生，术后双乳疼痛未减，半年后增生肿块又逐渐增大，服中西药数月，症情无改变，故来针灸治疗。查体：左乳外上象限扪及 3 厘米×2.5 厘米包块，边界尚清，活动可，质中等，左乳外上象限有散在黄豆大颗粒状小包块数个，双乳包块扪之有压痛。舌质正常，脉弦。

中医诊断：乳癖（肝郁气滞）。

治则：疏肝解郁，通络散结。

选穴：甲组：膻中、屋翳、足三里、外关；乙组：肩井、天宗、肝俞。

诊疗思路：患者乳房包块 2 年多，手术后复发，经前或生气后乳房胀痛。证属肝气郁结，郁久气血瘀滞，致使痰湿凝结成核，积于双乳。法当舒肝理气，消痰散积为治。取身体前后两组穴位，交替使用，膻中位于两乳之间，和外关相配以舒利胸胁气机；天宗为历代治乳病之效穴；足三里、屋翳健脾理气，化痰消结；肝俞养血柔肝，舒肝解郁。

操作：中刺激，留针 20 分钟，留针其间，行针两次，8 次为 1 个疗程。

针刺 1 个疗程后，双乳疼痛减轻，包块变软。继针两个疗程，双乳平时不痛，经前生气后微有胀感。次年四月随访，已婚，现已怀孕 3 个月，双乳无异常感觉。

青少年女性（18～25 岁）因雌激素分泌旺盛，易导致多发性纤维瘤，但我们观察也有一些青少年女性患乳腺增生症。我们体会到本症的肿块即使局限性的也不宜手术，因为手术并不能消除本病的诱发因素，因此年轻女性术后易于复发，只有针刺或服中西药，调整恢复其内分泌功能，或者治疗导致内分泌失调的妇科疾病后，才能比较彻底治愈。

　　案例思考：1. 乳癖如何分析其病因病机？谈谈你的针灸处方思路。
　　　　　　　　2. 乳腺增生症和乳房纤维瘤如何鉴别？

第九节　牛　皮　癣

一、概　　述

　　牛皮癣是指因皮损状如牛皮，厚且坚，自觉阵发性瘙痒故名。又因好发于颈项部，称之为摄领疮。以皮肤变厚、苔藓样变，伴剧烈瘙痒为特征，好发于颈背、颈侧、腰骶、肘、腕、踝、眼睑易受摩擦的部位。

　　本病初期为风热郁火阻滞肌肤，日久乃血虚风燥，肌肤失养。情志抑郁，衣物摩擦，反复搔抓，嗜食辛辣、醇酒、鱼腥发物等可诱发或促使病情加重。

　　本病不同于西医的牛皮癣（银屑病），和西医的慢性单纯性苔藓（也称神经性皮炎）相当。慢性单纯性苔藓为一种功能性皮肤病，常由于过度搔抓而引起，多见于成人，儿童少见。皮损以色素沉着、苔藓样变和皮革样斑块为特征。

二、辨　证　要　点

　　主症　好发于颈背、颈侧、腰骶、肘、腘、腕、踝、眼睑等部位，初起阵发性瘙痒而无皮疹，反复搔抓后皮肤出现粟粒至绿豆大小丘疹，日久局部皮肤增厚、粗糙，呈皮革样、苔藓样变。

　　风热郁阻　皮损呈淡褐色或红色斑片，肥厚粗糙，时作剧烈瘙痒，遇身热出汗时尤甚，或食辛辣食物加重，皮肤局部有抓痕或血痂。舌质红，苔薄黄，脉浮数。

　　肝郁化火　局部皮肤阵发性瘙痒，皮损色红，纹理粗重，呈苔藓样。焦烦易怒，夜寐不宁，每因情志刺激后诱发或加重。舌红，苔薄黄，脉弦。

　　血虚风燥　病久皮肤增厚，干燥如皮革样，皮色灰白，状如枯木，心悸失眠。舌淡，苔白，脉细。

三、治　　疗

（一）基本治疗

　　治法　疏风止痒，清热润燥。取局部穴位及手阳明大肠经、足太阴脾经、足厥阴肝经为主。
　　主穴　皮损局部阿是穴　风池　曲池　血海　膈俞　委中
　　配穴　风热郁阻配外关、合谷；肝郁化火配太冲、行间；血虚风燥配足三里、三阴交；心神焦烦配神门、内关。
　　方义　在皮损局部阿是穴毫针围刺，或三棱针散刺，或梅花针叩刺，可疏通皮部局部经络气血，化瘀生新，清热祛风止痒；颈背和侧颈部是牛皮癣的好发部位，风池位于颈项，是足少阳胆经和阳维脉的交会穴，既可宣通局部气血，又可清泻肝胆郁火，祛风止痒；曲池为手阳明大肠经的合穴，功擅行气活血，祛风清热，是治疗皮肤病的要穴；血海、膈俞、委中皆为调理血分之要穴，且膈俞为血会，委中为血郄，三穴合用养血润燥，祛风止痒，取"治风先治血，血行风自灭"之意。

操作　毫针常规刺，也可用皮肤针叩刺或三棱针点刺。皮损局部阿是穴可用围刺法，也可用刺络拔罐疗法。

（二）其他治疗

1. 刺络拔罐疗法　取皮损局部阿是穴、背俞穴、相应夹脊穴。用皮肤针叩刺至出血后，再行拔罐。

2. 耳针疗法　取肺、肝、神门、肾上腺、皮质下、内分泌。毫针刺法，或埋针法、压丸法。

3. 刺络放血疗法　取皮损局部阿是穴，三棱针散刺出血。

【按语】

1. 牛皮癣为一种顽固性功能性皮肤病，较难治愈，针灸治疗本病有一定的疗效，需坚持治疗。

2. 本病与摩擦和搔抓有关，患者应衣物宽松，打破瘙痒——搔抓循环至关重要。

3. 宜保持心情舒畅，忌恼怒、紧张焦虑。忌食辛辣、饮酒，忌用热水洗烫。

文献摘录

1.《诸病源候论·卷三十五·摄领疮候》："摄领疮，如癣之类，生于颈上痒痛，衣领拂着即剧。云是衣领揩所作，故名摄领疮也。"

2.《外科正宗》："牛皮癣如牛项之皮，顽硬且坚，抓之如朽木。"

3.《针灸集成·卷二》："治疮疥顽癣，取绝骨、三里、间使、解溪、委中，或针或灸。"

案例分析

刘某，男，70岁。初诊：1963年10月14日。

主诉：癣疮发于项背，瘙痒难忍，干燥起屑，状若牛皮9年。现病史：从1954年起，历经针灸及西药治疗，愈而复发，反复3次，未能根除，这次有发展蔓延之势。此系风湿搏聚于肌腠之间，当以祛风利湿，疏通经脉为治。

处方：风池、风门、三阴交、委中、天井、阴陵泉。

手法：捻转提插泻法。癣痒部以七星针叩击15分钟。

二诊：1963年10月21日，头项顽癣密布，经治疗后，瘙痒有减，皮肤干燥，乃血热生风，夹湿侵淫肌腠所致，治再化湿润肌。

处方：风池、风门、委中、血海、天井、少海。

手法：诸穴捻转泻法，少海捻转补法。癣痒部以七星针叩击15分钟。

三诊：1963年10月28日，经针刺后，顽癣奇痒渐减，能维持2天，第3天轻微发作。病延日久，难以速效，再拟开疏肌腠，渗湿止痒。

处方：风池、风门、委中、血海、天井、少海。

手法：诸穴捻转泻法，少海捻转补法。癣痒部以七星针叩击15分钟。

四诊：1963年11月1日，针后顽癣瘙痒轻减，有阵发现象，局部皮肤干厚粗糙，营分风热内蕴，湿浊阻滞，再以上方投治，佐以外洗。

处方：风池、血海、天井、少海、大杼、天柱。

手法：诸穴捻转泻法，少海捻转补法。癣痒部以七星针叩击15分钟。

外洗方：苍术12g，黄柏9g，白芷9g，黄芩9g，苦参9g，硫黄6g，土槿皮9g，地肤子12g，海风藤30g，功劳叶15g。

上方浓煎加米醋15g洗患处，每日3～4次，用后揩干敷凡士林少许。药洗与七星针并用，2个月后随访已基本痊愈。

诊疗思路：牛皮癣总由血分热燥，以致风毒流于皮肤，亦有夹湿者，故治当祛风利湿，清血润燥为主旨。取风池、风门泻之以祛风；泻三阴交、阴陵泉以利水渗湿；委中以凉血；天井为三焦火经之合土穴，实则泻其子，亦是清热之意，并癣痒部以七星针叩刺，即《黄帝内经》"毛刺"、"半刺"法之异用，以疏肌腠风毒之邪，故二诊而痒减。二诊、三诊后去利湿之穴，加用血海以清血分之热，并加手少阴心经之合水穴少海补之，益水以制心火，这是受《素问·至真要大论》中"诸痛痒疮，皆属于心"的启示而来。病在项背，故除用七星针浅刺皮部外，加大杼、天柱泻之以通经络之气，并佐用洗方，历两个月而治愈。

案例思考：如何用针灸治疗牛皮癣瘙痒、皮肤增厚、苔藓化？

第十节 痔 疮

一、概 述

痔疮是直肠末端黏膜下和肛管皮肤下的直肠静脉丛发生扩大、曲张所形成的柔软静脉团，或肛缘皮肤结缔组织增生或肛管皮下静脉曲张破裂形成的隆起物。

痔疮是人体消化道末端最常见的疾病，临床症状主要表现为无痛性便血和肛内痔核脱出。痔疮发病率很高，男女老幼皆可为患，流行病学调查，中国城乡居民的痔疮患病率约为50%。痔疮长期慢性便血可导致中重度的贫血，而反复痔核脱出可导致肛门周围湿疹，瘙痒。

引起痔疮的因素有饮食不节，饮酒过度、嗜食辛辣；或久坐久立、负重远行；或久泻久痢；或产后用力过度；或排便习惯不良；也有家族相传者。本病病位在肛肠，基本病机为气血亏虚，或湿热下注，或气血瘀滞。

西医学中，发生于肛门齿线以上的静脉丛扩大曲张，称为内痔；发生于肛门齿线以下的静脉丛扩大曲张或结缔组织增生为外痔；内、外痔静脉丛曲张，相互沟通吻合，使内痔部分和外痔部分形成一个整体，称为混合痔。

二、辨 证 要 点

主症　内痔：间歇性无痛性便血，在排便或咳嗽时痔核可脱出肛外。外痔：肛门边缘生皮赘，或见紫暗色椭圆形、长形肿物，伴有异物感或疼痛。混合痔：内、外痔跨越齿线连成一个整体，大便时滴血或射血，出血量较多，便时肛门有肿物脱出。

湿热下注　便血色鲜，量较多，痔核脱出嵌顿，肿胀疼痛，大便秘结，小便黄。舌红，苔黄腻，脉滑数。

气虚下陷　肛门坠胀，痔核脱出不易回纳，便血色淡。病程日久，面色少华，神疲乏力。舌质淡，苔白，脉弱。

三、治 疗

（一）基本治疗

治法　清热利湿，消瘀止痛。取足太阳经及督脉为主。

主穴　承山　次髎　长强　二白

配穴　湿热下注配大肠俞、阴陵泉；气虚下陷配气海、百会；便秘配天枢、上巨虚；便血配膈俞、孔最；痔疮肿痛配飞扬、秩边。

方义　承山、次髎均为膀胱经穴，足太阳经别自腨至腘，别入肛中，二穴合用清泻肛肠湿热，疏导膀胱经经气而消瘀滞；长强属督脉，位近肛门，可疏通肛门局部之瘀血，清利湿热；二白为经外奇穴，是治疗痔疮的经验效穴。

操作　长强沿尾骶骨斜刺 1 寸左右，使针感向肛门周围扩散，余穴常规针刺。气虚下陷，气海、百会可配合灸法。

（二）其他治疗

1. 耳针疗法　取肛门、直肠、大肠、神门、脾、肾上腺。每次选用 2～4 穴，毫针刺法，或压丸法。

2. 挑刺疗法　取第 7 胸椎至腰骶部范围内痔点（紫红色或粉红色丘疹，以腰骶部接近督脉的痔点疗效较好）。每次选一个痔点，常规消毒，用三棱针将挑刺部位的表皮纵行挑破 0.3 厘米，然后再向深部挑，将皮下白色纤维样物挑断，挤出血液或黏液。每周 1 次，连续 3～4 次。

3. 艾灸疗法　肛门周围清洗消毒后，将清艾条点燃，对着痔核行温和灸，要求带烟灸，使痔核上附着一层黄色艾叶挥发油，每天灸 2～3 次，每次灸 15 分钟。

【按语】

1. 多数初发痔疮通过改变生活习惯，如戒食辛辣、戒酒，多食粗纤维食物，多饮水，便后用水清洁冲洗肛门，避免用粗糙手纸擦拭，减少坐立时间，多卧床休息及家庭治疗即可治愈或缓解，无需通过外科手术或其他治疗，除非痔疮体积巨大，突出不能回纳或剧痛。

2. 针灸治疗痔疮对痔核肿大疼痛、痔核脱垂、痔疮出血，皆有一定的效果；对肿大的痔核行清艾条温和灸，活血消肿，抗炎止痛，有时灸 1～2 次即收显效，省却手术之苦。

文献摘录

1.《针灸甲乙经·足太阳脉动发下部痔脱肛第十二》："痔痛，攒竹主之。痔，会阴主之。痔，骨蚀，商丘主之。痔篡痛，飞扬、委中及承扶主之。"

2.《备急千金要方·瘿瘤、五痔》："商丘、复溜，主痔血泄后重。劳宫，主热痔。久冷五痔，灸脊中百壮。五痔便血失屎，灸回气百壮，穴在脊穷骨上。"

3.《古今医统大全》："命门一穴，在脊中与脐相对，灸七壮，治五种痔漏。又法：长强一穴，在尾骶，随年壮灸之，治五痔便血最效。"

4.《玉龙歌》："痔漏之疾也可憎，表里急重最难禁，或痛或痒或下血，二白穴在掌后寻。九般痔漏最伤人，必刺承山效若神，更有长强一穴是，呻吟大痛穴为真。"

 ### 案例分析

宋某，男，45 岁。1989 年 7 月初诊。

主诉：反复肛门肿痛，排便时痔核脱出伴便血 8 个月。现病史：自 1988 年 11 月始，患者排便时肛门胀痛，间断性便中夹有鲜血，自行肛门外擦马应龙麝香痔疮膏，症状有所缓解。近 3 个月前述症状加重，且伴肛门坠胀，异物感，排便时有枣大痔团脱出肛门外，便后自行回复，曾口服痔根断，局部药物熏洗疗效不显。

中医诊断：痔疮（湿热瘀滞，清气下陷）。

治则：通肠导滞，活血化瘀，益气升清。

取穴：肛周、天枢、大肠俞、膈俞、百会、气海、曲池。

操作：令患者侧卧位，取 28 号 1.5 寸毫针距肛门 1～1.5 寸围刺，每隔 0.5 寸 1 针，直刺 1 寸；天枢直刺1.5～2 寸，施捻转泻法；大肠俞、膈俞直刺 1 寸，施捻转补法；百会直刺 0.5 寸，施捻转补法；气海直刺 1.5～

2寸，施捻转补法；曲池直刺1～1.5寸，施捻转泻法。每日针刺1次，10天为1个疗程。1个疗程后，痔团未再脱出，肛门胀痛减轻，2个疗程后，患者排便无鲜血，无坠痛，半年后随访无复发。

诊疗思路：痔的发生是整体与局部、标本两方面的体现，即整体的气虚下陷和湿热下注导致局部的气血瘀滞。故治疗上本着整体与局部，标本同治的原则，在益气升阳、清热利湿的同时活血化瘀。肛周围刺可行气活血；天枢、大肠俞为俞募配穴，促进大肠的传导功能；百会、气海以益气升阳；曲池为大肠经合穴以清利大肠湿热。诸穴相配共奏益气升阳，清热利湿，活血化瘀，标本同治的作用。

案例思考：1. 痔疮的基本病机是什么？

2. 标本同治在痔疮的治疗中如何体现？

知识扩展 "十人九痔"？——痔的流行病学

美国的流行病学调查结果显示，痔的患病率介于4%～55%，45～65岁人群患痔的风险最高。一项于2013～2014年开展的对我国31个省（自治区、直辖市）城市居民常见肛肠疾病流行病学调查结果显示，患有肛肠疾病的成年人占总调查人群的51.14%（21 885/42 792），其中痔的发病率最高（50.28%）。近期一项对上海市奉贤区5个农村社区18～80岁居民的流行病学调查结果显示，痔在被调查人群中的总患病率为40.27%（2416/6000），其中混合痔和外痔的患病率显著高于内痔，中医辨证为湿热下注证和脾虚气陷证者在痔中医临床证型中占大多数（80.63%）。分析不同年龄阶段痔的患病率后发现，痔的患病率随着年龄的增加而升高，其中35～59岁年龄段患病率最高。目前关于性别与痔发生率的关系尚无定论，不同研究报道的结果存在差异，还需更大样本量的数据证实。

第十一节 疝 气

一、概 述

疝气是以小腹、腹股沟、阴囊、睾丸等部位，有物突出、肿大、疼痛为主症的病证，根据其临床表现不同，文献中又有"小肠疝气"、"狐疝"、"水疝"、"冲疝"等名称。

本病和任脉、足厥阴肝经密切相关。任脉为病，内结七疝；足厥阴肝经"循股阴、环阴器，抵少腹"，其病则"丈夫癀疝、妇人少腹肿"。寒湿之邪凝滞足厥阴肝经和任脉，则少腹疝痛；肝经湿热下注，可致阴囊肿大、睾丸肿痛；强力举重、久咳、慢性便秘、癃闭日久、妇女怀孕，皆可耗力损气，致气虚失于收摄，或年老体弱、气虚肌少，或小儿形体未充等，皆可致疝气偏坠。

西医学中，疝气可见于腹外疝、鞘膜积液、流行性腮腺炎（并发的卵巢炎、睾丸炎）、阴囊象皮肿等疾病中。

二、辨 证 要 点

主症 少腹、腹股沟肿胀疼痛，或有物突出，痛引睾丸或睾丸、阴囊肿胀疼痛。

寒疝 少腹、睾丸及阴囊牵掣绞痛或肿胀冷痛，形寒肢冷，面色苍白。舌质淡，苔白，脉弦紧或沉伏。

湿热疝 睾丸或阴囊肿大、疼痛、灼热、拒按。伴恶寒发热，肢体困重，便秘，溲赤。舌红，苔黄腻，脉濡数。

狐疝　少腹与阴囊部牵连坠胀疼痛，痛引睾丸，阴囊时大时小，立时睾丸下坠、阴囊肿大，卧则睾丸入腹、阴囊肿胀自消，重症以手托方能回复。伴纳差，气短，神疲乏力。舌质淡，苔白，脉沉细。

三、治　疗

（一）基本治疗

治法　寒疝温经通络、散寒止痛；湿热疝清热化湿、消肿散结；狐疝补气升陷、通络止痛。以任脉、足厥阴经为主。

主穴　关元　大敦　太冲　归来　三阴交

配穴　寒疝配神阙、气海；湿热疝配中极、阴陵泉；狐疝配下巨虚、三角灸；恶寒发热配合谷、外关；气虚配气海、足三里。

方义　疝气为病与肝经、任脉密切相关。任脉起于中极之下，上毛际，循腹里，上关元，其为病内结七疝，取任脉关元，为任脉和足三阴经的交会穴，又为小肠的募穴，虚则可以培元固本，补益下焦，实则可清利下焦湿热，故疝之虚证、实证皆宜；足厥阴经脉入毛中，绕阴器，抵少腹，其病则"丈夫㿉疝、妇人少腹肿"，故取足厥阴经井穴大敦、原穴太冲以疏肝理气，清泻肝经湿热；归来为足阳明经穴，位在少腹，又足阳明经筋结于阴器，可以疏通局部经脉、经筋之阻滞，为治疝气疼痛的要穴，三阴交为脾、肝、肾三经交会穴，足之三阴，从足走腹，故可主治腹部疝痛。

操作　诸穴均常规针刺；寒疝、狐疝可配合灸法；湿热疝用大敦可点刺出血。

（二）其他治疗

1. 耳针疗法　取外生殖器、神门、交感、小肠、肾、肝。每次选2～3穴，毫针中强度刺激，或用压丸法。

2. 穴位贴敷　生川乌、白胡椒、荞面各20g。用时将前2味研极细末，与荞面混匀，加适量白酒调成硬膏状，贴敷涌泉，外用伤湿止痛膏固定，每日贴1次，早晚用热水袋在其膏药上热敷1次，每次约30分钟，热水袋温度以舒适为宜，以防烫伤。治疗1周为1个疗程，适用于小儿疝气。

【按语】

1. 中医所论疝气除了最常见的腹外疝（狐疝）外，尚包括少腹疼痛（冲疝）、鞘膜积液（水疝）、㿉疝（阴囊象皮肿）等，临床上应注意鉴别。

2. 针灸治疗疝气有一定效果，特别是对疝气疼痛。对腹外疝，除了婴儿随着生长发育，有自愈可能外，非手术治疗方法不能治愈。对反复发作的疝气，如出现剧烈疼痛、回纳困难，应注意嵌顿性疝和绞窄性疝可能，需及时转外科处理。

3. 对引发疝气的疾病如久咳、慢性便秘、癃闭应同时给予治疗。

文献摘录

1.《世医得效方》："诸疝上冲气欲结，灸独阴神效……诸疝取关元，灸三七壮，大敦七壮。"

2.《神应经》："寒疝腹痛，取阴市、太溪、肝俞。"

3.《医学纲目》："诸疝大法，取大敦、行间、太冲、中封、蠡沟、关元、水道。"

4.《针灸聚英》："疝，有因寒、因气、因湿热痰积流下，灸大敦、三阴交、小腹下横纹斜尖，灸一壮，针太冲、大敦、绝骨。"

5.《针灸大成》："若卒患小肠疝气，一切冷气、连脐腹结痛、小便遗溺，灸大敦三壮。"

案例分析

许某，男，32岁。初诊日期：2008年1月8日。

现病史：昨日左侧睾丸偏坠，牵引少腹剧痛，乍寒乍热，肢麻似有抽搐，过去无疝气病史。检查：发育正常，表情痛苦，神志清楚，而目光无神，心肺正常，右侧腹股沟有显著硬梗，下及阴囊，肿如碗大，牵引少腹，剧痛拒按，呻吟不止，脉弦。

取穴：气海针后艾条灸15分钟，太冲、大敦针后灸三壮，三阴交针。

1月9日复诊：初诊后疼痛缓解，约4小时，阴囊开始收缩，现疼痛已止，囊肿减去一半，仍用上法针灸之。

1月10日三诊：前症已基本消失，唯精神欠佳。取穴：太冲针，三阴交针，足三里针、灸，关元灸。

1月11日四诊：症已消失，精神较佳，嘱其静养。

诊疗思路：本案为小肠疝气（狐疝）疼痛，症见睾丸偏坠，痛引少腹，为寒邪凝滞任脉、足厥阴肝经所致。故取任脉气海针后灸之以温通任脉，取足厥阴肝经原穴太冲及井穴大敦针刺之，大敦先针后灸，意在疏导肝脉之郁滞，温散肝脉之寒邪，是属远道取穴。取足太阴脾经穴三阴交，为脾、肝、肾三经交会穴，足之三阴，从足走腹，可主治腹部疝痛。针刺4小时，疝痛即缓解；二诊效不更方，疼痛消失，阴囊肿大回复。三诊，随症精神欠佳，加足三里、关元，补益先后天之气，振奋精神。

案例思考：针灸治疗狐疝如何选穴配穴？

第十二节 肠 痈

一、概 述

肠痈是指发生在肠腑的痈肿，属内痈。以发热、右少腹疼痛拘急拒按或触及包块为特征。因其右下腹疼痛拒按，常屈曲右下肢以缓解疼痛，故称"缩脚肠痈"。

肠痈的发生常与饮食不节、寒温不适、暴食后剧烈运动、忧思恼怒等因素有关。本病病位在大肠。基本病机是肠腑气血壅滞，热瘀互结，血败肉腐。

本病相当于西医的急、慢性阑尾炎。急性阑尾炎是临床上的常见病，居各种急腹症之首位，以转移性右下腹痛伴全身症状如发热，恶心，呕吐，便秘或腹泻等为主要临床表现；慢性阑尾炎多是急性阑尾炎消退后遗留下来的病变，表现为右下腹慢性疼痛和触痛，常因剧烈活动或饮食不节而诱发。

二、辨 证 要 点

主症 转移性右下腹疼痛，呈持续性钝痛或阵发性加剧。

肠腑气蕴 痛势不剧，轻度发热，恶心呕吐，大便干结，小便微黄。苔白厚，脉弦紧。

热盛肉腐 痛势剧烈，腹皮拘急、拒按，局部可触及肿块，兼壮热汗出，恶心呕吐，纳呆，便秘或腹泻，小便短赤。苔黄厚腻，脉洪数。

三、治 疗

（一）基本治疗

治法 通腑泄热止痛。取大肠的募穴、下合穴为主。

主穴 天枢 上巨虚 阑尾穴 阿是穴

配穴 发热配大椎、曲池；呕吐配内关、中脘；便秘配支沟、合谷。

方义 上巨虚为大肠下合穴，阑尾为诊断和治疗肠痈的经验穴，两穴相配通腑泄热止痛；天枢为大肠募穴，配阿是穴可直达病所，畅通患处气血，消痈止痛。

操作 毫针刺，用泻法。针刺上巨虚及阑尾时可配合提插捻转等手法，使气至病所。

（二）其他治疗

1. 耳针疗法 取阑尾、神门、交感、大肠。毫针刺法，或埋针法、压丸法。

2. 穴位贴敷疗法 用芒硝 30g、生大黄 15g、桃仁 15g、独头大蒜 2 枚、冰片 5g 捣烂成膏外敷于压痛点、天枢，适用于临床各证型。

【按语】

1. 针灸对急性单纯性阑尾炎早期未化脓或慢性阑尾炎有较好疗效，如化脓或坏疽穿孔者应转至专科处理。

2. 急性阑尾炎影像学检查发现阑尾粪石的患者，易化脓和穿孔，针灸治疗宜慎重。

3. 老人、孕妇的急性阑尾炎和首次急性阑尾炎保守治疗痊愈后再发的，易穿孔或并发腹膜炎不易局限，宜手术治疗。

4. 对于反复发作的慢性阑尾炎患者，可配合艾条温和灸或隔蒜灸，同时应注意饮食有节，避免饭后剧烈运动，保持大便通畅。

⫸ 文献摘录

1.《太乙神针心法》："肠痈痛，针太白、陷谷、大肠俞。"

2.《备急千金要方·卷二十三》："灸肠痈方：屈两肘，正灸肘头锐骨各百壮，则下脓血，即瘥。"

3.《针灸大成》："肠痈痛，太白、陷谷、大肠俞。"

案例分析

李某，女，22 岁，已婚，菲律宾华裔。

患者新婚初孕，早餐后不久，腹痛欲吐，遂则发热恶寒。送当地医院妇产科急诊。经检查诊为：急性单纯性阑尾炎。由于患者怀孕，仅用一般止痛药而未达镇痛效果，下午转送某院治疗，该院为华裔创办，设备齐全，中菲名医荟萃。其夫婿见妻子腹痛如故，经华裔医生同意，晚上 10 时许，邀我到医院诊治。由其夫婿告知以上二院的诊断结果，并陈述病情，昨晚睡前食一碗面，今早食牛奶、面包，即觉腹痛，初是脘部、脐周痛，到医院服药后，右下腹阵痛，时剧时轻，现时未见缓解。查体：患者妊娠 2 个月，半卧床呻吟，面色无华，呈痛楚状。发热微恶寒，腹痛拒按，双腿屈而不伸，右足三里附近压痛明显。右手肘输液。舌淡红，苔薄黄，脉弦数。

中医诊断：肠痈。乃肠中宿食内停，湿热郁结，大肠气机壅塞不利所致。

治法：通调肠中积滞，清热化湿而止痛。行子午补泻法。

取穴：右阿是穴（近腹部麦氏点）、足三里（双侧）。以 32 号 2 寸针，各穴直刺 1.5 寸，以丹田气运至掌指，经针体传入患者体内，促进气至，增强针感，留针 10 分钟，患者不呻吟，要求坐起，谈笑自如，热退止，其病若失。翌日，患者要求出院。院方医生再次复查，一切正常。皆赞中国针灸神奇。

诊疗思路：患者为妊娠 2 个月突发急性阑尾炎，早孕手术对胎儿有顾虑。遵《黄帝内经》"有故无殒，亦无殒"之旨，在腹部麦氏点下针，此处正置胞宫之侧，可直达病灶而无损胎气，配以强壮肠胃之足三里，一攻一补，相得益彰，六腑以通为用，先以泻法，除肠中积滞之气，后用补法，扶正祛邪，则无留邪之弊。

时隔 6 年，笔者重访菲律宾，一个活泼小孩，天真可爱，拉着我的手，其母在旁笑着说："这孩子是您救的。"

案例思考：针灸治疗妊娠阑尾炎需要注意哪些方面？

知识扩展 急性单纯性阑尾炎：手术治疗 or 非手术治疗？

急性阑尾炎发病率居各种急腹症首位，单纯性阑尾炎的传统治疗方法是行紧急阑尾切除术，但在过去的 30 年里，多项临床研究提示急诊手术并不是急性单纯性阑尾炎的唯一选择。

在单纯性阑尾炎患者中，与阑尾切除术相关的 30 天病死率约为 0.5/1000；老年人病死率约为青少年的 2 倍。尽管大多数患者是阑尾切除术的适应患者，但对于手术会增加并发症风险的患者，更常考虑非手术治疗。非手术治疗的好处是无创，风险小，失能少，不大需要住院，但有一定的复发率，5 年内有 30%～40%接受过抗生素治疗的阑尾炎患者因复发需要行阑尾切除术。目前很多专业协会的指南，如世界急诊外科学会、美国外科医师学会都推荐急性单纯性阑尾炎，即便是儿童的急性单纯性阑尾炎，非手术治疗也是合理的，特别是经 CT 检查没有阑尾粪石的患者。有研究认为急性单纯性阑尾炎可安全自行消退，与抗生素治疗相比，治疗失败率相似，不过这一观点目前争议还较大。

非手术治疗急性单纯性阑尾炎的临床研究对针灸治疗肠痈应该是一个很好的启示。

第十三节 脱 肛

一、概 述

脱肛是直肠黏膜或全层向下移位，脱出肛门之外。临床主症为有肿物自肛门脱出，伴有肛门坠胀，或瘙痒，糜烂，排便异常等。本病虚证多因小儿气血未充，肾气不足；年老气血衰弱，中气不足；妇人产育过多，气血亏损；久泻、久痢或久咳致脾气亏虚，中气下陷而引起。实证多因湿热蕴结下注大肠，络脉瘀滞，肛门约束受损或痔疾引发。

因大肠与肺相表里，脾为肺之母，肾开窍于二阴，所以，其病位虽然在大肠，却与肺、脾、肾等脏腑密切相关。常见于小儿、老人和多产妇女。主要与解剖缺陷、盆底组织薄弱及腹压增高有关。

本病相当于西医学的直肠脱垂。西医将直肠脱垂常分为三度：Ⅰ度脱垂为直肠黏膜脱出，呈淡红色，长 3～5 厘米，触之柔软，无弹性，不易出血，便后可自然恢复；Ⅱ度脱垂为直肠全层脱出，色淡红，长 5～10 厘米，呈圆锥状，表面为环状而有层次的黏膜皱襞，触之较厚，有弹性，肛门松弛，便后有时需用手回复；Ⅲ度脱垂为直肠及部分乙状结肠脱出，长达 10cm 厘米，呈圆柱形，触之很厚，肛门松弛无力。

二、辨 证 要 点

主症 以肛门脱出为主症。轻者排便时肛门脱出，便后可自行回纳；重者，便后需用手托回肛门内，伴有排便不尽和坠胀感；甚者稍劳、咳嗽亦可脱出，并伴神疲乏力，食欲不振，下腹部坠胀等症状。

脾虚气陷 便时肛内肿物脱出，色淡红，伴有肛门坠胀，神疲乏力，食欲不振，面色萎黄，头晕心悸，遇劳即发。舌质淡，苔薄白，脉细弱。

肾气不固 脱肛每遇劳累即发或加重，肛内肿物脱出，肛门坠胀，肛门松弛，腰膝酸软，头晕耳鸣。舌质淡红，苔薄白，脉沉细。

湿热下注 多见于痢疾急性期或痔疮发炎时，便时肛门灼热、坠痛，肛门肿物脱出，色紫暗或深红，伴有局部红肿痛痒。舌红，苔黄腻，脉弦数。

三、治 疗

（一）基本治疗

治法 补中益气，培元固本。以督脉及膀胱经为主。

主穴 长强 百会 承山 大肠俞

配穴 脾虚气陷配脾俞、胃俞、足三里；肾气不固配气海、关元、肾俞；湿热下注配三阴交、阴陵泉。

方义 长强为督脉之别络，位近肛门，局部取穴可增强肛门约束力；百会位于巅顶，为督脉与三阳经之交会穴，气属阳，流于督，针灸并用能使阳气旺盛，有升阳举陷之功；足太阳经别自胭下别入肛门，取足太阳之承山清泻肛肠湿热，消肿止痛；肛门为大肠的连属部分，大肠俞为大肠腑气转输之处，又隶属膀胱经，可调节、充实肠腑之气。

操作 百会针用补法，并用温和灸或雀啄灸法；长强斜刺，针尖向上与骶骨平行刺入 1 寸左右，要求针感放射至肛周，注意不要刺穿直肠；余穴常规针刺。

（二）其他治疗

1. 皮肤针疗法 在肛门周围外括约肌部位轻轻叩刺，每次 10～15 分钟。每日或隔日 1 次。

2. 耳针疗法 取直肠、大肠、皮质下、神门。毫针中强刺激；也可埋针或王不留行籽贴压。

3. 穴位埋线疗法 取承山（两侧交替）、长强、提肛穴。每两周埋线 1 次。

【按语】

1. 幼儿脱肛，随着发育完善，常在 5 周岁前逐渐痊愈；成人脱肛，如果引发脱肛因素一直存在，往往会病情逐渐加重。

2. 针灸治疗对Ⅰ度直肠脱垂疗效显著，重度脱肛应采用综合治疗。

3. 积极治疗原发病如慢性腹泻、久咳、便秘等，以降低腹压。配合腹肌功能锻炼及提肛运动。

4. 治疗期间宜清淡饮食，避免辛辣刺激食物的不良刺激。

 文献摘录

1.《针灸大全》："病寒冷脱肛，灸脐中；大肠虚冷，脱肛不收，取内关、百会、命门、长强、承山。"
2.《医学纲目》："脱肛，取大肠俞、百会、长强、肩井、合谷、气冲。"
3.《类经图翼》："凡脱肛者，皆因阳气下陷。胃俞、长强……又有洞泄寒中脱肛者，须灸水分穴百壮。"
4.《针灸逢源》："脱肛由气血虚而下陷，灸脐中随年壮，长强三壮，水分百壮。"

案例分析

谢某，女，47 岁。初诊日期：2018 年 10 月 19 日。

现病史：2 年前患慢性肠炎后出现脱肛，每逢大便用力时发作，需以手帮助回纳。经多种方法治疗效果不显，遂求针灸治疗。查体：肛门脱出一皮球样肿物，长约 4 厘米，横径约 3 厘米，质软，表面环状黏膜皱襞，呈暗红色。

中医诊断：脱肛（脾虚气陷）。

治则：补中益气，升阳举陷。

选穴：百会、大肠俞、上巨虚、长强。

百会、大肠俞、上巨虚、长强用艾条温和灸之。每穴灸 5 分钟，每日 1 次。治疗 4 次后症状明显改善，10 次后已无脱肛。半年后随访未复发。

　　治疗思路：《黄帝内经》有"陷下则灸之"的治疗原则。百会为督脉与三阳经交会穴，灸之可使阳气旺盛而增升举之力；长强为督脉之别络，灸之可加强肛门的约束功能；肛门为大肠连属部分，故灸大肠俞、上巨虚以充益大肠腑气。诸穴合灸则脱肛自收，为提高疗效，同时嘱患者治疗期间宜清淡饮食，多休息；养成定时排便的习惯，保持大便通畅；多食新鲜蔬菜水果，忌食辛辣刺激性食物。

　　案例思考："陷下则灸之"，临床上除了常见的内脏脱垂（陷下）外，还有哪些"陷下"的病证可以用灸法治疗？

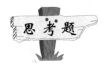

1. 试述瘾疹的临床特征并分析其病因病机，如何针灸治疗？
2. 湿疹的临床特征是什么？如何审症求"因"，分析其病因病机？如何针灸治疗？
3. 中医虽无"带状疱疹"这一病名，但在中医文献里有"甑带疮"、"蛇串疮"、"蛇丹"、"蛇窠疮"、"蛇箍疮"、"缠腰火丹"、"缠腰龙"、"蜘蛛疮"等描述，根据上述名称，分析带状疱疹的临床特征。
4. 蛇串疮在疱疹尚未出现的早期，只表现为局部皮肤的过敏、瘙痒和疼痛，常引起误诊，临床上应如何避免？
5. 蛇串疮的辨证要点是什么？如何针灸治疗？
6. 你有粉刺吗？如果有，你是如何对待它的？如果没有，和罹患此疾的同学讨论，粉刺对患者的心理、社交、经济负担有哪些方面的影响？
7. 斑秃的临床特征有哪些？其辨证要点是什么？如何针灸治疗？
8. 下肢丹毒和痛风性关节炎发作如何鉴别？
9. 下肢丹毒如何针灸治疗？
10. 乳痈的基本病机是什么？如何针灸治疗？
11. 乳癖的临床特征是什么？如何分析其病因病机？针刺治疗乳癖需要注意哪些方面？
12. 描述牛皮癣的临床表现。如何用针灸治疗？
13. "十人九痔"，你是如何认识的？如何用针灸治疗痔疮？
14. 针灸治疗肠痈的主穴、配穴是什么？针灸治疗肠痈需要注意哪些问题？
15. "陷下者灸之"，脱肛如何用灸法治疗？

第八章　骨伤科病证

　　骨伤病分为急性损伤与慢性劳损。急性损伤是指暴力所引起的急骤损伤。慢性劳损是指劳逸失度或体位不正确，导致外力长期累积于人体所致的损伤。按照损伤部位可分为外伤和内伤。外伤是指皮、肉、筋、骨、脉的损伤，可根据受伤的具体部位分为骨折、脱位与筋伤；筋的范围包括皮下组织、筋膜、肌肉、肌腱、韧带、关节囊、关节软骨盘、椎间盘、腱鞘、神经、血管等组织。内伤是指脏腑损伤及暴力所引起的气血、脏腑、经络功能紊乱而出现的各种损伤内证。本章主要讨论骨伤科常见的由各种暴力或慢性劳损等所造成的筋伤类病证，包括腰痛、漏肩风、颈椎病、肩臂痛（臂丛神经痛）、膝痛（膝骨关节炎）、肘劳、腱鞘囊肿、腰腿痛（坐骨神经痛）、急性扭伤。

　　骨伤病的发生发展与皮肉筋骨、脏腑经络、气血津液都有密切的关系，病因有外因和内因的区别。外因主要有外感六淫和外力伤害。外感六淫可引起筋骨、关节疾患，导致关节疼痛或活动不利；也可因各种损伤之后，风寒湿邪乘虚侵袭，阻塞经络，导致气机不得宣通，引起肌肉挛缩或松弛无力，进一步加重脊柱和四肢关节功能障碍。内因主要与年龄、体质、先天禀赋、局部解剖结构、七情内伤等因素关系密切。经络气滞血瘀不通、脏腑气血不和、肝肾不足是骨伤病证的主要病机。治疗时应着重整体观念，重视经络理论、气血津液理论和筋骨理论的指导与应用。

第一节　腰　　痛

一、概　　述

　　腰痛是以腰部疼痛为主症的一类病证，又称为"腰脊痛"。

　　腰痛的发生常与感受外邪、跌仆损伤、劳欲过度等因素有关。分为虚证和实证。虚证多因年老体弱或肾精亏虚，导致腰部失于温煦、濡养，"不荣而痛"；实证多为腰部经络不通，气血痹阻，"不通则痛"。

　　西医学中，腰痛多见于腰部软组织损伤、腰椎病变、椎间盘病变及部分腹腔、盆腔脏器病变中。

二、辨　证　要　点

　　主症　腰部疼痛。疼痛或压痛部位在腰脊正中，病在督脉；疼痛或压痛部位在腰脊两侧，病在足太阳经。

　　肾虚腰痛　起病缓慢，腰部隐隐作痛，喜揉喜按，反复发作，乏力易倦，劳累加重。舌质淡或红，苔薄，脉细。

　　寒湿腰痛　腰部冷痛重着或拘挛，活动不利，有腰部受寒史，因天气变化或遇阴雨寒冷加重。舌质淡，苔白滑，脉弦迟。

　　瘀血腰痛　腰部刺痛，痛有定处，有腰部外伤史，劳累、久坐加重。舌质暗或有瘀斑，脉涩。

三、治　疗

（一）基本治疗

治法　通经止痛。取局部及足太阳经为主。

主穴　阿是穴　大肠俞　委中

配穴　病在督脉配后溪；病在足太阳经配昆仑；肾虚腰痛配肾俞、大钟；寒湿腰痛配命门、腰阳关；瘀血腰痛配膈俞、次髎。

方义　阿是穴、大肠俞为局部取穴，合用可疏通局部气血，通经止痛；委中为循经远端取穴，"腰背委中求"，可疏通足太阳经气，是治疗腰痛的要穴。

操作　毫针常规刺。肾虚腰痛、寒湿腰痛可配合灸法；瘀血腰痛可配合委中刺络放血。

（二）其他治疗

1. 耳针疗法　取腰骶椎、肾、膀胱、神门。毫针刺法，或埋针法、压丸法。施治过程中可同时活动腰部。

2. 拔罐疗法　取肾俞、大肠俞、阿是穴、委中。

【按语】

1. 针灸治疗腰痛效果较好。风湿性腰痛、腰肌劳损、腰椎病变引起的腰痛效果明显，因肾虚引起的腰痛需坚持治疗。

2. 腹腔或盆腔脏器病变引起的腰痛，应查明病因，以治疗原发病为主。

3. 应嘱患者注意劳逸结合，避免久坐及过度负重。

文献摘录

1.《灵枢·经脉》："膀胱足太阳之脉是动则病……脊痛，腰似折……。"

2.《席弘赋》："委中专治腰间痛"，"委中腰痛脚挛急。"

3.《通玄指要赋》："人中除脊膂之强痛。"

知识扩展　《循证针灸临床实践指南腰痛》治疗原则

针灸治疗腰痛应分期治疗。急性腰痛和慢性腰痛急性发作，针灸治疗取穴应以远端穴位为主；慢性腰痛，针灸治疗应以局部取穴为主，配合远端取穴。针灸治疗急性腰痛，应根据疼痛部位及压痛点所属经络取相应经络的远端腧穴。针灸治疗慢性腰痛，应在局部取穴的基础上，按照不同的中医分型，同时配合经络辨证选取远端腧穴。

【附】　腰椎间盘突出症

一、概　述

腰椎间盘突出症属中医"腰痛"、"腰脊痛"、"痹证"等范畴，是在腰椎间盘突出的病理基础上，由突出的椎间盘组织刺激和（或）压迫神经根、硬膜囊、马尾神经等所导致的临床综合征。腰椎间盘突出症是临床上腰腿痛的主要病因之一。腰痛向臀部及下肢放射，腹压增加（咳嗽、喷嚏）时疼痛加重，伴有下肢麻木、下肢无力。患者可有脊柱侧弯、腰椎生理弧度消失，病变部位椎旁可有压痛，腰部活动受限或代偿性侧凸，严重者出现大小便功能障碍等。本病可影响患者的生活与工作，病情严重者甚至丧失劳动能力。

腰椎间盘突出症的发生常与禀赋不足、腰椎间盘退行性病变、跌仆损伤、劳损等因素有关。多见于青壮年，

以 $L_3 \sim L_4$、$L_4 \sim L_5$、$L_5 \sim S_1$ 椎间盘突出多见。发病前患者可有外伤史、慢性劳损史或感受寒湿史，大部分患者在发病前有慢性腰痛病史。

二、辨 证 要 点

主症　腰部疼痛，沿坐骨神经传导，可达小腿外侧、足背或足趾。腹压增加（咳嗽、喷嚏）时疼痛加重，活动时疼痛加剧，休息后减轻。病变部位椎旁压痛，腰部活动受限。

寒湿　腰腿冷痛重着，转侧不利，静卧痛不减，受寒或阴雨加重，肢体发凉。舌质淡，苔白或腻，脉沉紧或濡缓。

血瘀　腰腿痛如针刺，痛有定处，日轻夜重，腰部僵硬，俯仰旋转受限，痛处拒按。舌质紫暗，或有瘀斑，脉弦紧或涩。

肝肾亏虚　腰部酸痛，腿膝乏力，劳累加重，卧则减轻。偏于阳虚者，面色㿠白，手足不温，少气懒言，腰腿发凉。舌质淡，脉沉细。偏于阴虚者，咽干口渴，面色潮红，倦怠乏力，心烦失眠。舌质红，少苔，脉弦细数。

三、治 疗

（一）基本治疗

治法　疏筋缓急，活络止痛。取局部及足太阳经、足少阳经为主。

主穴　阿是穴　大肠俞　关元俞　秩边　环跳　阳陵泉　委中　悬钟　昆仑

配穴　寒湿配风池、命门；血瘀配三阴交、膈俞；肝肾亏虚配肝俞、肾俞、太溪。

方义　阿是穴、大肠俞、关元俞、秩边位于腰骶部，可疏通局部经络气血；环跳、阳陵泉、悬钟为足少阳胆经穴，阳陵泉为筋会，悬钟为髓会。大肠俞、关元俞、秩边、委中、昆仑为足太阳膀胱经穴，缓解沿足少阳经及足太阳经的放射痛。委中可治疗腰背部病症，即"腰背委中求"之意。

操作　毫针常规刺。寒湿证、肝肾亏虚偏阳虚者可配合灸法；瘀血证可配合阿是穴、委中刺络放血。

（二）其他治疗

1. 耳针疗法　取腰骶椎、肾、膀胱、神门、交感。毫针刺法，或埋针法、压丸法。施治过程中可同时活动腰部。

2. 刺络放血疗法　取阿是穴、大肠俞、环跳、委中。用三棱针点刺后行留罐放血法。

【按语】

1. 针灸治疗本病止痛效果较好，需嘱患者注意劳逸结合，避免久坐及过度负重。

2. 急性发作期应静卧休息，慢性缓解期可适度活动，促进局部经脉气血通畅。

◢ 文献摘录

1.《马丹阳天星十二穴治杂病歌》："昆仑足外踝，跟骨上边寻。转筋腰尻痛，暴喘满冲心。举步行不得，一动即呻吟。若欲求安乐，须于此穴针（针五分，灸三壮）。"

2.《素问·刺腰痛》："足太阳脉令人腰痛，引项脊尻背如重状；刺其郄中太阳正经出血。"

3.《通玄指要赋》："髋骨将腿痛以袪残，肾俞把腰疼而泻尽。"

第二节　漏 肩 风

一、概 述

漏肩风是以肩关节活动受限、疼痛为主要表现的病证，因多发于 50 岁左右的成人，故俗称"五十肩"。后期患者常因肩关节粘连，肩部活动明显受限，又称"冻结肩"、"肩凝症"等。

常因体虚、劳损、风寒侵袭肩部等因素诱发。本病病位在肩部，基本病机是肩部因感受风寒或劳作外伤，致筋脉受损，气血瘀滞，经络不通，不通则痛或经筋失于气血温养，致气血不利，不荣则痛。

漏肩风相当于西医学中的肩关节周围炎，多因受凉、慢性劳损、外伤等导致软组织退行性、炎症性病变引起。本病早期表现多为单侧肩部酸痛，可向颈部和上肢放射，或呈弥散性疼痛。日久可因病变组织粘连，导致肩部功能障碍加重。因此，本病早期主要表现为疼痛，后期则主要表现为功能障碍。

二、辨 证 要 点

主症　肩关节周围疼痛、酸重，夜间重，常因天气变化或劳累诱发及加重。表现为肩部压痛，主动或被动外展、上举和后伸等功能受限，日久可有肌肉萎缩。

手太阴经证　在肩前部压痛明显，患者在中府处疼痛明显，后伸受限。

手阳明经证　在肩前外部压痛明显，患者在肩髃处疼痛明显，外展受限。

手少阳经证　在肩外侧压痛明显，患者在肩髎处疼痛明显，外展受限。

手太阳经证　在肩后部压痛明显，患者在肩贞、臑俞处疼痛明显，肩内收受限。

三、治 疗

（一）基本治疗

治法　通经止痛。取局部腧穴为主，配合循经远端取穴。

主穴　肩贞　肩髎　肩髃　肩前　阿是穴

配穴　手太阴经证配鱼际；手阳明经证配合谷；手少阳经证配外关；手太阳经证配后溪。

方义　肩贞、肩髎、肩髃分别是手太阳、手少阳、手阳明经穴，治疗经脉局部及循行部位的病变。肩前为经外奇穴，阿是穴为局部取穴，能够疏导局部经气，通络止痛。

操作　毫针泻法或平补平泻法。先针刺远端腧穴，同时嘱患者活动肩关节，再针刺局部穴位，使针感向患部传导为宜，可配合灸法。

（二）其他治疗

1. 刺络放血疗法　局部阿是穴，皮肤针叩刺后拔火罐，或用三棱针点刺后加拔火罐。

2. 电针疗法　局部和远端穴位各取 1~2 穴，选择疏密波。

【按语】

1. 针灸治疗漏肩风有良好的通络止痛作用，病程短者，疗效好。

2. 治疗时应注意排除肩关节结核肿瘤等疾病。

3. 本病治疗期间应嘱患者加强肩关节功能锻炼，并注意防寒保暖。

⊮ 文献摘录

1.《玉龙赋》："风湿搏于两肩，肩髃可疗。"

2.《针灸甲乙经·卷十》："肩重不举、臂痛，肩髎主之。"

3.《循经考穴编》："肩贞，直刺入二寸五分，治肩骨一点大疼，宜单泻之。"

知识扩展　《循证针灸临床实践指南肩周炎》针灸治疗原则

针灸治疗肩周炎应分期施治。急性期（冻结进行期）以缓解疼痛为主，针灸治疗取穴以远端腧穴为主，强刺激，或远端腧穴配合局部腧穴、阿是穴；慢性期（冻结期）及功能恢复期以纠正肩关节功能活动障碍为主，针灸治疗取穴以局部邻近腧穴、阿是穴为主，配合循经及病因辨证（风寒湿型、瘀滞型、气血虚型）取穴。

第三节　颈　椎　病

一、概　　述

颈椎病又称颈椎综合征，是以头枕、颈项、肩背、上肢等部位疼痛以及进行性肢体感觉和运动功能障碍为主要临床表现的疾病。轻者后颈酸痛，头痛，头晕，恶心，心悸，耳鸣，肩臂疼痛或麻木；重者可引起瘫痪，甚至危及生命。本病主要由于颈椎生理曲度改变、颈椎骨质增生、颈椎间盘突出或项韧带肥厚钙化继发椎管狭窄等，刺激或者压迫相应的神经根、硬膜囊、椎动脉及颈部交感神经甚至脊髓等组织所致。根据临床表现可分为颈型、神经根型、椎动脉型、脊髓型、交感神经型及混合型。本病往往呈慢性发病。

颈椎病属中医学"项痹"、"颈筋急"、"颈肩痛"等范畴，其发生多与卫气不足，感受风、寒、湿邪，或长期姿势不当，跌仆损伤，或年老体弱，正气亏损，经气不利所致。本病病位在颈部筋骨，与督脉、手足太阳经、手足少阳经经脉关系密切。基本病机是筋骨受损，经络气血痹阻不通。

二、辨　证　要　点

主症　头枕、颈项、肩背、上肢等部位疼痛，进行性肢体感觉和运动功能障碍。

（一）辨经络

督脉、足太阳经证　颈项、后枕部疼痛，项部僵紧不舒。

手太阳经证　颈项部不舒，压痛明显，疼痛可沿前臂尺侧放射，第4～5指麻木。

手阳明经证　颈、肩、上臂的外侧和前臂桡侧发生放射性疼痛、麻木，可伴有拇指、食指和中指麻木。

手少阳经证　颈部疼痛伴肩峰后方及上臂外侧、肘尖、前臂伸侧尺桡骨之间、环指、中指等部位疼痛、麻木。

（二）辨证候

风寒痹阻　久卧湿地或夜寐露肩而致项强脊痛，肩臂酸楚，颈部活动受限，甚则手臂麻木冷痛，遇寒加重。舌质淡，苔白，脉弦紧。

气滞血瘀　多在外伤后出现颈项、肩臂疼痛，手指麻木，劳累后加重，项部僵直或肿胀，痛处固定，活动不利，肩胛冈上下窝及肩峰有压痛。舌质紫暗有瘀点，脉涩。

肝肾亏虚　颈项、肩臂疼痛，四肢麻木乏力，头晕耳鸣，腰膝酸软，遗精或月经不调。舌质红，少苔，脉细弱。

痰湿阻络　头晕目眩，头痛如裹，四肢麻木不仁，纳呆。舌质暗红，苔厚腻，脉弦滑。

气血亏虚　头痛目眩，面色苍白，心悸气短，四肢麻木，怠倦乏力。舌质淡，苔少，脉细弱。

三、治　　疗

（一）基本治疗

治法　舒筋骨，通经络。取局部穴位及手足太阳经为主。

主穴　颈夹脊穴　阿是穴　天柱　后溪　申脉　悬钟

配穴　督脉、足太阳经证配风府、昆仑；手太阳经证配小海、少泽；手阳明经证配肩髃、曲池、合谷。风寒痹阻配风门、大椎；气滞血瘀配膈俞、合谷；肝肾亏虚配肝俞、肾俞；痰湿阻络配丰隆、支正；气血亏虚配血海、膈俞。上肢疼痛配曲池、合谷；上肢或手指麻木配少海、手三里；头晕头痛配百会、风池；恶心、呕吐配中脘、内关；耳鸣、耳聋配听宫、外关。

方义　颈夹脊穴、阿是穴、天柱为局部选穴，可疏调颈部气血，舒筋骨，通经络；后溪、申脉分属手足太阳经，且均为八脉交会穴，后溪通督脉，申脉通阳跷脉，两穴上下相配，功在疏导颈项、肩胛部气血；悬钟为髓会，滋肾壮骨，以达治病求本之功。

操作　毫针泻法或平补平泻法。颈夹脊穴针刺时强调针感传至患侧肩背、前臂。

（二）其他治疗

1. 耳针疗法　取颈、肩、神门、交感、肾上腺、皮质下、肝、肾。每次选用3～4穴，毫针常规刺，或用埋针法、压丸法。

2. 皮肤针疗法　取颈夹脊穴、大椎、天柱、大杼、肩中俞、肩井、阿是穴。皮肤针叩刺至局部皮肤潮红或出血。

【按语】

1. 针灸治疗颈椎病可明显改善症状，尤其对颈型、神经根型、椎动脉型有较好的效果；对其他类型颈椎病的症状也有一定改善作用，宜配合牵引、推拿、中药外敷疗效更佳。

2. 落枕会加重颈椎病病情，长期伏案或低头工作者要注意颈部保健，工作1～2小时后要活动颈部，或自我按摩局部，放松颈部肌肉。平时应注意正确睡眠姿势，枕头高低要适中，同时注意颈部保暖，避免风寒之邪侵袭。

文献摘录

1.《针灸大全·卷之四》："颈项拘急引肩背痛，取后溪、承浆、百会、肩井、中渚。"

2.《扁鹊神应针灸玉龙经·针灸歌》："头强项硬刺后溪。"

知识扩展　《循证针灸临床实践指南神经根型颈椎病》治疗原则

针灸治疗神经根型颈椎病具有止痛快，可以缓解麻木症状的优势特点。急性期以疏风散寒，活血止痛为原则。急性期毫针刺法对神经根型颈椎病所致上肢麻木、酸胀、疼痛，具有明显改善作用，推荐毫针针刺结合 TDP 照射治疗。缓解期以疏经通络，散结止痛为主要治疗目的。康复期则益气活血，补益肝肾。取穴以局部取穴为主，并与远端取穴相结合。对以酸沉为主要症状的神经根型颈椎病，患者可在毫针针刺基础上配合灸法。

【附】　落枕

一、概　述

落枕，亦称为"失枕"、"失颈"，是一种以颈项强痛，活动受限为主要表现的常见病，以春冬季多见，其发病特点为入睡前无任何症状，晨起后自觉项背部酸痛，活动受限。轻者无需治疗，数日内可自行痊愈，重者可迁延不愈，严重影响患者的日常工作与生活。若患者症状持续超过3个月即会转为慢性颈痛。

落枕的发生常与睡眠姿势不正、枕头高低不适、颈部负重过度、寒邪侵袭等因素有关。落枕病位在颈项部经筋，基本病机为经络不通，气血失和，其与手足少阳经、手足太阳经和督脉等经脉密切相关。

西医学认为本病是各种原因导致的颈部肌肉痉挛。

二、辨证要点

主症　一般多在睡眠起床后，一侧颈项强痛，不能俯仰转侧，头项背牵拉痛，甚则向同侧肩部和上臂放射，颈肩部僵硬且压痛明显。

督脉、太阳经证　颈项肩强痛，低头时加重，项背部压痛明显。

少阳经证　颈肩部强痛，头歪向患侧，颈肩部压痛明显。

三、治　疗

（一）基本治疗

治法　调气活血，舒筋通络，祛风散寒，活血散瘀。取局部穴位为主，配合循经远端取穴。

主穴　阿是穴　天柱　外劳宫　后溪　悬钟

配穴　督脉、太阳经证配大椎、申脉；少阳经证配肩井、风池、外关。

方义　足少阳经、手太阳经循行于颈项部，悬钟、后溪分属两经，与局部天柱、阿是穴合用，远近相配，可疏调颈项部经络气血，舒筋通络止痛；外劳宫又称落枕穴，是治疗本病的经验穴，有活血通络、解痉镇痛的作用。

操作　毫针泻法。先针刺远端穴，持续捻转，嘱患者慢慢活动颈项，一般疼痛可立即缓解。再针刺局部的腧穴，若有感受风寒史，颈部穴位可配合艾灸或刺络放血。

（二）其他治疗

1. 推拿疗法　取患侧承山。医者以拇指重按至局部酸胀，边指压边让患者活动颈部，适用于疾病初起。

2. 耳针疗法　取颈、肩、枕、颈椎、神门。每次选2~3穴，采用常规毫针刺法，中等刺激，持续运针时嘱患者缓慢活动颈项部。

3. 拔罐疗法　取大椎、肩井、天宗、阿是穴。疼痛较重者可行刺络放血拔罐或走罐法。

【按语】

1. 针灸治疗本病疗效迅捷显著，常为首选方法，针后可配合推拿、理疗和热敷。

2. 睡眠时应注意枕头的高低要适度，避免风寒。

3. 反复出现落枕时，应考虑颈椎病可能。

文献摘录

1.《备急千金要方·卷三十》："少泽、前谷、后溪、阳谷、完骨、小海、昆仑、攒竹，主项强急痛不可以顾。"

2.《针灸资生经·第六》："肩井，治颈项不得顾……天髎、后溪，治项强不得顾……天柱，治颈项筋急不得顾……天井，疗颈项及肩背痛。"

3.《针灸大全·卷之四》："头项拘急引肩背痛，承浆一穴、百会一穴、肩井二穴、中渚二穴。"

第四节 肩臂痛（臂丛神经痛）

一、概　述

肩臂痛是以锁骨上窝、肩、腋、前臂尺侧等部位出现疼痛，可呈放射性疼痛、针刺样疼痛，或者刀割样、撕裂样、烧灼样疼痛为主症的一类病证，可伴有肢体运动、感觉障碍和肌萎缩。其发生常与风寒湿热侵袭、跌打损伤等有关，与手三阳、手三阴经关系密切。基本病机是经络气血阻滞不通。

西医学中"臂丛神经痛"可参考本病辨证论治，是各种原因导致臂丛神经根干出现无菌性炎症，是较典型的神经疼痛。临床将其分为原发性和继发性臂丛神经痛两类。原发性臂丛神经痛病因不明，可能是一种变态反应性疾病，可见于轻度外伤、局部注射、疫苗接种或轻度感染后。继发性臂丛神经痛多是臂丛邻近组织病变压迫引起。其疼痛在几天内可减轻或消失，但有些患者可持续数周，瘫痪肢体可从数周到数月开始好转，最终大都能明显好转，预后尚可。

二、辨　证　要　点

主症　锁骨上窝、肩、腋、前臂尺侧等部位，出现强烈的放射性甚至呈刀割样、撕裂样、烧灼样或针刺样疼痛。

（一）辨经络

手阳明经证　以肩前部痛为主，疼痛和麻木可由患侧肩胛区向臂外桡侧放射。
手太阳经证　以肩后部痛为主，疼痛和麻木可由患侧肩胛区向臂外尺侧放射。
手少阴经证　以肩部腋下痛为主，疼痛和麻木可向臂内侧手掌尺侧放射。

（二）辨证候

外邪侵袭　发病前有恶寒、发热等外感症状或有局部受凉史。舌质淡，苔白滑，脉弦迟。
瘀血阻滞　有肩臂腋部损伤或劳损史，局部压痛明显。舌质暗或可见瘀斑，脉涩。

三、治　疗

（一）基本治疗

治法　疏通经络，活血止痛。取局部穴位及手阳明、手太阳、手少阴经为主。
主穴　颈夹脊穴　颈臂穴　肩贞　肩髃　极泉　曲池　外关　后溪　阿是穴
配穴　手阳明经证配曲池、合谷、三间；手太阳经证配支正、后溪、小海、腕骨；手少阴经证配极泉、少海、通里；外邪侵袭配风池、合谷；瘀血阻滞配内关、膈俞。
方义　根据西医神经节段理论，臂丛由 $C_5 \sim T_1$ 的神经根组成，故取 $C_5 \sim T_1$ 夹脊穴可以治疗臂丛神经支配区域的疼痛，配合局部选取肩髃、肩贞、阿是穴，以疏通局部经络气血，行气活血而止痛；颈臂穴位于锁骨内 1/3 与外 2/3 交点向上 1 寸，当胸锁乳突肌锁骨头后缘处，是治疗上肢痹痛的经验效穴；极泉疏通手少阴经气血；曲池疏通手阳明经气血；外关、后溪分别疏导手少阳和手太阳经气血。诸穴合用，可奏通经活络止痛之功。
操作　颈臂穴直刺 0.5～0.8 寸，提插手法，使针感向上肢、手指放射；肩部穴位可配合灸法或刺络拔罐，亦可用电针治疗。极泉直刺 0.5～0.8 寸，避开腋动脉，或在穴下 1 寸针刺，用提插泻法，使针感直达手指。余穴均用泻法。

（二）其他治疗

1. 电针疗法 取穴参考基本治疗之主穴。每次选用 1 组，选用疏密波。

2. 耳针疗法 取颈椎、肩、颈、肘、腕、神门、交感、肾上腺、皮质下。每次选用 3～4 穴，毫针常规刺法，或埋针法、压丸法。

3. 拔罐疗法 取肩髃、肩贞、阿是穴。可用闪罐法，也可用皮肤针叩刺出血或三棱针点刺出血后行留罐法。

【按语】

1. 针灸治疗本病有较好的疗效，可明显缓解疼痛。继发性臂丛神经痛要针对原发病治疗，解除致病因素。

2. 急性期患者要注意休息，避免提重物；患者平时要注意保暖，避免风寒侵袭。

第五节 膝痛（膝骨关节炎）

一、概 述

膝痛可表现为膝关节疼痛僵硬，关节屈伸范围减少，关节肿胀，关节不稳，髌骨下疼痛或有摩擦感，上下楼梯或坐位起立时明显。膝痛反复发作，逐渐发展可产生骨缘增大，出现膝关节畸形。属中医"痹病"、"骨痹"或"膝痹"范畴。其发生常与受寒、劳伤、行走过多或跑跳跌撞等因素有关。病位在膝部筋骨，基本病机是气血闭阻，筋骨失养。

膝痛属于现代医学的膝骨关节炎，属于骨性关节炎的一种，为骨科临床常见病，又称为膝关节增生性关节炎、退行性关节炎、肥大性关节炎等。

二、辨 证 要 点

主症 膝关节疼痛及活动功能障碍。

寒湿 膝关节冷痛肿胀，遇寒加重，得温则减。舌质淡，苔白滑，脉沉迟。

瘀血 膝关节疼痛剧烈，痛如针刺，痛处固定不移，夜间加重，伴有外伤史。舌质紫暗或有瘀斑，脉涩。

肝肾亏虚 膝关节痛势隐隐，喜揉喜按，劳则加重。舌质淡，脉细。

湿热蕴结 膝关节红肿、灼热、疼痛，甚则痛不可触，遇冷则舒，可伴全身发热或皮肤红斑。舌质红，苔黄，脉滑数。

三、治 疗

（一）基本治疗

治法 通经活络，舒筋止痛。取局部穴位为主。

主穴 膝眼 梁丘 阳陵泉 血海 阿是穴 大杼

　　配穴　寒湿配腰阳关；瘀血配膈俞；肝肾亏虚配肝俞、肾俞、气海；湿热蕴结配阴陵泉、三阴交。

　　方义　膝眼、梁丘、阳陵泉、血海、阿是穴属于膝关节局部的穴位，可疏通局部气血，通经活络止痛；且阳陵泉乃筋会，可舒筋通络止痛；骨会大杼，可壮骨止痛，以治其本。

　　操作　上述诸穴采用毫针常规刺，可加电针，或配合灸法，如温针灸。

（二）其他治疗

1. 耳针疗法　取肝、肾、神门、交感、皮质下、内分泌、膝。每次选用3～5穴，毫针刺法，或压丸法。

2. 皮肤针疗法　取阿是穴。皮肤针重叩至少许出血，可配合拔罐疗法。

3. 针刀疗法　在局部筋结点处行针刀切割、分离、铲剥等刀法。

【按语】

1. 针灸治疗膝骨性关节炎有很好的疗效，可与艾灸、火罐、耳针疗法等结合治疗，效果更佳。

2. 注意与良性关节痛、风湿性关节炎、类风湿关节炎相鉴别。

3. 平时注意减少膝关节负重，必要时扶手杖走路。

▓ 文献摘录

1.《灵枢·杂病》："膝中痛，取犊鼻，以员利针，发而间之。针大如氂，刺膝无疑。"

2.《素问·骨空论》："膝痛不可屈伸，治其背内。"

知识扩展　《循证针灸临床实践指南膝骨关节炎》治疗原则

　　针灸治疗膝骨关节炎应在明确病因的基础上对症治疗，总原则：舒筋利节、活络止痛；选穴以阿是穴及局部经穴为主，可结合辨证及循经远端取穴。将针刺作为治疗膝骨关节炎的基础疗法，应用于疾病发生、发展的各期，可结合温针疗法、电针、推拿、中药、理疗、功能锻炼等综合施治，也可使用艾灸、穴位注射、刺络拔罐、火针、针刀等疗法。临床以缓解疼痛，保护关节功能，阻止和延缓疾病的发展，改善生活质量为治疗的主要目标。

第六节　肘　劳

一、概　述

　　肘劳是以肘部局限性疼痛为主症的病证。本病属中医学"伤筋"、"痹病"范畴，一般起病缓慢，常反复发作，无明显外伤史，多见于经常从事旋转前臂和屈伸肘腕关节的劳动者，如木工、钳工、水电工、矿工及网球运动员等。

　　肘劳的发生常与慢性劳损有关，前臂在反复地做拧、拉、旋转等动作时，可使肘部的经筋慢性损伤。本病病位在肘部手三阳经筋。基本病机是筋脉不通，气血瘀阻。

　　现代医学中，肘劳多见于肱骨外上髁炎、肱骨内上髁炎和尺骨鹰嘴炎等疾病中。

二、辨证要点

主症　肘关节活动时疼痛，有时可向前臂、腕部和上肢放射，局部肿痛不明显，有明显而固定的压痛点，肘关节活动不受限。

手阳明经证　肘关节外上方（肱骨外上髁周围）有明显压痛点，俗称网球肘。此型临床最为常见。

手太阳经证　肘关节内下方（肱骨内上髁周围）有明显的压痛点，俗称高尔夫球肘。

手少阳经证　肘关节外部（尺骨鹰嘴处）有明显压痛点，俗称学生肘或矿工肘。

三、治　疗

（一）基本治疗

治法　通经活络，舒筋止痛。取局部穴为主。

主穴　阿是穴　曲池　肘髎　阳陵泉

配穴　手阳明经证配手三里、三间；手太阳经证配小海、阳谷；手少阳经证配天井、外关。

方义　阿是穴可通经活络、舒筋止痛；肘劳多发于肘外侧，此乃手阳明经脉所过之处，取手阳明经之曲池、肘髎旨在疏通经络气血；阳陵泉为筋会，配合局部穴位可舒筋止痛。

操作　毫针泻法。可先针对患侧阳陵泉处压痛点（多在腓骨头附近处），同时活动患部。在局部压痛点采用多向透刺，或多针齐刺，局部可配合灸法，以温和灸、温针灸、隔姜灸最为常用。

（二）其他治疗

1. 火针疗法　取阿是穴，每2~3日治疗1次。

2. 刺络放血疗法　取阿是穴，三棱针点刺后配合拔罐疗法。

3. 针刀疗法　用针刀松解相应部位筋结点或肌腱附着点处的粘连。

【按语】

1. 针灸治疗肘劳有较好的疗效，可配合推拿、药物熏洗和穴位贴敷疗法。
2. 急性发作者应避免肘关节过度运动，注意局部保暖，免受风寒。

文献摘录

1.《备急千金要方·卷三十》："臑会、支沟、曲池、腕骨、肘髎，主肘节痹……曲池、关冲、三里、中渚、阳谷、尺泽，主肘痛时寒。"

2.《针灸资生经·第五》："肘髎，治肘节风痹。"

3.《针灸大成·卷八》："肘劳，天井、曲池、间使、阳溪、中渚、阳谷、太渊、腕骨、列缺、液门。"

第七节　腱鞘囊肿

一、概　述

腱鞘囊肿是发生于关节部腱鞘内的囊性肿物，内含有无色透明或淡黄色、橙色的浓稠黏液。多发于腕背和足背部及指、趾附近。腱鞘囊肿属中医学"筋结"、"筋瘤"或"筋聚"范畴，其发生常与患部关节过度活动、慢性劳损、外伤等因素有关。本病病位在筋，属经筋病。基本病机为经筋劳伤，气津凝滞。

现代医学认为，肌腱或关节的长期过度劳损，使滑膜腔内滑液增多而形成囊性疝出，以及结缔组织的黏液性退行性变性可能是发病的重要原因。

二、辨 证 要 点

主症　腕背部或足背部出现半球形囊性肿物，高出皮肤，触之有弹性或质地坚韧，边界清楚，活动度好，无明显自觉症状，压之稍有酸痛感，关节功能不受限或轻度受限。

根据腱鞘囊肿所在部位，可辨属何经筋病。

三、治　　疗

（一）基本治疗

治法　理气散结，疏调经筋。取囊肿局部阿是穴为主。

主穴　阿是穴

配穴　发于腕背部配阳溪、阳池或外关；发于足背部配解溪。

方义　本病属经筋病，"在筋守筋"，故于囊肿局部点刺或围刺，可起到理气散结，疏调经筋的作用。

操作　囊肿局部常规消毒，用较粗的毫针在囊肿的正中和四周各刺入1针，以刺破对侧的囊壁为度，出针时尽量摇大针孔，迅速用力挤压，使囊液尽可能全部挤出，然后用消毒纱布加压敷盖。

（二）其他治疗

1. 刺络放血疗法　取阿是穴。在囊肿局部常规消毒，持三棱针对准囊肿高点迅速刺入，将表层囊壁刺破，并向四周多向深刺，但勿透过囊壁的下层，摇大针孔出针，然后用力挤压囊肿，尽量使囊内液体全部排出，加压包扎3～5日。一般1次即可。若囊肿复发，可于1周后再行治疗1次。

2. 火针疗法　取阿是穴。在囊肿上选2～3个点作标记，待火针烧红后，迅速点刺。出针后，由轻而重挤出囊液，并用消毒纱布加压覆盖。每周1次。

3. 艾灸疗法　取阿是穴。可根据病变部位配局部经穴。以艾条温和灸，每次施灸15～20分钟。

【按语】

1. 针灸治疗腱鞘囊肿效果较好，治疗时应注意严格消毒，以防感染。

2. 治疗期间及愈后1个月内，应尽量减少囊肿发生部位的活动摩擦，注意休息和局部保暖，避免过劳及寒湿侵入，以防复发。

▓ 文献摘录

《儒门事亲·卷八》："以鈹针十字刺破，按出黄胶脓三两匙，立平，瘤核更不再作。"

第八节　腰腿痛（坐骨神经痛）

一、概　　述

腰腿痛是指以腰部、臀部及腿部疼痛为主要症状的病证。本病病位主要在足太阳经、足少阳经。

其发生与腰部闪挫、劳损、外伤、感受外邪等因素有关。基本病机是经络不通，气血瘀滞。凡感受风寒湿邪，痹阻经脉，或腰部跌仆闪挫，损伤筋脉，均可导致本病。

西医学中"坐骨神经痛"可参考本病辨证论治，指沿坐骨神经走行及其分布区（腰、臀、大腿后侧、小腿后外侧及足外侧）以放射性疼痛为主要症状的病证。按病变部位通常分为根性坐骨神经痛和干性坐骨神经痛两种，临床上以前者多见。根性坐骨神经痛常由椎管内疾病及脊柱疾病引起，以腰椎间盘突出引起者最为多见。干性坐骨神经痛病变部位在椎管外沿坐骨神经分布区，常见于梨状肌综合征、髋关节炎、骶髂关节炎、臀部损伤、盆腔炎及肿瘤等疾患。

二、辨 证 要 点

主症 腰或臀、大腿后侧、小腿后外侧及足外侧的放射样、电击样、烧灼样疼痛。起病急骤，痛势剧烈，痛处固定，拒按者为实证；起病缓慢，痛势隐隐，喜按，伴腰膝酸软，倦怠乏力，脉沉细者为虚证。

（一）辨经络

足太阳经证 疼痛沿腰或臀、大腿后侧、小腿后侧及足外侧，呈放射痛。
足少阳经证 疼痛沿臀、大腿、小腿外侧至足外侧，呈放射痛。

（二）辨证候

寒湿 腰腿冷痛、重浊，遇冷加重，得温则减。舌质淡，苔白滑，脉沉迟。
血瘀 腰腿疼痛剧烈，痛如针刺，痛处固定不移，夜间加重，或伴有外伤史。舌质紫暗，脉涩。
气血不足 痛势隐隐，喜揉喜按，劳则加重。舌质淡，脉细。

三、治 疗

（一）基本治疗

治法 通经止痛。取足太阳、足少阳经为主。
主穴 足太阳经证：腰夹脊穴 秩边 殷门 委中 承山 昆仑 至阴 阿是穴
　　　　足少阳经证：腰夹脊穴 环跳 阳陵泉 悬钟 丘墟 阿是穴
配穴 寒湿配命门、腰阳关；血瘀配血海、三阴交；气血不足配足三里、三阴交。
方义 腰夹脊穴为治疗腰腿疾病的要穴，与阿是穴合用可疏通局部气血，以治病求本。坐骨神经痛多发于足太阳经、足少阳经循行部位，分别取足太阳经、足少阳经诸穴，可以疏导两经闭阻不通之气血，达到"通则不痛"的治疗目的。
操作 毫针常规刺。腰臀部腧穴可适当深刺，使针感沿腿部足太阳经、足少阳经产生向下的放射感为佳，不宜多次重复。寒湿证可配合灸法。

（二）其他治疗

1. 拔罐疗法 沿下肢足太阳经、足少阳经循行部位行闪罐、走罐法；可参考基本治疗之主穴行留罐法。

2. 刺络放血疗法 腰骶部阿是穴，用皮肤针叩刺或用三棱针在压痛点点刺出血后，配合拔罐疗法。

3. 电针疗法　取穴参考基本治疗之主穴。选 1～2 组，用疏密波。根性坐骨神经痛取 L_4～L_5 夹脊穴、阳陵泉或委中；干性坐骨神经痛取秩边或环跳、阳陵泉或委中。针刺后通电，用疏密波，刺激量逐渐由中度到强度，以患者能耐受为度。

4. 头针疗法　取顶中线或对侧顶颞后斜线上 1/5。

【按语】

1. 针灸治疗坐骨神经痛疗效满意，腰椎间盘突出引起的可配合牵引或推拿治疗。但应注意与腰椎结核、肿瘤引起的坐骨神经痛相鉴别，后者不属针灸治疗范畴，应以治疗其原发病为主。

2. 急性期应卧床休息，注意保暖，腰椎间盘突出症者应卧硬板床，腰部适当束腰围或腰带。

▓ 文献摘录

1.《灵枢·经脉》："膀胱足太阳之脉……是动则病……脊痛，腰似折，髀不可以曲，腘如结，踹如裂。"
2.《针灸甲乙经·卷十》："髀痹引膝股外廉痛、不仁、筋急，阳陵泉主之。"
3.《杂病穴法歌》："腰痛环跳委中神。"

知识扩展　《循证针灸临床实践指南坐骨神经痛》治疗原则

针灸治疗坐骨神经痛的一般原则为疏通经络、活血止痛，针对病因和疾病分期采用综合针灸疗法，病程越短，针灸疗效越好。针灸治疗原发性坐骨神经痛选穴以循经取穴为主，继发性坐骨神经痛选穴以腰部病变局部、梨状肌局部腧穴为主，配合循经取穴或辨证取穴。针灸治疗坐骨神经痛刺灸方法丰富，可采用针刺、电针、火针、小针刀等，并可配合牵引、推拿、正骨疗法等综合治疗。

第九节　急性扭伤

一、概　　述

急性扭伤指四肢关节或躯体部的肌腱、韧带、血管等软组织的损伤，无骨折、脱臼、皮肉破损等损伤证候。多由剧烈运动或负重持重时姿势不当或不慎跌倒、牵拉和过度扭转等原因引起。

人体肢体损伤后血离经脉、留存于脉外而瘀结，导致气血运行失常形成气滞血瘀，瘀积不散则局部肿胀使脉络受阻，引起局部疼痛肿胀、瘀斑等症状。基本病机是气血不畅，经络不通，不通则痛。

现代医学认为急性扭伤局部炎性介质如组胺、5-羟色胺、前列腺素、肿瘤坏死因子-α、缓激肽、白介素Ⅱ、白介素Ⅳ等炎性细胞因子的作用，致使毛细血管扩张，局部毛细血管破裂出血、浆液性渗出、炎性细胞浸润等因素刺激神经末梢导致反射性疼痛，是急性扭伤疼痛的原因。

二、辨　证　要　点

主症　活动后骤然出现疼痛，且活动受限，疼痛持续难忍，伴局部肿胀、青紫、瘀斑。

（一）辨病位

根据疼痛部位或压痛点，可辨病位所在。如病位在肩、肘、腕、腰、髀、膝、踝。

（二）辨证候

瘀血阻滞 用力不当、跌仆损伤所致，导致局部骤然出现剧烈疼痛，活动受限，局部可见皮下紫瘀血斑。

三、治 疗

（一）基本治疗

治法 通经活络，舒筋止痛。取局部穴位为主。

主穴 肩部：阿是穴 肩髎 肩髃 肩贞

肘部：阿是穴 曲池 小海 天井

腕部：阿是穴 阳池 阳溪 阳谷

腰部：阿是穴 肾俞 腰阳关 委中

髋部：阿是穴 环跳 秩边 承扶

膝部：阿是穴 膝眼 梁丘 阳关

踝部：阿是穴 解溪 昆仑 丘墟

配穴 阳陵泉。

方义 阿是穴和病变所在处的局部腧穴，可疏通经络之瘀滞，恢复气血运行。阳陵泉为筋会，可舒展经筋，畅通痹阻之气血，以达舒筋通经止痛的目的。

操作 毫针常规刺，用泻法。一般宜先针远端穴位，配合局部活动。

（二）其他治疗

1. 刺络放血疗法 取患部所属经络的井穴、阿是穴。井穴用三棱针点刺出血。阿是穴以三棱针点刺出血后，配合拔罐疗法。

2. 电针疗法 取阿是穴、腰痛点、大肠俞、委中。针刺得气后，选择低频电刺激 10~20 分钟，强度以患者舒适为度，每日 1 次。

【按语】

1. 针灸对急性扭伤疗效较好，针刺远端穴位时可令患者活动扭伤部位，常有针入痛止之效。

2. 受伤后适当限制扭伤部位活动，避免加重疼痛。扭伤早期应配合冷敷止血，24 小时内禁止热敷，24 小时后热敷以助瘀血吸收。

文献摘录

1.《针灸甲乙经·卷九》："腰痛不得卧，手三里主之。"

2.《席弘赋》："委中专治腰间痛。"

3.《针灸大全·卷之四》："闪挫腰痛，起止艰难，脊中一穴、腰俞一穴、肾俞二穴、委中二穴。"

案例分析

某患，35 岁，男。初诊日期：2020 年 6 月 6 日。

主诉：颈项部疼痛数小时，牵及耳后及肩胛部。

现症见：晨起颈项部疼痛，不敢转动，牵及耳后及肩胛部。查体：最主要的压痛点在后项部右侧，棘突右侧竖脊肌走行方向上。

中医诊断：落枕（手太阳经证）。

选穴：后溪、阿是穴。

操作：患者取坐位，先在右侧后溪寻找到一显著压痛点，以指代针按揉，同时让患者活动患部，症状减轻，继用随咳进针法针刺后溪，刺入后沿手太阳经自后溪至病痛处用手指快速来回循叩，随即再让患者活动患部，疼痛明显减轻，活动基本正常，唯用力转头时右侧肩胛区尚有疼痛感，继在其痛处阿是穴刺络拔罐，15 分钟后先将罐取下，再让患者活动数分钟后将针取下，一次治愈。

诊疗思路：后项部为太阳经所过，侧项部为少阳经所过，后项部疼痛或压痛明显者，病在太阳经，一侧疼痛或压痛明显者在少阳经。本病例压痛位于颈项部交界处，牵及耳后及肩胛部，辨证病在手太阳经。后溪为手太阳小肠经的输穴，"输主体重节痛"，擅治手太阳经的落枕。后溪又为八脉交会穴，通于督脉，手足太阳经脉气相通，后项部的落枕，无论是在督脉或在膀胱经，后溪都是常用效穴。应用后溪治疗落枕时应注意：一是要寻找穴位处的压痛点针刺，二是要配合颈项部的活动。可以先取同侧穴位，如未完全缓解，再加刺对侧穴位。

案例思考：试分析落枕的经络辨证。

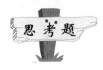

1. 简述针灸治疗腰痛的主穴和方义。
2. 漏肩风针灸主穴和配穴有哪些？
3. 简述颈椎病的针灸治疗方案。
4. 简述针灸治疗颈椎病的主穴和配穴。
5. 针灸治疗肘劳的取穴原则和主穴是什么？
6. 针灸治疗腰腿痛的主穴和配穴是什么？
7. 简述针灸治疗扭伤的治疗方案。

第九章　五官科病证

　　疾病的发生，责其原因，可归之于各种原因导致的人体阴阳平衡失调，正常的生理功能紊乱。五官位于头颈部，外在体表，内连脏腑，因此内外因素均可导致疾病的发生。其外因主要包括外感邪毒、外伤、异物等；内因多由于七情、饮食、劳倦以及官窍之间的互相影响。其病机不外乎分为实证、虚证或虚实夹杂证三大类。五官科疾病的实证，常见于病变的初期或中期，以外邪侵袭、脏腑火盛、痰湿困阻、气滞血瘀等多见。虚证常见于疾病的后期和一些慢性疾病，以肺、脾、肾的虚损多见。虚实夹杂证多见于五官科的慢性疾病。

第一节　目赤肿痛

一、概　述

　　目赤肿痛是以白睛红赤而痛、羞明多泪为主症的常见急性眼科病证。根据发病原因、症状急重和流行性，又称"天行赤眼"、"风热眼"、"暴风客热"等。

　　目赤肿痛的发生常与感受时邪疫毒或素体阳盛、脏腑积热等因素有关。多因风热或疫毒之邪侵袭目窍，或肝胆火盛，循经上扰目窍而发病。本病病位在眼，与肝胆两经关系密切。基本病机是热毒蕴结目窍。

　　目赤肿痛可见于西医学中的多种眼科疾病，尤其是各种因素导致的急性结膜炎。急性亚急性细菌性结膜炎具有很强的传染性，俗称"红眼病"，主要由肺炎双球菌、金黄色葡萄球菌及流感嗜血杆菌等所致，多见于春秋两季，可散发感染，也可在学校、工厂等集体生活场所流行。流行性出血性结膜炎是由多组肠道病毒引起的一种暴发性流行的自限性眼部传染病。其他类型的眼病（如假性结膜炎、流行性角膜炎）出现的目赤肿痛也可参照本节治疗。

二、辨　证　要　点

　　主症　目赤肿痛，羞明，流泪，眵多。

　　风热外袭　起病较急，患眼灼热，羞明，流泪，眼睑肿胀，白睛红赤，痒痛皆作，眵多清稀或黄黏，伴头额胀痛，鼻塞。舌质红，苔薄白或微黄，脉浮数。

　　肝胆火盛　病初眼有异物感，视物模糊不清，畏光羞明，涩痛甚至刺痛，白睛混赤肿胀，甚至鲜红满布，眵多胶结，伴口苦咽干，心烦耳鸣，尿赤便秘。舌质红，苔黄，脉弦数。

三、治　疗

（一）基本治疗

治法　清热解毒，消肿止痛。取局部穴位及足少阳、足厥阴经为主。

主穴　太阳　攒竹　风池　合谷　太冲

配穴　风热外袭配外关、少商；肝胆火盛配行间、侠溪。

方义　本病病位在眼，属热证，太阳位于眼旁，攒竹位于目上，点刺出血可宣泄眼部之热毒，有消肿止痛明目之功；"面口合谷收"，取合谷擅于清头面热邪；太冲、风池分属肝胆两经，上下相应，可导肝胆之火下行；合谷、太冲相配名曰"开四关"，能疏散一身之热邪。

操作　毫针常规刺，用泻法；对于热邪较重者，太阳、攒竹、少商可点刺出血，行常规消毒后，对准穴位迅速刺入后快速退出，出针后用双手拇指、食指包裹棉球将血挤出，直至出血颜色转成鲜红，用消毒干棉球压之片刻。

（二）其他治疗

1. 三棱针挑刺疗法　取两肩胛之间丘疹样反应点、按压过敏点、大椎、太阳、印堂等，选点挑刺。本法适用于急性结膜炎。

2. 耳针疗法　取眼、肝、胆、耳尖。毫针刺法，亦可在耳尖或耳后静脉点刺出血。

3. 刺络放血疗法　取太阳或大椎。点刺出血后拔罐，每次留罐 5 分钟左右。

【按语】

1. 针刺治疗目赤肿痛能明显改善症状；使用点刺放血治疗该病前，应询问患者有无凝血功能障碍性疾病。

2. 由于传染性结膜炎可造成流行性感染，因此需要做好预防，患者用过的盥洗用具必须采取隔离和消毒处理。医生检查患者时需戴手套，检查后要及时洗手消毒，防止交叉感染。

3. 多数类型的结膜炎痊愈后不遗留并发症，少数因并发角膜炎可影响视力。严重或慢性结膜炎可发生永久性病变，如结膜瘢痕导致睑球粘连、眼睑变形或继发干眼。

4. 治疗期间应嘱患者注意休息，睡眠充足，注意用眼卫生。

文献摘录

1.《灵枢·热病》："目中赤痛，从内眦始，取之阴跷。"

2.《备急千金要方·卷三十》："阳谷、太冲、昆仑，主目急痛赤肿。"

3.《针灸大全·卷之四》："眼赤痛肿，风泪下不已，攒竹二穴，合谷二穴，小骨空二穴，临泣二穴。"

4.《杨敬斋针灸全书·卷之下》："赤眼肿痛，睛明、攒竹、丝竹空、合谷。"

5.《圣济总录》："目赤肿痛者，以心肺壅滞，积热不散，风邪毒气，干于足厥阴之经，风热交作，上攻于目及两睑间，故其色赤肿痛，宜祛风邪，蠲热气，疏沦壅滞。"

第二节　麦　粒　肿

一、概　　述

麦粒肿是指胞睑边缘生小硬结，红肿疼痛，形似麦粒，易于溃脓的眼病，又名"针眼"、"土疳"，俗称"偷针眼"。

麦粒肿的发生常与外感风热、热毒上攻或脾胃湿热等因素有关。本病病位在眼睑，眼睑属脾，太阳为目上冈，阳明为目下冈，故本病与足太阳、足阳明经及脾胃关系密切。基本病机是热邪结聚于胞睑。

西医学认为本病是指眼睑腺体组织的急性化脓性炎症，即睑腺炎。

二、辨 证 要 点

主症 胞睑边缘生小硬结，红肿疼痛并渐行扩大；数日后硬结顶端出现黄色脓点，破溃后脓自流出。

风热外袭 多发于上睑，麦粒肿初起，痒痛微作，局部硬结微红肿，触痛明显，或伴有头痛发热，全身不适。舌质红，苔薄黄，脉浮数。

热毒炽盛 多发于下睑，胞睑红肿，硬结较大，灼热疼痛，有黄白色脓点，口渴喜饮，便秘尿赤。舌质红，苔黄或腻，脉数。

脾胃湿热 多发于下睑，麦粒肿屡发，红肿不甚，或经久难消，伴有口黏口臭，腹胀便秘。舌质红，苔黄腻，脉数。

三、治 疗

（一）基本治疗

治法 清热解毒，消肿散结。取局部穴位及足太阳经、足阳明经为主。

主穴 攒竹 太阳 厉兑

配穴 风热外袭配风池、商阳；热毒炽盛配大椎、曲池；脾胃湿热配内庭、阴陵泉。

方义 攒竹为足太阳经穴，与太阳均位于眼区，长于清泄眼部郁热而散结；厉兑为足阳明经的井穴，可清泻阳明积热，消肿散结。

操作 常规针刺，用泻法；攒竹、太阳、厉兑均可点刺出血；攒竹可透鱼腰、丝竹空。

（二）其他治疗

1. 刺络放血疗法 取肩胛区第1～7胸椎棘突两侧的淡红色疹点或敏感点，三棱针挑刺或点刺出血。

2. 拔罐疗法 取大椎。三棱针散刺出血后拔罐。

3. 耳针疗法 取眼、肝、脾、耳尖。毫针刺法，亦可在耳尖、耳背小静脉刺络出血。

【按语】

1. 针灸治疗本病初期疗效显著，但成脓之后，宜转眼科切开排脓。

2. 麦粒肿初起至酿脓期间，切忌用手挤压患处，以免脓毒扩散。患病期间饮食宜清淡。

❤❤❤ 文献摘录 ━━

1.《针灸聚英·卷二》："偷针眼，视其背上有细红点如疮，以针刺破即瘥，实解太阳之郁热也。"

2.《证治准绳·第七册·七窍门上》："土疳症，有一目生又一目者，有只生一目者……其病不一，当随宜治之……谨按世传眼眦初生小疮，视其背上，即有细红点如疮，以针刺破，眼时即瘥，故名偷针，实解太阳经结热也。人每试之有验。"

3.《审视瑶函·卷四》："此症或眼皮上下，生出一小核是也，乃脾胃痰气所致。上睑属脾经，下睑属胃经。若结成小核，红而自破，不药而愈。若坚白不破，久则如杯如拳，而成瘤矣。若初起小核时，即先用细艾如粟米状放患上，令患目者卧榻紧闭目，以隔蒜片灸三四壮，外将膏药贴之。"

第三节　上胞下垂

一、概　述

上胞下垂古称"睢目"、"眼睑垂缓"，重者称"睑废"，是上胞无力或不能抬起，以致睑裂变窄，甚至遮盖部分或全部瞳神，影响视力的一种眼病。上胞下垂的发生与先天禀赋不足，或素体中气不足，风邪外袭，外伤等因素有关，本病病位在筋肉，眼睑属脾，"太阳为目上冈"，故本病与脾脏、足太阳经关系密切，可涉及肝肾。其基本病机是气虚不能上提，血虚不能养筋。

西医称本病为上睑下垂，通常指上眼睑下垂，表现为上眼睑部分或完全不能抬起，致上眼睑下缘遮盖角膜上缘过多，从而使病眼的眼裂显得较正常眼裂小。患者常耸眉、皱额、仰头，形成一种特殊昂视姿态。病因可分为先天性和获得性，先天性由于动眼神经核或提上睑肌发育不良所致，可有遗传性；获得性因动眼神经麻痹、提上睑肌损伤、颈交感神经病变、重症肌无力及机械性开睑运动障碍等所致。本节主要介绍获得性上睑下垂，先天性应以手术治疗为主，术后康复时可参照本节治疗。

二、辨　证　要　点

主症　上胞下垂，抬举无力，或遮盖瞳仁。

肝肾不足　多自幼上胞下垂，可伴有五迟五软。舌淡，苔白，脉弱。

脾虚气弱　起病较缓，朝轻暮重，休息后减轻，劳累后加重，面色少华，眩晕，纳呆，肢倦乏力。舌质淡，苔薄，脉弱。

风邪袭络　起病突然，重者目珠转动失灵，或歪斜，或视一为二。舌质红，苔薄，脉弦。

三、治　疗

（一）基本治疗

治法　健脾益气，养血荣筋，取眼区局部穴及背俞穴为主。

主穴　攒竹　丝竹空　阳白　脾俞　肾俞　三阴交

配穴　肝肾不足配肝俞、太溪；脾虚气弱配百会、足三里；风热袭络配风门、风池；机械性炎性肿胀加少商、耳尖；交感神经麻痹加颈夹脊穴；癔病性加水沟、神门；全身性疾病的重症肌无力加肝俞、足三里。

方义　本病病在筋肉，在筋守筋，故以局部选穴为主，攒竹、丝竹空和阳白均位于眼上方，三穴合用，可通经活络，调和气血，提升眼睑；本病多属脾肾不足，取膀胱经的脾俞、肾俞，可健脾益气、补肾养血，以治其本，又因上睑为足太阳经所过之处，也符合"经络所过，主治所及"之理；

三阴交为肝、脾、肾三经的交会穴,可以补脾益肾,养血柔筋,调和气血。

操作 攒竹、丝竹空、阳白,均可向鱼腰透刺。余穴常规针刺。

(二)其他治疗

1. 皮肤针疗法 攒竹、眉冲、阳白、头临泣、目窗、目内眦-上眼睑-瞳子髎连线。轻度叩刺,以皮肤微红为度。

2. 耳针疗法 取眼、脾、肝、胃、肾。每次选取3~4穴,毫针刺法,或埋针法、压丸法。

【按语】

本病病因复杂,针灸主要针对获得性疾病因素所致的眼睑下垂有一定的疗效,但需明确诊断,查明眼睑下垂的原因,对症治疗。对于先天重症患者,可考虑手术治疗。

文献摘录

1.《眼科锦囊》:"上睑低垂轻症,灸三阴交。"

2.《诸病源候论》:"若血气虚,则肤腠开而受风,风客于睑肤之间,所以其皮缓纵,垂覆受于目,则不能开,世呼为睢目,亦名侵风。"

第四节 五 风 内 障

一、概　　述

五风内障即青风内障、绿风内障、乌风内障、黑风内障、黄风内障之总称,因发病后瞳神散大,并分别呈现以上颜色,且病势急骤,善变如风,故历代中医眼科以青风、绿风、乌风、黑风、黄风命名。视盘凹陷增大是五风内障常见的体征。本病是导致人类失明的重要致盲眼病之一,发病率高且与年龄呈正相关。

五风内障的发生与先天禀赋不足、生活习惯、久病、年迈体虚等密切相关。本病病位在目,基本病机为目窍失养,神水滞涩。

五风内障属现代医学青光眼范畴。在房水循环途径中任何一环发生阻碍,均可导致眼压升高而引起青光眼。一般将青光眼分为原发性、继发性和先天性三大类。其中急性闭角型青光眼,属眼科常见急重症。随着传染性眼病逐渐得到控制,青光眼已成为我国当前主要致盲性眼病之一,是全世界第2位致盲性眼病。

二、辨 证 要 点

主症 目珠发胀,视物昏蒙不清,甚至视野缺损。

肝气郁结 时有目珠微胀、视物昏蒙或瞳神稍大,伴情志不遂,心烦口苦。舌质红,苔黄,脉弦细。

心脾两虚 早期偶有视物昏蒙,逐渐进展为视野缺损,伴心悸,失眠健忘,食少便溏,倦怠乏力。舌质淡,苔白,脉细弱。

肝肾亏虚 患病日久,视物不清,瞳神稍大,视野缺损,视盘苍白,可伴头晕失眠,面白肢冷,精神倦怠,腰膝无力。舌质淡,苔薄,脉细沉无力。

三、治　疗

（一）基本治疗

治法　疏肝理气，养肝明目。以眼区局部穴及足厥阴肝经为主。

主穴　睛明　球后　承泣　光明　太冲

配穴　肝气郁结配期门；心脾两虚配心俞、脾俞；肝肾亏虚配肝俞、肾俞。

方义　睛明、球后、承泣皆位于眼部，可以通调眼周局部气血；太冲为足厥阴肝经原穴，光明为足少阳胆经络穴，两穴相配属原络配穴，可疏肝理气，养肝明目，其中，光明还是治疗眼疾、恢复视力的效穴。

操作　针刺睛明、球后、承泣时，嘱患者闭目，用押手轻推眼球，以充分暴露针刺部位，针沿眼眶内缘缓慢刺入0.3～0.7寸，不宜超过1.5寸；一般不行提插手法，手法要轻，避免伤及眼球或引起眼内出血，起针后按压针孔片刻，以防出血。余穴常规针刺。

（二）其他治疗

穴位按压疗法　取眼眶周围穴位，用拇指螺纹面桡侧缘依次按顺序逐一点压按揉。每次按揉10～15分钟，每日1～2次。

【按语】

1. 在本病早期，轻微的视野缺损常难以发现或未引起重视，如视神经严重受损，可导致失明。应尽早进行青光眼的检查、诊断和治疗，这是防止视神经损害和失明的关键。针灸可作为本病的治疗方法之一，具有一定疗效。

2. 养成健康的用眼习惯，注意休息，按时进行眼周局部按摩或眼保健操。

3. 积极参加青光眼普查，一旦发现眼压偏高、视野改变等，应专科诊治明确诊断以排查本病。

文献摘录

1.《秘传眼科龙木论·五风变内障》："此眼初患之时，头旋偏痛，亦是脏腑虚劳肝风为本。或一眼先患，或因呕吐双暗，毒风入眼，兼脑热相侵，致令眼目失明。"

2.《秘传眼科龙木论·卷之八》："络却，二穴，一名强阳，又名脑盖，在通天后一寸五分，足太阳脉气所发，治青风内障，目无所见，可灸三壮。"

3.《医宗金鉴·四十三卷·内障病证》："初病瞳珠渐渐变色，晴里隐隐似翳，或白或黄或绿，虽与不患之眼似，然无精彩光明射人。"

4.《医宗金鉴·四十三卷·内障病证》："头微旋不痒不痛，但见青花转转，日渐昏蒙，此青风伤目之渐也。"

第五节　视神经萎缩

一、概　述

视神经萎缩是指视网膜神经节细胞轴索广泛损害而出现的萎缩变性。临床以视力功能损害和视神经乳头苍白为主要特征。视神经萎缩分原发性和继发性，如视网膜、视神经的炎症、退变、缺血、外伤、遗传等因素，眶内或颅内占位性病变的压迫，其他原因所致的视乳头水肿、青光眼等，均可能导致视神经萎缩。本病严重影响视力，致盲率较高。

视神经萎缩中医学称"视瞻昏渺"、"青盲"，其发生常与禀赋不足、思虑劳倦及情志外伤等因素有关。本病病位在眼，因肝经连目系，心经系目系，肾为先天之本，脾为生化之源，故本病与心、肝、脾、肾关系密切。基本病机是精血虚乏，神光不得发越于外；或脉络瘀阻，精血不能上荣于目。

二、辨证要点

主症　患眼外观无异常而视力显著减退，甚至完全失明。
肝气郁结　兼见抑郁不舒，急躁易怒，胸胁胀痛，口苦。舌质红，苔薄，脉弦。
气血瘀滞　多有外伤史，兼见头痛眩晕，健忘失眠。舌质暗，有瘀斑，脉涩。
肝肾亏虚　兼见双眼干涩，眩晕耳鸣，腰膝酸软，遗精。舌质红，苔少，脉细数。

三、治　疗

（一）基本治疗

治法　调补肝肾，养精明目，取眼区局部穴及足少阳经、足厥阴经为主。
主穴　球后　睛明　承泣　风池　太冲　光明　三阴交
配穴　肝气郁结配行间、侠溪；气血瘀滞配合谷、膈俞；肝肾亏虚配肝俞、肾俞。
方义　球后、睛明、承泣皆位于眼部，旨在通调眼部气血；风池属足少阳胆经，通目系，可通络明目；太冲为足厥阴肝经原穴，光明为足少阳胆经之络穴，原络配用，可疏肝理气，养肝明目；三阴交调补肝脾肾，养精明目，以治其本。
操作　风池向鼻尖方向刺入 0.5～1 寸，最好能使针感向眼部传导，应注意掌握针刺的方向、角度和深度，切忌向上斜刺，以免刺入枕骨大孔。针刺球后、睛明、承泣时，嘱患者闭目，用押手轻推眼球，以充分暴露针刺部位，针沿眼眶内缘缓慢刺入 0.3～0.7 寸，不宜超过 1.5 寸；一般不用提插手法，手法要轻，避免伤及眼球或引起眼内出血，起针后按压针孔片刻，以防出血。余穴常规针刺。

（二）其他治疗

1. 耳针疗法　取眼、肝、脾、肾、枕、皮质下。每次选用 3～4 穴，毫针刺法，或埋针法、压丸法。
2. 皮肤针疗法　取眼眶周围、第 5～12 胸椎两侧、风池、肝俞、胆俞、膈俞。眼区轻度叩刺至潮红，其余部位及经穴施以中度叩刺。
3. 头针疗法　取额旁 2 线、枕上正中线、枕上旁线，头针常规针刺。

【按语】
视神经萎缩是眼科难治性疾病，病因复杂，预后难料，至今尚无满意的疗法。针灸治疗视神经萎缩有一定疗效，可控制病情进展，延缓致盲。

文献摘录

1.《针灸甲乙经·卷十二》："青盲远视不明，承光主之。"
2.《圣济总录·卷第一百九十三》："商阳、巨髎、上关、承光、瞳子髎、络却，主青盲无所见。"
3.《神应经·耳目部》："青盲无所见，肝俞、商阳（左取右，右取左）。"
4.《神灸经纶·卷之三》："青盲眼，肝俞、胆俞、肾俞、养老、商阳、光明。"
5.《诸病源候论》："青盲者，谓眼本无异，瞳子黑白分明，直不见物耳。"

第六节　白　涩　症

一、概　　述

　　白涩症是指白睛无红赤疼痛，而觉双眼干燥少津，滞涩不爽，易感疲劳的慢性眼科病证。双眼发病，在老年及女性人群中多发。清代傅仁宇所著的《审视瑶函》中记载："不肿不赤，爽快不得，沙涩昏朦，名曰白涩。"白涩症，还有"夺精"、"白眼痛"、"神水将枯"、"瞳神干缺"等异名。

　　白涩症的发生常与阴血亏虚、燥热伤津等因素相关。用目过度、久视伤血，嗜酒恣欲、阴精亏损，悲哀哭泣、久而耗液，忧思伤脾、生化不足均可导致阴血亏虚。燥应于肺，五行属金，金盛克木，木应于肝，肝窍为目，致目失所养而亦可发病。本病病位在眼，与肝、肺两经关系密切。基本病机是燥邪伤津，目失所养。

　　白涩症多见于西医学中的干燥综合征、慢性结膜炎、浅层点状角膜炎、角膜软化症等病。

二、辨　证　要　点

　　主症　目干少津，滞涩不爽。

　　阴血亏虚　目干少津，涩滞不爽，视物易疲劳，伴面色萎黄，头晕耳鸣，失眠多梦，爪甲色淡，口燥咽干，五心烦热，腰酸遗精。舌质淡红，少苔，脉细数。

　　燥热伤津　目热且涩，干燥作痒，干咳少痰。口干鼻燥。舌质红，苔微黄而少津，脉数。

三、治　　疗

（一）基本治疗

　　治法　疏经通络，清热润燥。取局部穴位为主。

　　主穴　印堂　太阳　睛明　三阴交

　　配穴　阴血亏虚配行间、太溪；燥热伤津配合谷、侠溪。

　　方义　印堂为督脉腧穴，太阳、睛明均为局部取穴，可通经活络、调和气血；三阴交为足三阴经交会穴，可滋阴清热，补益气血。

　　操作　针刺睛明时，嘱患者闭目，医者押手轻轻固定眼球，刺手持针，于眶内侧缘和眼球之间，靠近眶内缘缓慢直刺 0.3~0.8 寸，不宜提插捻转，出针时按压针孔片刻，以防出血引起血肿；印堂提捏进针。余穴常规针刺，行泻法。

（二）其他治疗

　　1. 皮肤针疗法　嘱患者闭目，沿双眼眶缘外 0.5 寸范围，依上、内、下、外顺序成环状叩刺，每只眼睛叩刺 20 周，以皮肤潮红，有微小出血点为度。注意用力均匀轻柔，勿叩触至眼睑上。

　　2. 耳针疗法　取肝、肾、神门、眼、目。毫针刺法或丸压法，每次选用 2~3 个耳穴，每 5 日治疗 1 次。

　　【按语】

　　1. 工作应有规律，用眼不宜过度。

2. 忌食辛辣，戒烟限酒。

3. 戴防护眼镜，避免风沙、日光、烟尘刺激。

📖 文献摘录

1.《灵枢·口问》："目者，宗脉之所聚也，上液之道也。……故悲哀愁忧则心动，心动则五脏六腑皆摇，摇则宗脉感，宗脉感则液道开，液道开故泣涕出焉。液者，所以灌精濡空窍者也，故上液之道开则泣，泣不止则液竭，液竭则精不灌，精不灌则目无所见矣，故命曰夺精。"

2.《备急千金要方·卷三十》："阳谷、太冲、昆仑，主目急痛赤肿。"

3.《针灸甲乙经》："目涩身痹，……临泣主之。"

4.《龙树菩萨眼论》："其液竭者则目涩。"

5.《太平圣惠方》："液门二穴……主……目涩。"

第七节 风牵偏视

一、概　述

风牵偏视是以眼珠突然偏斜，转动受限，视一为二为特征的眼病，又称"睆目"、"双目通睛"、"斜视"。两眼向内对视，称为"对眼"，向外斜视称为"斜白眼"。多见于儿童。

风牵偏视之名出自《中医眼科学》，在古典医籍中，本病有不同的称谓。《银海精微》称"风牵歪斜"；若目珠向下偏斜，不能上转者，《圣济总录》称"坠睛"；若目珠向上方偏斜，不能下转者，《审视瑶函》称为"目仰视"。《证治准绳》称本病为"神珠将反"，并将其中症状严重、目珠偏斜明显，几乎不能看见黑睛者称为"瞳神反背"。

风牵偏视的发生常与先天禀赋不足、外伤、风邪外袭等因素有关。本病病位在眼，与肝、肾关系密切。基本病机是脉络空虚，风邪乘虚侵袭，或肾阴亏虚，肝风内动，目系拘急而成；或外伤，气血瘀滞，经筋弛缓，目珠维系失衡而致。

二、辨　证　要　点

主症　一眼或双眼黑睛向内或向外偏斜，转动受限，视一为二。

风邪袭络　发病急骤，伴头目疼痛或眩晕，恶寒发热。舌质淡红，苔薄，脉浮。

肝风内动　兼见头晕目眩，耳鸣，面赤心烦，肢麻震颤。舌质红，苔少，脉弦。

瘀血阻络　多有外伤史，伤后目珠偏斜，胞睑、白睛瘀血，头痛眼胀，恶心呕吐。舌质紫暗，苔薄，脉涩。

三、治　疗

（一）基本治疗

治法　平肝息风，化瘀通络。取足少阳经、足厥阴经为主。

主穴　风池　光明　太冲　合谷　太溪

配穴　风邪袭络配风府；肝风内动配肝俞；瘀血阻络配膈俞。内直肌麻痹配睛明、攒竹；外直肌麻痹配瞳子髎、太阳；上直肌麻痹配鱼腰、攒竹；下直肌麻痹配承泣、四白；上斜肌麻痹配球后、四白;下斜肌麻痹配丝竹空、鱼腰。

方义 目系"上属于脑,后出于项中",故取项后风池以通经络,调目系;肝开窍于目,故取肝经原穴太冲,胆经络穴光明,为原络配穴法,以平肝息风,通络明目;且太冲与合谷相配为"四关"穴,善于祛风通络,调和气血;太溪为肾经原穴,可滋水涵木,以治其本。

操作 风池向鼻尖方向刺入0.5～1寸,风府向下颌方向刺入0.5～1寸;风池、风府应注意掌握针刺的方向、角度和深度,切忌向上斜刺,以免刺入枕骨大孔。针刺承泣、睛明、球后时,嘱患者闭目,用押手轻推眼球,以充分暴露针刺部位,针沿眼眶内缘缓慢刺入0.3～0.7寸,不宜超过1.5寸;一般不用提插手法,手法要轻,避免伤及眼球或引起眼内出血,起针后按压针孔片刻,以防出血。余穴常规针刺,可加电针。

(二)其他治疗

1. 电针疗法 取眼区穴如攒竹、四白、太阳、瞳子髎为主,配合四肢穴。采用疏密波或断续波,刺激强度以患者耐受为度。

2. 皮肤针法 取眼眶周围腧穴及风池,叩刺至局部皮肤潮红为度。

【按语】

针刺治疗风牵偏视效果肯定,对病程短者疗效尤佳。

文献摘录

1.《针灸甲乙经·卷十二》:"瞑目,水沟主之。"
2.《备急千金要方·卷八》:"若眼戴睛上插,灸目两眦后二七壮。"
3.《圣济总录·卷第一百九十三》:"丝竹空、前顶,主目上插。"

第八节 近 视

一、概 述

近视古称"能近怯远症",至《目经大成》始称近视,是以视近物清晰、视远物模糊为临床特征的眼病。

近视的发生常与先天禀赋不足、劳心伤神和不良用眼习惯有关。本病病位在眼,肝经连目系,心经系目系,肾为先天之本,脾为生化之源,故本病与心、肝、脾、肾关系密切。基本病机是目络瘀阻,目失所养。

本病即西医学的近视眼,为眼科屈光不正疾病之一。西医学认为,当调节放松时,平行光线经过眼的屈光系统后聚焦在视网膜之前,称为近视。大部分近视发生在青少年时期,在发育生长阶段度数逐年加深,到发育成熟以后即不再进展或进展缓慢,眼底一般不发生退行性变化,视力可以通过配眼镜矫正,称为单纯性近视。另一种近视发生较早(在5～10岁即可发生),且进展很快,25岁以后继续进展,常伴有眼底改变,视力不易矫正,称为病理性近视。

二、辨 证 要 点

主症 视近物清晰,视远物模糊,视力减退。

肝肾亏虚　双目干涩，头晕耳鸣，夜寐多梦，腰膝酸软。舌质淡，少苔，脉细尺弱。

心脾两虚　目视疲劳，双目喜闭，面白神疲，失眠健忘，纳呆便溏。舌质淡，苔薄白，脉细弱。

三、治　疗

（一）基本治疗

治法　通经活络明目。取眼区局部穴位为主。

主穴　睛明　承泣　四白　太阳　风池　光明

配穴　肝肾亏虚配肝俞、肾俞；心脾两虚配心俞、脾俞。

方义　睛明、承泣、四白、太阳均位于眼周，可通经活络，益气明目，是治疗眼疾的常用穴；风池为足少阳经与阳维脉之交会穴，内与眼络相连；光明为足少阳胆经络穴，与足厥阴肝经相通，两穴相配，可疏调眼络，养肝明目。

操作　针刺睛明、承泣时，嘱患者闭目，用押手轻推眼球，以充分暴露针刺部位，针沿眼眶内缘缓慢刺入 0.3～0.7 寸，不宜超过 1.5 寸；一般不行提插手法，手法要轻，避免伤及眼球或引起眼内出血，起针后按压针孔片刻，以防出血。风池向鼻尖方向刺入 0.5～1 寸，注意掌握针刺的方向、角度和深度，切忌向上斜刺，以免刺入枕骨大孔。针刺光明时，针尖宜朝上斜刺，使针感向上传导。余穴常规针刺。

（二）其他治疗

1. 耳针疗法　选眼、心、肝、脾、肾、皮质下、神门。每次选用 3～4 穴，毫针刺法，或埋针法、压丸法。

2. 皮肤针疗法　风池及眼眶周围诸穴。皮肤针轻度或中度叩刺，以皮肤微红为度；也可叩刺背俞穴。

3. 头针疗法　取枕上正中线、枕上旁线。头针常规针刺。

【按语】

1. 针灸治疗轻、中度近视疗效较好，假性近视疗效显著，且年龄越小治疗效果越好。

2. 在针灸治疗同时，必须重视对眼的保护，坚持做眼保健操。在用眼时间较长后，应闭目养神或向远处眺望，对于保护眼睛和预防近视具有重要作用。

文献摘录

1.《标幽赋》："取肝俞与命门，使瞽士视秋毫之末。"

2.《玉龙歌》："肝家血少目昏花，宜补肝俞力便加，更把三里频泻动，还光益血自无差。"

3.《针灸大成·卷六》："睛明……主目远视不明。"

第九节　耳鸣耳聋

一、概　述

耳鸣是以耳内鸣响，如蝉如潮，妨碍听觉为主症；耳聋是以听力不同程度减退或失听为主症，轻者称"重听"。临床上耳鸣、耳聋既可单独出现，亦可先后发生或同时并见。

耳鸣、耳聋的发生常与外感风邪、情志失畅、久病、年老体弱等因素有关。本病病位在耳，肾开窍于耳，少阳经入于耳中，故本病与肝胆、肾关系密切。实证多因外感风邪壅遏清窍，或肝胆郁火循经上扰清窍；虚证多因肾精亏虚，耳窍失养。基本病机是邪扰耳窍或耳窍失养。

西医学中，耳鸣、耳聋可见于多种耳科疾病、高血压、动脉硬化、脑血管疾病、贫血、红细胞增多症、糖尿病、感染性疾病、药物中毒及外伤性疾病。

二、辨 证 要 点

（一）实证

主症　暴病耳聋，或耳中觉胀，耳鸣如潮，鸣声隆隆不断，按之不减。

外感风邪　兼耳闷胀，畏寒，发热。舌质红，苔薄，脉浮数。

肝胆火盛　兼头胀，面赤，咽干。舌质红，苔黄，脉弦。

痰火郁结　兼耳内憋气感明显，胸闷痰多。舌质红，苔黄腻，脉弦滑。

（二）虚证

主症　久病耳聋，耳鸣如蝉，时作时止，劳累则加剧，按之鸣声减弱。

肾精亏损　兼头晕，遗精，带下，腰膝酸软。舌质红，苔少，脉虚细。

脾胃虚弱　兼神疲乏力，食少腹胀，便溏。舌质淡红，苔薄白，脉细弱。

三、治　　疗

（一）基本治疗

1. 实证

治法　疏风泻火，通络开窍。取局部腧穴及手足少阳经为主。

主穴　听会　翳风　中渚　侠溪

配穴　外感风邪配外关、合谷；肝胆火盛配行间、丘墟；痰火郁结配丰隆、阴陵泉。

方义　手足少阳经脉均绕行于耳之前后并入耳中，听会属足少阳经，翳风属手少阳经，两穴又均居耳部，可疏导少阳经气，主治耳疾；循经远取中渚、侠溪，中渚泻三焦火而清耳窍，侠溪清泻肝胆之火，二者通上达下，疏导少阳经气，宣通耳窍。

操作　听会、翳风的针感宜向耳底或耳周传导为佳，余穴常规针刺，泻法。

2. 虚证

治法　补肾养窍。取局部腧穴及足少阴经为主。

主穴　听宫　翳风　太溪　肾俞

配穴　肾精亏损加关元；脾胃虚弱配气海、足三里。

方义　太溪、肾俞能补肾填精，上荣耳窍；听宫为手太阳经与手、足少阳经之交会穴，气通耳内，具有聪耳启闭之功，为治耳疾要穴；配手少阳经局部的翳风，可疏导少阳经气，宣通耳窍。

操作　听宫、翳风的针感宜向耳底或耳周传导为佳，余穴常规针刺，补法，太溪、肾俞可配合灸法。

（二）其他治疗

1. 头针疗法　取颞后线，毫针刺，间歇运针，留针20分钟。

2. 耳针疗法　取肾、肝、胆、内耳、皮质下、神门，毫针刺或压丸法。

3. 导引疗法

（1）"营治城郭"法：以两手按耳轮，一上一下摩擦之，每次做 15 分钟左右。

（2）除耳鸣功：平坐伸一腿屈一腿，横伸两臂，直竖两掌，向前若推门状，扭头项左右各 7 次。

（3）"鸣天鼓"法：调整好呼吸，先用两手掌按摩耳郭，再用两手掌心紧贴两外耳道，两手食、中、环指、小指对称地横按在枕部，两中指相接触，再将两食指翘起放在中指上，然后把食指从中指上用力滑下，重重地叩击脑后枕部，此时可闻洪亮清晰之声，响如击鼓。先左手 24 次，再右手 24 次，最后双手同时叩击 48 次。

【按语】

1. 耳鸣耳聋的病因很多，针灸治疗耳鸣、耳聋有一定的疗效，但对于鼓膜损伤、听力完全丧失者难以取效。

2. 治疗期间避免劳倦，节制房事，调整情绪，避免使用耳毒性药物。

3. 本病的疗程多较长，治疗需有耐心。

文献摘录

1.《针灸大成·卷九》："耳内虚鸣，肾俞、足三里、合谷……耳聋气闭，听宫、听会、翳风。"

2.《针灸逢源·卷五》："新聋多热，取少阳、阳明……久聋多虚，补足少阳，液门、中渚、外关、翳风、耳门、后溪、听宫、听会、合谷、侠溪。"

3.《针灸甲乙经·阳厥大惊发狂摘》："耳鸣，口僻颊肿，实则聋……虚则痹，鬲俞、偏历主之……耳聋鸣，下关及阳溪、关冲、液口、阳谷主之。"

4.《针灸大成》："耳鸣腰痛先五会，次针耳门三里内。"

案例分析

王某，女，38 岁。初诊日期：2005 年 9 月 5 日。

主诉：左耳鸣耳聋 8 天。现病史：患者于 8 天前看电视时，突感左耳中阻塞，听不到电视机声音，耳鸣如蝉，日夜不停，伴有头晕目眩、心烦失眠、腰酸腿软。经外院服药及高压氧治疗，无明显好转。现症见：左耳聋、耳鸣，头晕目眩，心烦失眠，遂来求诊。查体：神清，舌质红、苔薄黄，尺脉细数。左耳听力粗测下降。

中医诊断：耳鸣耳聋（肾精亏损）。

治则：补肾养窍。

选穴：针刺：角孙（左侧）、听宫（左侧）、翳风（左侧）、中渚（左侧）、太溪（双侧）、肾俞（双侧）、关元。

艾灸：听宫（左侧），回旋灸 10 分钟。

以上治疗每日 1 次，针后嘱患者配合运耳术按摩耳部。

复诊：2005 年 9 月 8 日。经以上治疗 3 次后，患者左耳聋好转，耳鸣基本消失，其他诸症减轻，睡眠仍欠佳。

针刺：守上法，加太冲（双侧）、肝俞（双侧）、内关（双侧）、神门（双侧）。

艾灸：听宫（左侧），回旋灸 10 分钟。

以上治疗每日 1 次，用上法继续针刺 5 次后，左耳听力恢复正常，睡眠好转，其他诸症消失，达到临床治愈。

诊疗思路：耳鸣耳聋由多种原因引起，辨证要分新久虚实。实证多为肝胆火盛、痰火郁结，虚则多为肾虚或脾胃亏虚。患者为中年女性，长期劳累，易致肾阴亏虚，肾开窍于耳，肾水亏损，精气不能上充于耳而致耳聋、耳鸣；肾主骨生髓，脑为髓之海，肾气亏虚，脑髓不充，故头晕目眩；肾阴亏虚，心火上炎，心肾不交，水火不济，则心烦失眠。手足少阳经脉均绕行于耳之前后，故取手少阳经中渚、翳风，足少阳经听会，以疏导少阳经气；肾俞、太溪为俞原配穴，擅治肾之虚证，可补肾益精；关元为足三阴、任脉之交会穴，可补肾培元。诸穴相配，共同发挥调和血脉、通利耳窍、疏导三焦、和解少阳之功。

操作：听宫、翳风的针感宜向耳底或耳周传导为佳。

医嘱：治疗期间调畅情志，注意休息。

案例思考：试述本病刺灸法运用和穴位配伍规律。

第十节 鼻 鼽

一、概 述

鼻鼽是指突然和反复发作的以鼻痒、打喷嚏、流清涕、鼻塞等为主要特征的鼻病，呈季节性、阵发性发作，亦可常年发病。

鼻鼽的发生常与正气不足、外邪侵袭等因素有关。本病病位在鼻，与肺、脾、肾三脏关系密切。基本病机是脾肾亏虚，肺气不固，邪聚鼻窍。

西医学中，鼻鼽多见于变应性鼻炎、血管运动性鼻炎、嗜酸性粒细胞增多性非变应性鼻炎等疾病中。

二、辨 证 要 点

主症 鼻痒，打喷嚏，流清涕，鼻塞。

肺气虚寒 每遇风冷易发，气短懒言，语声低怯，自汗，面色苍白，或咳喘无力。舌质淡，苔薄白，脉虚弱。

脾气虚弱 患病日久，鼻塞鼻胀较重，面色萎黄，四肢倦怠，食少纳呆，大便或溏。舌质淡胖，边有齿痕，苔薄白，脉弱无力。

肾阳亏虚 病久体弱，早晚较甚，神疲倦怠，面色苍白，形寒肢冷，小便清长，夜尿频多。舌质淡，苔白，脉沉细无力。

肺肾阴虚 多见禀赋不足，劳倦过度，或见咳嗽，咽痒，多梦少寐，口干烦热。舌质红，苔白，脉细数。

三、治 疗

（一）基本治疗

治法 调补正气，通利鼻窍。取局部穴为主。

主穴 迎香 印堂 风池 合谷 足三里

配穴 肺气虚寒配肺俞、气海；脾气虚弱配脾俞、气海、胃俞；肾阳亏虚配肾俞、命门；肺肾阴虚配太溪、三阴交。

方义 迎香位于鼻旁，宣通鼻气，通利鼻窍之力最强，可治一切鼻病；印堂位于鼻上，为治鼻炎之要穴；风池可宣肺理气，肺开窍于鼻，肺气宣则鼻窍可通；合谷可疏调手阳明经气，清泻肺热；足三里为强壮要穴，可益气固表。

操作 印堂由上向下沿皮直刺至鼻根部，迎香由下向上沿鼻翼斜刺近鼻根部，余穴常规针刺。

（二）其他治疗

1. 耳针疗法 取内分泌、内鼻、肺、脾、肾。毫针刺法，或埋针法、压丸法。

2. 穴位贴敷疗法 取大椎、肺俞、膏肓、肾俞、膻中。用白芥子30g，延胡索、甘遂、细辛、丁香、白芷各10g，研成粉末。上述药末用辣椒水调糊，涂纱布上，撒上适量肉桂粉，贴敷穴位，30～90分钟后去掉，以局部红晕微痛为度。

3. 皮肤针疗法 取颈夹脊1～4、背部第1侧线、前臂部手太阴肺经。叩刺至局部皮肤潮红。

【按语】

1. 针灸治疗本病有效，尤其对改善鼻道的通气功能较为迅速。

2. 经常锻炼身体，适当进行户外运动，增强抵抗力。

3. 过敏性鼻炎还应积极查找过敏原，避免接触过敏原。

⚓ 文献摘录

1.《针灸甲乙经·卷七》："风眩头痛，鼻不利，时嚏，清涕自出，风门主之。"

2.《针灸资生经·第六》："玉枕、百会、印堂、当阳、临泣，疗鼻塞。"

3.《神灸经纶·卷之三》："鼻塞，囟会、上星、风门。"

第十一节 鼻 渊

一、概 述

鼻渊是指以鼻流浊涕，量多不止为主要特征的鼻病，常伴有鼻塞、嗅觉减退、头痛、鼻窦区疼痛等症状，因状如泉下渗，故名为鼻渊。亦有"脑漏"、"脑砂"、"脑崩"、"脑渊"之称。鼻渊的发生常与外感风邪、胆腑郁热、脾胃湿热等因素有关，分为虚证和实证。实证多因外邪侵袭，导致肺、脾胃、肝胆的病变而发病；虚证多为中气不足，肺脾气虚，邪毒久困，凝聚鼻窍而致。本病的病位在鼻，与肺、脾、肾三脏关系密切。基本病机为鼻窍郁闭，气液不通。

西医学中急慢性鼻窦炎可参考本病辨证论治。现代医学认为本病是鼻窦黏膜的化脓性炎症，多见于感冒、急性鼻炎之后。此外过敏性体质及全身性疾病如贫血、流感等亦可导致本病的发生；邻近病灶感染，如扁桃体肥大、腺样体肥大，某些磨牙根部感染及鼻部外伤，异物穿入鼻窦，游泳时跳水姿势不当（如立式跳水），污水进入窦内等直接伤及鼻窦，均可引起感染。还有如鼻中隔偏曲、中鼻甲肥大、鼻息肉、肿瘤等鼻腔病疾，妨碍鼻窦通气引流亦可引发本病。慢性鼻渊多因急性鼻渊反复发作未得到适当的治疗所致。

二、辨 证 要 点

主症 鼻流浊涕，量多不止，伴有鼻塞、嗅觉减退、头痛、鼻窦区疼痛等症状。

（一）实证

肺经风热 鼻塞，鼻涕量多而白黏或黄稠，嗅觉减退，头痛，兼发热恶风，汗出，或咳嗽，痰多。舌质红，苔薄白，脉浮数。

　　胆腑郁热　鼻涕脓浊，量多，色黄或黄绿，或有腥臭味，鼻塞，嗅觉减退，头痛剧烈。可兼有烦躁易怒、口苦、咽干、耳鸣耳聋、寐少梦多、小便黄赤等全身症状。小腹胀痛拒按，精神抑郁，烦躁易怒，胸胁胀满，嗳气叹息。舌质紫暗或有瘀点，苔黄或腻，脉沉弦或涩而有力。

　　脾胃湿热　鼻塞重而持续，鼻涕黄浊而量多，嗅觉减退，头昏闷，或头重胀，倦怠乏力，胸脘痞闷，纳呆食少，小便黄赤。舌质红，苔黄腻，脉滑数。

（二）虚证

　　肺气虚寒　鼻塞或重或轻，鼻涕黏白，稍遇风冷则鼻塞加重，鼻涕增多，喷嚏时作，嗅觉减退，头昏，头胀，气短乏力，语声低微，面色苍白，自汗畏风寒，咳嗽痰多。舌质淡，苔薄白，脉缓弱。

　　脾气虚弱　鼻涕白黏或黄稠，量多，嗅觉减退，鼻塞较重，食少纳呆，腹胀便溏，脘腹胀满，肢困乏力，面色萎黄，头昏重，或头闷胀。舌质淡胖，苔薄白，脉细弱。

三、治　疗

（一）基本治疗

　　治法　通利鼻窍。取局部穴为主。

　　主穴　迎香　印堂　鼻通　合谷　列缺　通天

　　配穴　肺经风热配尺泽、少商；胆腑郁热配阳陵泉、侠溪；脾胃湿热配曲池、阴陵泉；肺气虚寒配肺俞、气海；脾气虚弱配脾俞、胃俞、足三里。

　　方义　迎香位于鼻旁，通利鼻窍之力最强，可治疗一切鼻病；鼻通位于鼻根，印堂位于鼻上，均为治疗鼻渊要穴；远取合谷、列缺为表里经配穴，可清泄肺热；通天擅通鼻窍。

　　操作　毫针常规刺，迎香宜斜向上透刺鼻通。脾虚、肺虚可在背部穴或腹部穴配合灸法。

（二）其他治疗

　　1. 耳针疗法　取内鼻、外鼻、肾上腺、额、肺、胆、脾、胃。每次选用3～5穴，毫针刺法，或埋针法、压丸法。

　　2. 头针疗法　额中线或额旁一线。毫针沿皮刺入约1寸，强刺激，间歇行针。

　　3. 皮肤针疗法　取颈夹脊1～4、背部第一侧线、前臂部手太阴肺经。叩刺至局部皮肤潮红。

　　4. 穴位贴敷疗法　取大椎、肺俞、脾俞、胃俞、胆俞。用白芥子30g，延胡索、甘遂、细辛、丁香、白芷、苍耳子、辛夷、薄荷共10g，研成细末，用姜汁调糊，涂纱布上，撒上适量的肉桂粉，贴敷穴位，30～90分钟后去掉，以局部红晕微痛为度。

　　【按语】

　　1. 针灸对治疗鼻渊有一定疗效，临床上常与其他方法一起配合治疗。鼻塞涕多者，切勿用力擤鼻。

　　2. 部分鼻渊患者，可引起脑病。鼻渊有慢性反复发作者，应做专科检查，及时排除肿瘤。

文献摘录

　　1.《针灸大成》："鼻流涕臭，名曰鼻渊，曲差、上星、百会、风门、迎香。"

　　2.《针灸大成》："鼻渊鼻痔：上星、风府。问曰：针此穴未效，复刺何穴？答曰：更刺后穴：禾髎、风池、人中、百会、百劳、风门。"

　　3.《针灸逢源》："鼻渊又名脑漏……上星、风府、曲差、人中、合谷。"

第十二节　咽喉肿痛

一、概　述

　　咽喉肿痛是以咽喉红肿疼痛、吞咽不适为主症的病证。《诸病源候论》曰："喉痹者，喉里肿塞痹痛，水浆不得入也。""脏腑冷热不调，气下喉涩，结搏于喉间，吞吐不利，或塞，或痛，故言咽喉不利。"《圣济总录》论曰："足太阴之脉，属脾络胃，上膈挟咽连舌本；足阳明之脉，其支者从大迎前下人迎，循喉咙。是知喉咽者，脾胃之候也。脾胃有热，风毒乘之，其气上冲，经络胥应，故喉咽为之肿痛，甚则水浆不下，便能杀人。其候有使人寒热似伤寒者，宜急治之。"

　　咽喉肿痛的发生常与外感风热、饮食不节和体虚劳累等因素有关。本病病位在咽喉，咽通于胃，喉为肺系，肾经上循喉咙，结于廉泉，故本病与肺、胃、肾等脏腑关系密切。基本病机是火热或虚火上灼咽喉。

　　西医学中，咽喉肿痛多见于急性咽炎、扁桃体炎、扁桃体周围脓肿、咽喉脓肿、咽旁脓肿、急性喉炎等疾病中。

二、辨证要点

　　主症　咽喉部红肿疼痛、吞咽不适。

1. 实证

　　外感风热　咽部红肿疼痛，吞咽不适，兼发热，汗出，头痛，咳嗽。舌质红，苔薄白或微黄，脉浮数。

　　肺胃热盛　咽部红肿，灼热疼痛，吞咽困难，高热，口渴喜饮，大便秘结，小便黄赤。舌质红，苔黄，脉数有力。

2. 虚证

　　阴虚火旺　咽干微肿，疼痛以午后或入夜尤甚，或咽部异物感，手足心热。舌质红，少苔，脉细数。

三、治　疗

（一）基本治疗

1. 实证

　　治法　清热利咽，消肿止痛。取手太阴经、手阳明经为主。

　　主穴　少商　合谷　尺泽　关冲

　　配穴　外感风热配风池、外关；肺胃热盛配内庭、鱼际。

　　方义　少商为手太阴肺经井穴，点刺出血可清泻肺热，为治疗实证咽喉肿痛的要穴；合谷疏泄阳明郁热；尺泽为手太阴肺经合穴，以泻肺经实热；关冲为手少阳三焦经井穴，点刺出血可清泻三焦之火，消肿利咽。

　　操作　少商、关冲点刺出血，余穴常规针刺，泻法。

2. 虚证

　　治法　滋阴降火，利咽止痛。取手太阴经、足少阴经为主。

　　主穴　太溪　照海　列缺　鱼际

　　方义　太溪为肾经原穴，有滋阴降火作用；照海亦属肾经，又通阴跷脉，列缺属手太阴肺经络穴，通任脉，二穴相配，为八脉交会组穴，擅治咽喉疾患；鱼际为手太阴肺经荥穴，可清肺热，利咽喉。

操作 毫针常规刺，补法或平补平泻法，列缺、照海行针时可配合做吞咽动作。

（二）其他治疗

1. 三棱针疗法 取少商、商阳、耳背静脉，点刺出血。

2. 皮肤针疗法 取合谷、大椎、后颈部、颌下、耳垂下方。中度或重度刺激。

3. 耳针疗法 取咽喉、心、扁桃体、耳尖等。毫针刺，或用压丸法。

4. 刮痧疗法 实证取督脉、足少阳经、足太阳经、手太阴经、手足阳明经，以泻刮法为主；虚证取督脉、足太阳经、足太阴经，以平刮法为主。

【按语】

1. 针灸对咽喉肿痛实证疗效较好。

2. 忌食辛辣刺激性食物，戒烟酒，避免有害气体的不良刺激。

3. 若扁桃体周围脓肿已成脓，或急性喉炎出现喉水肿，呼吸困难，应做专科处理。

📖 **文献摘录**

1.《针灸大全·卷之四》："单鹅风，喉中肿痛，肺三焦经热，关冲二穴，天突一穴，合谷二穴。"

2.《针灸大成·卷八》："咽喉肿痛、闭塞、水粒不下，合谷、少商，兼以三棱针针刺手大指背头节上甲根下，排刺三针。"

3.《类经图翼·卷十一》："喉痹、喉癣，天柱、廉泉、天突、阳谷、合谷、后溪、三间、少商、关冲、足三里、丰隆、三阴交、行间。"

第十三节 喉 喑

一、概 述

喉喑是以声音嘶哑为主症的喉病，常伴有喉痒、干涩微痛等症状，严重时可表现为语声不出，又称"失音"、"喑哑"、"声嘶"。其起病急骤者，称"暴喑"、"卒喑"；反复发作或迁延不愈者，称"久喑"、"久无音"。教师、播音员、售货员等用嗓较多者容易罹患本病。

喉喑的发生常与外邪侵袭、语音劳损、肺肾亏虚等因素有关。中医学认为，声音出于肺而根于肾。《景岳全书》指出："声由气而发，肺病则气夺，此气为声音之户也；肾藏精，精化气，阴虚则无气，此肾为声音之根也……声音出于脏气，凡脏实则声弘，脏虚则声怯。"实证者多由风热犯肺，肺气失宣，邪气凝滞于喉，或情志不舒，肝气犯肺，气滞痰凝，阻滞喉窍，导致"金实不鸣"；虚证者多因肺肾虚损，喉窍失养，导致"金破不鸣"。本病病位在咽喉，与肺、肾关系密切。基本病机是肺气失宣，喉窍失养。

西医学中，喉喑多见于急慢性咽喉炎、声带肥厚、声带息肉或声带结节等疾病中。癔症性失音及颈部手术导致的喉返神经损伤也可参照本节进行辨证施治。

二、辨 证 要 点

主症 声音嘶哑。

风热壅肺 猝然声音嘶哑，喉痛不适，干痒而咳，或有发热，微恶寒，头痛，口微渴。舌边尖红，苔薄白或微黄，脉浮数。

痰凝血瘀 声嘶日久，发音费力，喉涩微疼，痰少而黏，声带肥厚肿胀，或有声带小结、声带息肉。舌质暗红，或有瘀点，苔薄白，脉滑或涩。

阴虚火旺 声嘶日久，喉干微痛，喉痒干咳，痰黏难出，清嗓频作，或颧红唇赤，口干少饮，失眠多梦，腰膝酸软。舌质红，苔薄，脉细数。

三、治　疗

（一）基本治疗

治法 通利喉窍，利关开音。取局部穴、手太阴肺经及足少阴肾经为主。

主穴 廉泉 水突 列缺 照海

配穴 风热壅肺配尺泽、少商；痰凝血瘀配丰隆、膈俞；阴虚火旺配太溪、鱼际；声音嘶哑甚加复溜；咽喉肿痛甚加合谷。

方义 廉泉、水突位置靠近喉咙，两穴相配可疏通经气，以利声门；列缺为手太阴肺经穴，为治疗肺系疾病的常用穴；照海为足少阴肾经穴，有滋肾利咽之功，二穴相配，为八脉交会组穴，专治咽喉疾病。

操作 列缺、照海行针时，可配合做吞咽动作；少商点刺出血。余穴常规针刺。

（二）其他治疗

1. 皮肤针疗法 取手太阴肺经、手阳明大肠经、背部至腰骶脊柱两侧、颈前区。依次轻叩各经区，以皮肤潮红为度，颈前区可重叩，以微出血为度。

2. 三棱针疗法 取少商、商阳、耳背静脉。点刺出血。

3. 耳针疗法 取咽喉、肺、颈、气管、肾、大肠、轮1～轮6。毫针浅刺，或压丸；或取耳背静脉、扁桃体区、咽喉区，点刺出血。

【按语】

1. 针灸对喉喑效果明显，但应注意对原发病的治疗。

2. 在治疗期间，应避免有害气体的不良刺激，宜忌烟酒及辛辣刺激性食物。

3. 应避免用声过度，暴喑者宜禁音，久喑者可进行适当的发声训练，有助于发声功能的恢复。

文献摘录

1.《灵枢·寒热病》："暴喑气硬，取扶突与舌本出血。"
2.《马丹阳天星十二穴治杂病歌》："通里……欲言声不出……暴喑面无容。"
3.《玉龙歌》："偶尔失音言语难，哑门一穴两筋间，若知浅针莫深刺，言语音和照旧安。"

第十四节 牙　痛

一、概　述

牙痛是指因各种原因引起的牙齿疼痛，为口腔疾患中最常见的症状之一。

牙痛的发生常与外感风火邪毒、过食膏粱厚味、体弱过劳等因素有关。本病病位在齿，肾主骨，齿为骨之余，手、足阳明经分别入下齿、上齿，故本病与胃、肾关系密切。基本病机是风火、胃火或虚火上炎所致。

西医学中，牙痛多见于龋齿、牙髓炎、牙周炎、牙槽或牙周脓肿、冠周炎及牙本质过敏等疾病中。

二、辨 证 要 点

主症　牙齿疼痛。

风火牙痛　发作急骤，牙痛剧烈，牙龈红肿，喜凉恶热，伴发热。舌质红，苔薄黄，脉浮数。

胃火牙痛　牙痛剧烈，牙龈红肿甚至出血，遇热加剧，伴口渴，口臭，便秘，尿赤。舌质红，苔黄，脉洪数。

虚火牙痛　牙齿隐隐作痛，时作时止，午后或夜晚加重，日久不愈，可见齿龈萎缩，甚则牙齿浮动，伴腰膝酸软，手足心热，头晕眼花。舌质红，少苔或无苔，脉细数。

三、治　　疗

（一）基本治疗

治法　祛风泻火，通络止痛。取手足阳明经为主。

主穴　颊车　下关　合谷　内庭

配穴　风火牙痛配翳风；胃火牙痛配厉兑；虚火牙痛配太溪；龋齿牙痛配偏历。

方义　颊车、下关属局部取穴，可疏泄足阳明经气，消肿止痛；合谷为四总穴之一，"面口合谷收"，为治疗牙痛的要穴；内庭为足阳明胃经荥穴，可清泻阳明火热。

操作　毫针常规刺，泻法。内庭可点刺出血。疼痛剧烈者每日治疗2次。

（二）其他治疗

1. 穴位贴敷疗法　取双侧阳溪。将大蒜捣烂，于睡前贴敷，至发疱后取下。用于龋齿疼痛。

2. 耳针疗法　取口、上颌或下颌、牙、神门、胃、肾。每次选用3～5穴，毫针刺法，或埋针法、压丸法。

【按语】

1. 针灸对牙痛疗效显著，但对龋齿只能暂时止痛，反复针灸治疗无效者，要进一步查找原因，针对病因治疗。

2. 平时应注意口腔卫生，避免冷热酸甜等刺激。

3. 注意与三叉神经痛相鉴别。

▓ 文献摘录

1.《灵枢·经脉》："手阳明之别，名曰偏历。去腕三寸，别入太阴；其别者，上循臂，乘肩髃，上曲颊偏齿；其别者，入耳，合于宗脉。实则龋聋；虚则齿寒痹隔。取之所别也。"

2.《针灸资生经·卷六》："大迎、颧、听会、曲池，主齿痛恶寒……翳风治牙车痛……商阳治齿痛恶寒……上关疗风牙疼、牙车不开。"

3.《类经图翼·卷十一》："齿牙痛，承浆、颊车、耳垂下尽骨上穴（三壮，如神），肩髃（七壮，随左右灸之），列缺（七壮，立止），太渊（风牙痛），鱼际、阳谷（上牙），合谷、三间（下齿，七壮），足三里（上齿痛者，七七壮愈），太溪、内庭（下牙）。"

知识扩展 心源性牙痛

急性心肌梗死是临床上常见的一种急性病症，由冠状动脉闭塞引起心肌缺血或缺氧性坏死，临床发病原因是动脉硬化斑块破裂，同时血小板黏附聚集形成血栓，或受严重冠状动脉痉挛导致。心肌梗死的首发症状是疼痛，而且与心绞痛疼痛部位与性质相同，但心绞痛严重，而且持续时间长，常伴有烦躁不安、出汗、恐惧、或有濒死感，多数患者表现典型，不易误诊。但临床很多的心肌梗死患者，尤其是老年患者，症状往往不典型，对于其中上下颌部位引起牙痛的患者可判定为心源性牙痛，该病发作机制和心脏牵涉性痛联系密切，支配心脏神经与支配颌面部痛温觉的神经主要来源于脊髓的颈、胸节段，一旦出现心肌缺血缺氧，就会引起支配心肌的神经发出冲动，进而产生痛觉，一般神经冲动引起的少部分心源性疼痛患者主要表现为牙痛。对于有高血压，糖尿病的中老年患者，出现牙痛，同时伴有冷汗、恶心、呼吸困难、晕厥、恐惧或有濒死感等，首先要考虑急性心肌梗死。心源性牙痛多以左侧下颌牙疼痛为主要表现，疼痛部位不明确，与牙髓炎疼痛类似。但牙痛发作常存在明确诱因，多于劳累后或情绪激动后加重，休息或含服硝酸甘油后症状可缓解，常规止痛药常效果欠佳，伴或不伴明显胸闷胸痛症状，医生应当注意辨别。

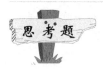

1. 咽喉肿痛可分为哪些证型？其证型特点是什么？
2. 牙痛可分为哪些证型，其具体特点是什么？
3. 风牵偏视可分为哪些证型？其证型特点是什么？
4. 视神经萎缩的针灸治疗原则是什么？
5. 上胞下垂可分为哪些证型？其证型特点是什么？
6. 目赤肿痛可分为哪些证型？其证型特点是什么？

第十章 急 证

急症是指发病急骤、变化迅速、病情危重、病势凶险的一系列病证。由于急症以新病暴急而起、痼疾猝然发作或加重为特征，古代常称之为暴疾、暴痛、卒病、卒心痛、卒暴而发、久逆之所生等，以区别于慢性疾病。

历代医家都非常重视急症的治疗，并积累了很多有效经验，特别推崇针灸治疗急症，认为"精其术者，立起沉疴，见效捷于药饵"。本章选择急诊中常见的几种内科急症的针灸治疗进行介绍，如晕厥、虚脱、高热、抽搐、内脏绞痛和血证等。

针灸治疗急症，取穴多以任督二脉的穴位、俞募穴和肘膝以下的穴位为主。治疗上常常针刺、艾灸、刺络放血、刮痧等多法并举，缓解后多配合药物调摄。

第一节 晕 厥

一、概 述

晕厥是以突发而短暂的意识和行为的丧失、四肢厥冷为主症的病证，其特征为突然昏仆、行动无力、迅速失去知觉，病情轻者可短时间内苏醒，病情重者则昏厥时间较长，严重者可能导致死亡。古代文献中记载有"暴厥"、"痰厥"、"酒厥"、"气厥"、"尸厥"、"暑厥"、"寒厥"、"热厥"、"食厥"、"蛔厥"等。

晕厥的发生常与情志过极（如暴怒、惊恐）、跌仆创伤、饮食不节、体虚劳倦、气血亏虚等因素有关。分为虚证和实证，虚证多与体虚劳倦、气血亏虚引起脑窍失养有关；实证多与情志过极、跌仆创伤引起气机逆乱，脑窍受扰有关。病位在脑，涉及五脏六腑，与心、肝关系最为密切。基本病机是气机逆乱导致神窍受扰；或气血不足导致脑窍失养。

晕厥可见于现代医学中各种原因引起的神经源性晕厥、心源性晕厥、反射性晕厥以及代谢与血液性晕厥等，如一过性脑缺血、脑血管痉挛、高血压、直立性低血压、低血糖昏迷、癔症等疾病中。

二、辨 证 要 点

主症 突然昏仆，不省人事，四肢厥冷。轻者晕厥时间较短；重者晕厥时间较长，时间短的晕厥数秒至数分钟后恢复清醒，无论轻重，晕厥苏醒后无明显后遗症。

虚证 兼见面白唇淡，目陷口张，四肢厥冷，息微汗出。舌质淡，苔薄白，脉细缓无力。

实证 兼见呼吸急促，牙关紧闭。舌质淡，苔薄白，脉沉弦。

三、治 疗

（一）基本治疗

治法　苏厥醒神。以督脉及手厥阴经为主。

主穴　水沟　百会　中冲　涌泉　内关

配穴　虚证配气海、关元；实证配合谷、太冲。

方义　水沟、百会属于督脉，督脉入络脑，取之以醒脑开窍醒神；中冲、内关分别属于手厥阴心包经井穴和络穴，涌泉是足少阴肾经的井穴，"病在脏者取之井"，中冲、涌泉二穴共同起到开窍醒神之功；内关具有宁心安神之功。

操作　实证：水沟、内关用泻法，百会、中冲可用刺血疗法，涌泉用平补平泻法；虚证：针灸并用，可重灸百会、关元。

（二）其他治疗

1. 指针疗法　取穴水沟、内关，用拇指重按强刺激。

2. 刺络放血疗法　十二井穴或十宣、大椎。十二井穴或十宣用三棱针点刺，使其出血数滴；大椎可用三棱针点刺出血后加拔火罐。适用于实证。

3. 耳针疗法　神门、肾上腺、心、皮质下。毫针针刺，实证强刺激，虚证弱刺激。

【按语】

1. 晕厥是临床上常见的急危重症，应紧急救治，针灸对情绪激动、外伤疼痛引起的晕厥有良好的效果，可作为首选治疗方法。

2. 可产生晕厥的病因很多，必须详查体征，谨慎处理，综合考虑采取相应急救治疗措施。

文献摘录

1.《灵枢·九针十二原》："五脏之气已绝于内，而用针者反实其外，是谓重竭，重竭必死，其死也静，治之者，辄反其气，取腋与膺。"

2.《针灸逢源》："乱于头，则为厥逆，头重眩仆，取之天柱大杼。"

案例分析

案例1　刘某，男，29岁，初诊日期：1961年5月9日。

主诉：患者神志昏迷，烦躁不安1小时。现病史：患者于1小时前发病，发热，呕吐，腹泻，大便有黏液，随即神志昏迷，烦躁不安而抬来急诊入院。入院时血压测不到，体温38℃，血白细胞计数22×10⁹/L，中性白细胞比例为87%，大便为黏液便，脓细胞（++），大便培养结果发现弗氏痢疾杆菌。西医诊断为中毒型菌痢（极重型），中医诊断为疫毒昏厥。曾用尼可刹米、去甲肾上腺素注射及补液、吸氧等措施急救1小时仍未苏醒，乃请中医会诊。现症见：患者昏迷，不省人事，四肢厥冷，烦躁不宁，面色苍白，呼吸迫促，唇甲发绀。查体：血压60/0mmHg。舌质淡红，苔黄浊，脉伏。

中医诊断：晕厥（实证）。

选穴：十宣、曲泽、委中。

操作：针刺十宣出血，刺曲泽（双侧）、委中（双侧）浮络出血。刺后约10分钟，患者神志已完全清醒，脉象转为滑脉，血压为110/70mmHg，病情好转。

诊疗思路：根据"盛则泻之"的原则，在十宣、曲泽和委中使用刺络放血疗法，达到开窍泄热，急救醒神的目的。

案例 2 李某，女，29 岁，初诊日期：1999 年 4 月。

主诉：晕厥 2 小时。现病史：患者因与家人发生口角，气极之际，突发四肢厥逆。患者素体虚弱，目前症见：患者意识丧失，不省人事，面色苍白，四肢厥冷，口吐白沫，牙关紧闭。脉数。

中医诊断：气厥。

选穴：内关（双侧）。

操作：针用捻转补法。

诊疗思路：气厥多与情志因素相关，强烈的精神刺激，包括气愤、惊恐，加上素体虚弱，极易诱发。因素体虚弱之人，气血不足，阴阳之气极易失去平衡或阴阳之气不相顺接，一经情志因素诱发，而致气逆于上，血厥于下的气厥证，此类患者多属神经较为敏感、感情较为脆弱之人，或原患有"神经官能症"。笔者在治疗时，取用内关，针用捻转法，意在补益心气、益气通血、调整阴阳。内关为手厥阴心包经之络穴，又通于阴维脉，针之能益气宽胸，疏通三焦气机，调和气血，促进阴阳平衡；捻转补法，其针感较为平和，适合于此类患者，且能补益心气，协助恢复。经治疗后，患者少时苏醒，四肢逐渐转温，脉象平和，诸证皆除。

案例思考： 晕厥的针灸临床诊疗过程中，如何理解"治标"与"治本"？该如何结合现代医学的应用？

第二节 虚 脱

一、概 述

虚脱是以突然面色苍白，四肢厥冷，大汗淋漓为主症，并且伴随表情淡漠或烦躁不安，甚则昏迷，二便失禁，脉微欲绝的一种危重证候。

虚脱的发生常与大汗、大吐、大泻、大失血、情志内伤、外感六淫邪毒等因素有关。分为亡阴、亡阳和阴阳俱脱，基本病机是脏腑阴阳失调，阴不敛阳，阳不固阴，阴阳欲离欲绝，甚者可导致阴阳衰竭，出现亡阴亡阳的危候。虚脱病本在五脏。

虚脱可见于西医学中各种原因引起的休克。

二、辨证要点

主症 面色苍白，神志淡漠，反应迟钝或昏迷，或烦躁不安，尿少或二便失禁，肢冷自汗，血压下降，脉微欲绝。

亡阳 兼见大汗淋漓，呼吸微弱，口唇紫绀，尿少或二便失禁。舌质胖，脉细无力。

亡阴 兼见汗出如珠如油，口渴喜饮，烦躁不安，唇舌干红。脉细数无力。

阴阳俱脱 病情恶化可导致阴阳俱脱之危候，为虚脱之重症，由神志不清转入昏迷，气少息促。脉细微欲绝。

三、治 疗

（一）基本治疗

治法 回阳固脱，苏厥救逆。以督脉、任脉及手厥阴经为主。

主穴 素髎 百会 神阙 关元 内关

配穴 亡阳配气海、足三里；亡阴配太溪、涌泉；神志昏迷者，配中冲、涌泉。

方义 督脉为阳脉之海，入络脑，督脉穴之素髎、百会能醒脑开窍、升阳救逆；任脉为阴脉之海，任脉穴神阙位于脐部，关元是任脉、肝经、脾经和肾经的交会穴，重灸可大补元气，敛阴固脱，回阳救逆；内关为手厥阴心包经之络穴，八脉交会穴通于阴维脉，可维系、调节诸阴经之气，有通心络、益心气、强心醒神之功。

操作　素髎、内关毫针针刺给予强刺激；百会、神阙、关元可配合灸法。

（二）其他治疗

1. 耳针疗法　取肾上腺、皮质下、心。毫针针刺，中等刺激强度。

2. 艾疗灸法　取神阙、关元、气海。艾炷灸或隔附子饼灸，每次选2～3穴，灸至脉复汗收为止，多用于亡阳的救治以引火归原。

3. 指针疗法　取水沟、内关、合谷、神门等，每穴用力按压1～3分钟。

【按语】

1. 虚脱可由多种原因引起，发病突然，病情复杂，须针对病因采取不同治疗方法，针灸可作抢救措施之一，对轻、中度休克有较好的治疗作用。

2. 对虚脱重症患者要加强护理，密切关注体温、血压、呼吸以及脉象。

📖 文献摘录

1.《灵枢·终始》："少气者，脉口人迎俱少，而不称尺寸也。如是者，则阴阳俱不足，补阳则阴竭，泻阴则阳脱。如是者，可将以甘药，不可饮以至剂，如此者弗灸。"

2.《黄帝明堂灸经》："气海一穴，在脐下一寸五分宛宛中。灸七壮。主冷病，面黑，肌体羸瘦，四肢力弱，小腹气积聚，贲豚腹坚，脱阳欲死，不知人，五脏气逆上攻也。"

3.《丹溪心法·卷一瘟疫》："大病虚脱本是阴虚，用艾灸丹田者，所以补阳，阳生阴长故也。"

第三节 高 热

一、概 述

高热是体温超过39℃的急性症状。古代文献中记载有"壮热"、"实热"、"日晡潮热"、"身大热"等。

高热的发生常因外感六淫、疫毒之邪或体内脏腑功能失调引起，故分为外感发热和内伤发热。外感发热多因感受风、寒、暑、湿等六淫邪气或疫疠之邪引起，内伤发热多因脏腑功能失调致郁遏化热引起。病位可在卫、气、营、血。基本病机是正邪相争，或体内阳热之气过盛。

高热可常见于急性感染、急性传染病、寄生虫病以及中暑、风湿热、结核、恶性肿瘤等多种疾病中。

二、辨 证 要 点

主症　体温升高，超过39℃。

肺卫热盛　兼见高热恶寒，头痛，咳嗽，痰黄而稠。舌质红，苔薄黄，脉浮数。

气分热盛　兼见高热汗出，烦渴引饮。舌质红而燥，脉洪数。

热入营血　兼见高热夜甚，斑疹隐隐，吐血、便血或衄血，舌绛心烦，甚则出现神昏谵语，抽搐。舌红绛而干，脉细数。

三、治 疗

（一）基本治疗

治法　清泻热邪。以督脉、手阳明经及四肢末端穴为主。

主穴　大椎　曲池　合谷　十二井穴或十宣

配穴　肺卫热盛配尺泽、鱼际、外关；气分热盛配支沟、内庭；热入营血配内关、血海；抽搐配太冲、阳陵泉；神昏配水沟、内关。

方义　大椎属督脉，为诸阳之会，总督一身之阳，可宣散全身阳热之气；合谷、曲池清泻肺热；十二井穴、十宣皆在四肢末端，为阴阳经交接之处，三棱针点刺出血，具有明显的退热作用。

操作　大椎、曲池均可结合刺络拔罐法，十二井穴、十宣可点刺出血。

（二）其他治疗

1. 耳针疗法　取耳尖、耳背静脉、肾上腺、神门。耳尖、耳背静脉用三棱针点刺出血，余穴用毫针针刺，强刺激。

2. 刮痧疗法　部位选取脊柱两侧和背俞穴。操作时用刮痧板刮至皮肤红紫色为度。

3. 拔罐疗法　部位选取背部脊柱两侧膀胱经、督脉或项部两侧太阳经。可反复走罐至皮肤呈现紫红色。

【按语】

针灸退热有很好的效果，临床上可以作为高热的应急处理方法之一。由于引起高热的原因很多，诊疗过程中须查明病因进行针对性治疗。

文献摘录

1.《针灸甲乙经》："热病汗不出，天柱及风池、商阳、关冲、腋门主之。"
2.《灸法秘传》："急惊者，忽然搐搦，身体壮热，面红唇赤，牙闭痰迷，兼之二便不通，宜灸身柱、曲池。"

第四节　抽　　搐

一、概　　述

抽搐是以四肢不随意的肌肉抽动，或伴有颈项强直、角弓反张、口噤不开等为主症的病证。又称"瘛疭"、"痉"。古代文献中记载有"搐搦"、"拘挛"、"刚痉"、"柔痉"、"痉厥"、"惊厥"等。

抽搐的发生常与感受六淫疫毒、暴怒、头部外伤、药物中毒、失血伤津等因素有关。其病位在脑，累及于肝。《素问·至真要大论》认为"诸暴强直，皆属于风"，本病的基本病机为热极生风或虚风内动，导致筋脉失养而抽搐。

抽搐可见于现代医学中的小儿高热惊厥、颅内感染、颅脑外伤、高血压脑病、癫痫、破伤风等疾病中。

二、辨 证 要 点

主症　四肢抽搐，或伴见口噤不开，项脊强直，角弓反张，甚者意识丧失。

1. 实证

热极生风　兼见表证，起病急骤，有汗或无汗，头痛神昏。舌质红，苔黄，脉洪数。

痰热化风　兼见壮热烦躁，昏迷痉厥，喉间痰鸣，牙关紧闭。舌质红，苔黄腻，脉弦滑大。

2. 虚证

血虚生风　兼见无发热或低热，伴有手足抽搐，露睛，纳呆。舌质淡，苔白，脉细无力。

阴虚生风　兼见虚烦不宁，四肢颤动或蠕动。舌质绛，少苔，脉细数。

三、治　疗

（一）基本治疗

治法　清热开窍，息风止痉。取督脉、手足厥阴经为主。

主穴　水沟　内关　合谷　太冲　阳陵泉

配穴　热极生风配曲池、大椎；痰热化风配风池、丰隆；血虚生风配血海、足三里；阴虚生风配肝俞、肾俞、三阴交、太溪；神昏配十宣、涌泉。

方义　督脉为病，脊强反折，水沟属督脉，可醒脑开窍，息风止痉，为止抽搐要穴；内关为手厥阴心包经之络穴，可调理心气；合谷、太冲相配，可息风定惊；筋会阳陵泉，可镇肝息风、缓解痉挛。

操作　水沟向上斜刺 0.5 寸，用雀啄法捣刺；大椎刺络拔罐，十宣可点刺出血；余穴常规针刺，多采用泻法。

（二）其他治疗

耳针疗法　皮质下、肝、脾、缘中、心。每次选 3～4 穴，常规针刺，强刺激。

【按语】

1. 针灸治疗抽搐有一定疗效，可镇惊止痉以救其急。抽搐停止之后必须查明病因，及早做出诊断，采取针对病因的治疗措施。

2. 患者在抽搐时针刺或针刺中出现抽搐，应注意防止滞针、弯针、断针现象的发生。

文献摘录

1.《灵枢·热病》："风痉身反折，先取足太阳及腘中及血络出血；中有寒，取三里。"

2.《针灸资生经》："大迎，治风痉口噤，牙疼颊肿，恶寒，舌强不能言。哑门，治寒热风痉，脊强反折……肾俞、中膂俞、长强，主寒热痉反折。肝俞，主筋寒热痉，筋急手相引。鱼际，主痉上气。"

第五节　内脏绞痛

内脏绞痛泛指内脏不同部位因器质性或者功能性问题引起的剧烈疼痛。现将几种临床常见的内脏急性绞痛扼要叙述。

心　绞　痛

概　述

心绞痛是以胸骨后或心前区突然发生压榨性疼痛，伴心悸、胸闷、气短、汗出为特征的临床综合征。常反复发作，一般持续数秒至十余分钟不等，轻者仅感胸闷如窒，呼吸欠畅，重者则有胸痛，甚至胸痛彻背，背痛彻胸，休息或用药后可缓解。属古代文献中"胸痹"、"心痛"、"厥心痛"、"真心痛"等范畴。

心绞痛发生常与寒邪内侵、情志失调、饮食不当、年老体虚等因素有关。本病病位在心，与肝、肾、脾、胃关系密切。基本病机是心脉不通，或心脉失养。

心绞痛是由冠状动脉供血不足，心肌急剧的、短暂的缺血，缺氧所致。可由冠心病、心脏神经官能症、急性冠状动脉综合征、风湿热、冠状动脉炎、肥厚型心肌病等引起。

一、辨 证 要 点

主症　突发胸闷及胸骨后或心前区压榨性或窒息性疼痛，或心痛如绞，心痛彻背，疼痛常可放射至左肩、左上肢、前臂内侧及环指和小指，伴心悸、胸闷、气短、出汗、面色苍白、焦虑或恐惧感。

气滞血瘀　若七情诱发，胸闷及心前区压榨性疼痛，烦躁不宁。舌质紫暗或有瘀斑，脉弦紧。
寒邪凝滞　遇寒诱发，唇甲青紫，心痛如刺。舌质紫暗，脉涩。
痰浊阻络　胸中痞闷而痛，痛彻肩背，喘不得卧，喉中痰鸣。舌质胖，苔腻，脉滑。
阳气虚衰　面色苍白或表情淡漠，甚至心痛彻背，大汗淋漓，气促息微，四肢厥冷，唇甲青紫或淡白。舌质淡，苔薄白，脉沉细微。

二、治 疗

（一）基本治疗

治法　通阳行气，活血止痛。以手厥阴、手少阴经为主。
主穴　内关　膻中　郄门　阴郄
配穴　气滞血瘀配太冲、血海；寒邪凝滞配神阙、至阳；痰浊阻络配丰隆、中脘；阳气虚衰配心俞、至阳。
方义　内关为手厥阴经之络穴，八脉交会穴通阴维脉，"阴维为病苦心痛"，故胸痹心痛不论寒热虚实均可用，是治疗胸痹的要穴；膻中为心包之募穴，又为气会，可疏调气机，化瘀止痛；郄门、阴郄分别为手厥阴经和手少阴经郄穴，用于治疗心系急症。
操作　膻中向下平刺，其他穴位常规针刺。寒邪凝滞、阳气虚衰宜配合灸法。

（二）其他治疗

1. **耳针疗法**　取心、小肠、交感、神门、内分泌。每次选3～5穴，毫针针刺，中等刺激强度。
2. **穴位贴敷疗法**　取巨阙、心俞、膻中、厥阴俞，用七厘散进行穴位贴敷治疗。
【按语】
1. 针灸治疗心绞痛具有良好的缓急止痛作用。长期应用抗心绞痛药物的患者，宜在针灸治疗过程中逐渐减少药量，不可骤然停药。
2. 部分心绞痛患者发作较迅速，容易转为重症心绞痛，必须采取相应的综合治疗措施进行救治。

文献摘录

1.《灵枢·杂病》:"心痛引腰脊,欲呕,取足少阴。心痛,腹胀……取足太阴。心痛,引背不得息,刺足少阴;不已,取手少阳。心痛引小腹满,上下无常处,便溲难,刺足厥阴。心痛,但短气不足以息,刺手太阴。"

2.《西方子明堂灸经》:"在第七椎下两旁相去各一寸半(灸三壮)。主胸胁相引,不得倾侧,肩背寒,痉,心痛,痰饮吐逆,汗出寒热,骨痛……"

胆 绞 痛

概 述

胆绞痛以右上腹胁肋区绞痛,阵发性加剧或痛无休止为主要特征。胆绞痛属中医学"胁痛"范畴。

胆绞痛的发生常与情志不遂,饮食不节,结石、蛔虫阻滞等因素有关,多为实证。病位在胆,与肝关系密切。基本病机是胆腑气机壅阻,不通则痛。

胆绞痛常见于多种胆道疾病,如胆囊炎、胆管炎、胆石症、胆道蛔虫病等。

一、辨 证 要 点

主症 突发性右上腹剧痛,呈持续性绞痛,阵发性加剧,疼痛部位拒按,可向右肩背部放射。

肝胆湿热 兼见寒战高热,恶心呕吐,口苦咽干,黄疸,便干溲黄。舌质红,苔黄腻,脉滑数。

肝胆气滞 常因情志变动而诱发,胁肋胀痛,走窜不定,兼见性情急躁,胸闷不舒。舌质淡红,苔薄白,脉弦。

蛔虫妄动 右上腹及剑突下阵发性钻顶样剧痛,拒按,恶心呕吐或吐蛔。舌质淡,苔白,脉弦紧。

二、治 疗

(一)基本治疗

治法 疏肝利胆,行气止痛。以胆的背俞穴、募穴、下合穴为主。

主穴 胆俞 日月 阳陵泉 胆囊穴

配穴 肝胆湿热配行间、阴陵泉;肝胆气滞配太冲、丘墟;蛔虫妄动配迎香透四白;发热寒战配大椎、曲池;恶心呕吐配内关、足三里。

方义 胆俞、日月同用,俞募相配,利胆止痛;阳陵泉为胆之下合穴,可调理胆腑气机;胆囊穴是经外奇穴,为治疗胆腑疾病的经验效穴。

操作 常规针刺,久留针,间歇行针以保持较强的针感,或用电针。

(二)其他治疗

1. 耳针疗法 取肝、胰胆、交感、神门、耳迷根。急性发作时采用毫针针刺,强刺激,持续捻转。剧痛缓解后行压丸法,两耳交替进行。

2. 电针疗法 取肝俞、胆俞,选用疏密波 2/100Hz,刺激强度适度。

【按语】

1. 针灸治疗慢性胆绞痛效果理想,可治疗急性发作、病程短、无严重并发症的胆绞痛,但是必须查明原因，对有严重并发症或结石较大的患者，可采用多种疗法综合治疗。

2. 清淡饮食，少食肥甘厚味，调畅情志。

文献摘录

1.《素问·脏气法时论》："肝病者，两胁下痛，引少腹，令人善怒……取其经，厥阴与少阳。"
2.《针灸甲乙经》："胁痛咳逆，不得息，窍阴主之，及爪甲与肉交者，左取右，右取左，立已，不已复取。"
3.《金针秘传》："章门：二穴，脾之募，一名长平，一名胁。在大横外，直季胁肋端。侧卧，屈上足，伸下足，举臂取之，足厥阴、少阳之会。治肠鸣盈盈然，食不化，胁痛不得卧，烦热口干，不嗜食，胸胁支满，喘息……"

肾 绞 痛

概 述

肾绞痛主要表现为阵发性剧烈腰部或侧腹部绞痛，并向髂窝、会阴、阴囊及下肢内侧放射，可伴不同程度的尿痛、尿血。古代文献中多记载属于"腰痛"、"石淋"、"砂淋"、"血淋"的范畴。

肾绞痛的发生多与过食辛辣、情志不遂、肾气不足等因素引起的下焦湿热或肾气虚弱有关。本病病位在肾、膀胱，与三焦、脾关系密切。基本病机是结石内阻，通降失利，水道不通。

肾绞痛多见于泌尿系结石病，如肾结石、输尿管结石。

一、辨 证 要 点

主症 小腹及茎中急胀刺痛，多呈持续性或间歇性，或腰部刺痛，向膀胱、外生殖器、大腿内侧放射，排尿困难或因有砂石而中断，尿道中剧烈刺痛、涩痛，常可见肉眼或镜下血尿，伴有肾区叩击痛。

下焦湿热 兼见寒热往来，口苦呕恶，大便不爽或秘结。舌质红，苔黄腻，脉滑数。

肾气不足 兼见尿痛涩滞不显著，腰膝酸软，神疲乏力。舌质淡，苔薄白或薄黄，脉弦细无力。

二、治 疗

（一）基本治疗

治法 清热利湿，通淋止痛。以相应俞募穴及足太阴经为主。

主穴 肾俞 京门 膀胱俞 中极 三阴交

配穴 下焦湿热配阴陵泉、委阳；肾气不足配水分、关元；恶心呕吐配内关、足三里；尿中砂石配次髎、水道；尿血配地机、血海。

方义 肾俞与京门、膀胱俞与中极分别是肾与膀胱的俞募穴，为俞募配穴法，可清利下焦湿热，助膀胱气化，通调肾与膀胱气机，行气止痛；三阴交通脾、肝、肾三经，可疏肝行气，健脾化湿，益肾利尿，化瘀通滞。

操作 毫针常规刺，可配合灸法。

（二）其他治疗

1. 耳针疗法 取肾、输尿管、交感、皮质下、三焦。毫针针刺，强刺激。

2. 拔罐疗法 取肾俞、阿是穴。拔罐留置 5～10 分钟，主要用于疼痛发作期。

【按语】

1. 针灸对于肾绞痛具有较好的止痛效果；如持续发作不能缓解者，应进一步明确诊断，综合治疗。

2. 结石引起的内脏绞痛，如后期经过碎石治疗后，可进行针灸调理体质治疗，减少结石再生的概率。

文献摘录

1.《铜人针灸经》："中极一穴，一名'玉泉'，一名'气原'。在关元下一寸。是膀胱募。任脉足三阴之会……主淋，小便赤、尿道痛，脐下结块如覆杯……针入八分。"

2.《针灸逢源》："气海（小儿遗溺灸亦效）、关元、阴陵泉、大敦、五淋、气淋，小便涩常有余沥，石淋茎中痛。"

第六节 血 证

凡是血液不循常道，或上溢于口鼻诸窍，或下泄于前后二阴，或渗出于肌肤，从而形成的一类出血性疾患，统称为血证。古代文献中早有"血溢"、"血泄"、"衄血"、"咳血"、"呕血"、"尿血"、"溲血"、"便血"等记载。现将几种临床常见的血证择要叙述。

鼻 衄

概 述

鼻衄是指鼻腔不因外伤而出血的病证，是血证中常见的一种，约占耳鼻喉科急诊的 33.2%。古代文献又称"鼻红"、"鼻洪"，妇女经期鼻出血为"倒经"。

鼻衄的发生常与外感风热、过食辛辣、情志不畅等因素有关，多由火热迫血妄行引起，阴虚火旺或气虚不摄临床少见。其病位在鼻窍，与肺、胃、肝关系密切。临床基本病机是热伤鼻络，迫血妄行。

西医学中，鼻衄多见于鼻腔局部或全身性疾病，局部病证如鼻中隔偏曲、鼻腔炎症、鼻腔异物等，全身性疾病如高血压、凝血障碍性血液病、肝硬化、药物中毒、维生素缺乏等。

一、辨 证 要 点

主症 一侧或双侧鼻腔出血。

热邪犯肺 鼻血点滴而出，兼见鼻咽干燥，可伴有发热，咳嗽。舌质红，苔薄，脉数。

胃火炽盛 鼻血量多，兼见齿龈肿胀或出血，大便秘结，小便短赤。舌质红，苔黄，脉滑数。

肝火上炎 鼻血量多，兼见面红目赤，口苦咽干，烦躁不安，胸胁胀满。舌质红，苔黄，脉弦数。

气血亏虚 兼见齿衄、肌衄，神疲乏力，面色㿠白，头晕，耳鸣，心悸。舌质淡，脉细无力。

二、治　疗

（一）基本治疗

治法　清热凉血止血。取督脉和局部穴位为主。

主穴　迎香　印堂　上星　合谷

配穴　热邪犯肺配尺泽、鱼际、孔最；胃火炽盛配内庭；肝火上炎配行间；气血亏虚配气海、足三里。

方义　迎香、印堂为局部取穴，可调和气血，为治鼻病之要穴；上星属督脉，督脉下行鼻柱，可泻诸阳经之热，清鼻窍之火；合谷为手阳明大肠经原穴，可清头面之热而止鼻衄。

操作　迎香朝鼻根方向透刺；上星、印堂均可用三棱针点刺出血；余穴常规针刺，泻法。

（二）其他治疗

1. 耳针疗法　取内鼻、外鼻、肺、肾上腺、额。毫针刺法，或压丸法。

2. 穴位贴敷疗法　取劳宫或涌泉。选用独头蒜洗净去皮，捣烂成泥膏状，敷贴于穴位。

【按语】

1. 针刺对单纯性鼻出血效果显著。血止后应查明病因，积极治疗原发病。出血量大时，应配合局部填塞止血，以防止出血过多造成不良后果。

2. 对血液病引起的鼻出血应慎用针刺和刺血法。治疗期间忌辛辣香燥之品。

文献摘录

1.《灵枢·杂病》："衄而不止，衃血流，取足太阳；衃血，取手太阳。不已，刺宛骨下；不已，刺腘中出血。"

2.《针灸聚英》："迎香，禾上一寸。鼻下孔旁五分。手阳明、足阳明之会……鼽衄有疮，鼻有息肉。"

3.《针灸大成》："邪客于足阳明之络，令人鼽衄，上齿寒，刺足大趾次趾爪甲上与肉交者，各一。左刺右，右刺左（厉兑）。"

咯　血

概　述

咯血是指气管、支气管、肺组织出血，随咳嗽而出。咯血属中医学"咳血"、"嗽血"、"咳唾血"、"唾血"等范畴。

咯血发生常与感受外邪、情志过极等因素有关。本病病位在肺，与肝关系密切。基本病机是火热灼伤肺络，迫血妄行。

咯血多见于支气管扩张或炎症、肺结核、肺脓肿、肺癌、肺吸虫病等，亦可见于风湿性心脏病、左心衰竭合并肺水肿等。

一、辨证要点

主症　咳嗽痰中带血，或咯血量多，呼吸气急。

肺热伤络　兼见发热喘咳，咳痰带血，或咳出大量血痰。舌质红，苔薄黄，脉数。

肝火伤络　因恚怒而咯血，兼见面红目赤，口苦咽干，咳逆胁痛。舌质红，苔黄，脉弦数。

阴虚肺热　反复咯血，兼见口干咽燥，潮热盗汗。舌质红，苔少，脉细数。

二、治　疗

（一）基本治疗

治法　清热宁肺，凉血止血。取手太阴经为主。

主穴　孔最　尺泽　鱼际　中府

配穴　肺热伤络配大椎、少商；肝火伤络配行间、太溪；阴虚肺热配颈百劳、太溪。

方义　孔最是肺经郄穴，是治疗咯血的经验效穴；尺泽是肺经合穴，鱼际是肺经荥穴，中府是肺之募穴，三穴合用，共奏清泻肺经热邪、凉血止血之功。

操作　尺泽、鱼际、大椎、少商点刺出血；中府向外侧斜刺；余穴常规针刺，泻法。

（二）其他治疗

1. 穴位贴敷疗法　取涌泉。选用独头蒜一枚洗净去皮，捣烂成泥膏状，贴敷于穴位。主要用于急性期。

2. 耳针疗法　取气管、肺、肝、肾上腺。毫针刺法，或压丸法。主要用于急性期或巩固治疗。

【按语】

1. 针灸对咯血有效，临床应尽早明确诊断，采取有针对性的治疗；对大量咯血者应采用中西医结合综合治疗。

2. 治疗期间应避免辛辣燥热之品，大量咯血者应绝对卧床休息，避免紧张情绪。

文献摘录

1.《针灸甲乙经》："唾血，时寒时热，泻鱼际，补尺泽。"
2.《备急千金要方》："唾血振寒嗌干，太渊主之。"
3.《神应经》："咳血，列缺、三里、肺俞、百劳、乳根、风门、肝俞。"

吐　血

概　述

吐血是指食管、胃或十二指肠出血，经口呕吐而出者，又称"呕血"，是上消化道出血的主要症状，其血色呈鲜红或褐色，常混有食物残渣，或并发黑便。呕血量大时鲜血喷射而出，若不及时抢救，常危及生命。

吐血的发生常与过食辛辣、饮酒过量、情志恚怒等因素有关。本病病位在胃，与肝、脾关系密切。基本病机是胃络受损，血溢脉外。

西医学中，吐血多见于胃及十二指肠溃疡出血，肝硬化并发食管、胃底静脉曲张出血，或者见于食管炎，急慢性胃炎，胃黏膜脱垂症等，以及全身性疾病如血液病、应激性溃疡等。

一、辨 证 要 点

主症　呕吐鲜血，或呕血褐色，或混有食物残渣，大便色黑。

胃热伤络　兼见脘腹胀满，嘈杂不适，甚则作痛，吐血色红或紫暗，常夹有食物残渣，口臭便秘，大便色黑。舌质红，苔黄腻，脉滑数。

肝火伤络　兼见吐血色红或紫暗，口苦胁痛，心烦易怒，寐少梦多。舌质红，苔黄，脉弦数。

气虚不摄　兼见吐血缠绵不止，血色暗淡，神疲乏力，心悸气短，面色苍白。舌质淡，苔白，脉细弱。

二、治　　疗

（一）基本治疗

治法　凉血止血，和胃止呕。取胃的募穴、下合穴及胃经郄穴为主。

主穴　中脘　足三里　梁丘　内关

配穴　胃热伤络配内庭；肝火伤络配行间；气虚不摄配脾俞、血海。

方义　中脘是胃的募穴，足三里是胃的下合穴，梁丘是胃经的郄穴，三穴合用，可和胃降逆，清热凉血；内关是八脉交会穴，通阴维脉，可宽胸降气，和胃止呕。

操作　内庭、行间点刺出血；余穴常规针刺，泻法。

（二）其他治疗

耳针疗法　取胃、肝、贲门、交感。毫针刺法，或压丸法。用于巩固治疗。

【按语】

1. 针灸对吐血有一定的疗效，但引起吐血的原因较多，应明确诊断，针对病因治疗。对中大量吐血者必要时采用中西医结合综合治疗。

2. 治疗期间应避免辛辣燥热之品，对大量吐血者应禁止饮食和绝对卧床休息，避免情绪紧张。

文献摘录

1.《针灸甲乙经》："心下有膈，呕血，上脘主之。"
2.《备急千金要方》："虚劳吐血，灸胃脘三百壮，亦主劳呕逆吐血，少食多饱多唾。"
3.《针灸大成》："吐血等症，膻中、中脘、气海、三里、乳根、支沟……须分虚实，不可概治。"

便　　血

概　　述

便血是胃肠脉络受损，出现血液随大便而下，或大便如柏油样，甚至单纯下血者，统称便血。古代文献又称为"后血"、"肠风下血"等。

便血的发生常与外感六淫、饮食不节、内伤七情、劳倦太过等因素有关。本病病位在大肠，与脾、胃关系密切。基本病机是血络受损，或脾不统血。

西医学中，便血多见于痔裂下血、肠道炎症、溃疡、肿瘤、息肉等疾病中。

一、辨　证　要　点

主症　排便下血，血量多少不一，血色鲜红或暗红。

大肠湿热 兼见血色鲜红，大便不畅或稀溏，或有肛门灼热疼痛。舌质红，苔黄腻，脉数。

脾不统血 兼见血色暗红或黑，或血与便相混杂，面色不华，神倦乏力。舌质淡，苔白，脉弱。

二、治 疗

（一）基本治疗

治法 实则清热利湿，虚则益气摄血。取大肠的背俞穴、下合穴及督脉、足太阳经穴为主。

主穴 大肠俞 上巨虚 长强 承山

配穴 大肠湿热配阴陵泉；脾不统血配脾俞、血海。

方义 本病病位在大肠，故取大肠之背俞穴大肠俞、下合穴上巨虚，以调肠止血，不论寒热虚实皆可用之；督脉过后阴，长强属督脉，为局部取穴，是治疗肠风下血之经验效穴；承山是足太阳膀胱经穴，其经别入肛中，可疏导肠道气机，清热利湿，化瘀止血。

操作 长强沿骶骨内壁进针1～1.5寸，注意不要刺穿直肠。余穴常规针刺。

（二）其他治疗

1. 耳针疗法 取肛门、直肠、大肠、肾上腺。每次选用2～3穴，毫针刺法，或压丸法。用于巩固治疗。

2. 刺络放血疗法 取膈俞、次髎。用三棱针挑刺并挤压出血，配合拔罐。

【按语】

1. 针灸对便血有一定的疗效。临床应尽早明确诊断，采取针对性治疗。对中大量便血者必要时采用中西医结合综合治疗。

2. 治疗期间应避免辛辣燥热之品，大量便血者应卧床休息，避免情绪紧张。

文献摘录

1.《脉经》："关脉芤，大便去血数斗者，以膈俞伤故也……灸膈俞。若重下去血者，针关元。"

2.《备急千金要方》："劳宫主大便血不止，尿赤。"

3.《针灸资生经》："小肠俞治大便脓血出，下髎治大便下血，腹哀治大便脓血。"

4.《神应经》："便血，承山、复溜、太冲、太白。"

5.《针灸大成》："患大便下血，愈而复作……于长强穴针二分，灸七壮，内痔一消而血不出。"

尿 血

概 述

尿血是指尿液中混有血液或血块，又称"血尿"、"溺血"、"溲血"。少量血尿需显微镜检查才能发现，严重者肉眼即可发现尿中混血，甚者可为全血尿。

尿血的发生常与嗜食辛辣油腻、五志过极、下焦受邪等因素有关。本病病位在肾、膀胱，与心、小肠关系密切。基本病机是火灼血络，血不归经。

西医学中，尿血多见于肾、输尿管、膀胱及尿道的结石、炎症、肿瘤等疾病。

一、辨 证 要 点

主症　肉眼或显微镜检查发现尿中混血或血块，其则全血尿。

湿热下注　兼见小便黄赤灼热，或频或涩，尿血鲜红。舌质红，苔黄腻，脉滑数。

心火亢盛　兼见心烦口渴，口舌生疮。舌尖红，少苔，脉数。

阴虚火旺　兼见头晕耳鸣，腰膝酸软，潮热盗汗，心烦不眠。舌质红，少苔，脉细数。

肾气不固　兼见尿血色淡红，精神疲倦，腰膝酸软。舌质淡红，苔白，脉沉弱。

二、治 疗

（一）基本治疗

治法　凉血止血。取肾和膀胱的背俞穴、募穴为主。

主穴　中极　膀胱俞　肾俞　阴陵泉　三阴交　血海

配穴　湿热下注配水道；心火亢盛配大陵、神门；阴虚火旺配太溪、照海；肾气不固配气海、关元。

方义　本病病位在膀胱与肾，故取膀胱之募穴中极，膀胱之背俞穴膀胱俞，肾之背俞穴肾俞，以疏利膀胱气机，通调水道；阴陵泉、三阴交清热利湿；血海凉血止血。

操作　毫针常规刺，泻法或平补平泻法。

（二）其他治疗

耳针疗法　取肾、膀胱、心、交感。毫针刺法，或压丸法。用于急性期或巩固治疗。

【按语】

1. 针灸对尿血有一定疗效。临床应进行明确诊断，有针对性的治疗。对尿血较多者应采用中西医结合综合治疗。

2. 治疗期间应避免辛辣燥热之品，应多饮水，要卧床休息，避免情绪紧张。

文献摘录

1.《脉经》："尺脉芤，下焦虚，小便出血……灸丹田、关元，亦针补之。"

2.《备急千金要方》："小儿尿血……灸第七椎两旁各五寸，随年壮。"

3.《类经图翼》："尿血，膈俞、脾俞、三焦俞、肾俞、列缺、章门、大敦。"

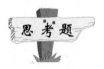

1. 针灸治疗晕厥实证常用腧穴是哪些？手法该如何操作？

2. 针灸治疗虚脱的主穴和方义是什么？

3. 针灸治疗高热的治法和取穴原则是什么？

4. 针灸治疗心绞痛的取穴原则和取穴是什么？

5. 针灸治疗胆绞痛的治则、取穴原则和主穴是什么？

6. 针灸治疗尿血的主穴和配穴是什么？

第十一章 其他病证

气与血是人体生命活动的动力源泉，又是脏腑功能活动的产物。津液是人体正常水液的总称，也是维持人体生理活动的重要物质。本章所讨论的病证，包括肥胖、慢性疲劳综合征、戒断综合征（戒烟综合征、戒酒综合征、戒毒综合征）、美容（雀斑、黄褐斑）和癌病，其发病总归于机体气、血、津、液的运行输布失常，生成不足或耗损过度所致。实则表现为气、血、痰、湿、瘀内蕴脏腑经络，虚则五脏失养，功能失调。治疗上结合脏腑功能特点，明确发病的脏腑、经络，选择相应腧穴与疗法进行治疗。

第一节 肥 胖

一、概 述

肥胖是机体脂肪总含量过多和（或）局部含量增多及分布异常的慢性代谢性疾病。肥胖可分为单纯性和继发性两类，单纯性肥胖可分为体质性肥胖（幼年起病）和获得性肥胖（成年起病）；继发性肥胖是指继发于神经-内分泌-代谢紊乱基础上的肥胖症。

中医学将肥胖称为"肥人"、"肥满"，认为其发生多与嗜食肥甘厚味、安逸少动、暴饮暴食、情志不舒、先天禀赋等因素有关。脾气虚弱运化转输无力，水谷精微失于输布，化为膏脂和水湿，留滞体内而致肥胖；肾阳虚衰，水液失于蒸腾气化，水湿内停，而成肥胖。本病病位主要在脾，与肾关系密切。基本病机是水湿痰浊阻滞脏腑经络。

二、辨 证 要 点

主症 形体肥胖，面肥颈壅，项厚背宽，腹大腰粗，臀丰腿圆。

胃肠积热 多食，消谷善饥，口干欲饮，怕热多汗，大便秘结，小便短赤。舌质红，苔黄腻，脉滑数。

脾胃虚弱 肢体困重，食欲不振，神疲乏力，身体困重，胸闷脘胀，大便溏薄或便秘。舌质淡胖，边有齿痕，苔薄白或薄腻，脉濡细。

肾阳亏虚 神疲嗜卧，动则汗出，畏寒怕冷，头晕腰酸，月经不调或阳痿早泄，面色㿠白。舌质淡，苔薄白，脉沉细。

三、治 疗

（一）基本治疗

治法 祛湿化痰，通经活络。取手足阳明、足太阴经为主。

主穴　曲池　天枢　阴陵泉　丰隆　太冲

配穴　胃肠积热配上巨虚、合谷；脾胃虚弱配脾俞、足三里；肾阳亏虚配肾俞、关元；心悸配神门、内关；胸闷配膻中、内关；嗜睡配照海、申脉；腹部肥胖配归来、下脘、中极；便秘配支沟；性功能减退配关元、肾俞；下肢水肿配三阴交、水分。

方义　曲池为手阳明经合穴，可清泻肠腑热；天枢为大肠募穴，可通利肠腑，祛湿降浊消脂；阴陵泉为足太阴脾经合穴，为祛湿要穴，丰隆为足阳明胃经络穴，为治痰要穴，二穴合用可健脾利水，祛湿化痰；太冲疏肝而调理气机。

操作　诸穴均视患者肥胖程度及取穴部位的不同而比毫针常规进针深度深 0.5～1.5 寸。腹部及四肢穴位可结合电针疗法，选用密波或断续波，强刺激 20 分钟；脾胃虚弱、肾阳亏虚者可配合温针灸法。

（二）其他治疗

1. 皮肤针疗法　按针灸主方或加减选穴，或取肥胖局部阿是穴。用皮肤针叩刺。实证重刺激，以皮肤渗血为度；虚证中等刺激，以皮肤潮红为度。

2. 耳针疗法　取口、胃、脾、三焦、内分泌、皮质下。每次选 3～5 穴，毫针刺法、埋针法或压丸法。嘱患者餐前或有饥饿感时，自行按压耳穴 3～5 分钟，以增强刺激。

3. 穴位埋线疗法　临床疗效不显者或不能接受长期连续治疗者，可采用穴位埋线疗法。取天枢、大横、滑肉门、足三里等。按埋线法常规操作，每 2 周 1 次。

【按语】

1. 针灸治疗单纯性肥胖疗效好，对于产后肥胖和肥胖后糖脂代谢紊乱也有良好疗效，对于继发性肥胖应注意综合治疗。

2. 治疗期间，患者保持良好的生活方式可提高疗效。如饮食清淡，减少高糖、高脂食物的摄入，增加运动等。

3. 针灸治疗需坚持多个疗程，长时间治疗，一般需治疗 3 个月才能取得稳定的疗效。

文献摘录

1.《诸病源候论·消渴病诸候》："此人必数食甘美而多肥，肥者令人内热，甘者令人中满，故其气上溢，转为消渴。"

2.《仁斋直指方论》："肥人气虚有痰，宜豁痰而补气，瘦者血虚有火，可泻火以滋阴。"

3.《灵枢·逆顺肥瘦》："年质壮大，血气充盈，肤革坚固，因加以邪，刺此者，深而留之，此肥人也。……其为人也，贪于取与，刺此者，深而留之，多益其数也。"

 案例分析

患者，男，52 岁，初诊日期：2005 年 7 月 20 日。

主诉：体重明显增加，伴有容易饥饿感 3 年余。现病史：3 年前不明原因出现容易饥饿，饥饿感来时伴心慌、手颤，需立即进食。曾在下班路上突然发生饥饿、心慌、手颤，不能骑自行车，向路人索取食物以缓解。饥饿感多发生在下午 5 点以后，偶然发生在上午，夜间入睡后未曾发生。心慌、饥饿时往往伴有头晕，饭量较 3 年前明显增加，体重由 3 年前 72kg 增至目前 90kg。多次查空腹血糖均为正常，只有轻度颈腰椎骨质增生，无其他异常。现症：形体肥胖，面色略暗，自述心下及小腹有空洞感，多进饮食后方觉舒服，偶尔失眠，二便正常。查体：舌质红，苔薄黄，脉沉细。测得身高 172 厘米，体重 90.5kg。

中医诊断：肥胖（脾肾两虚，痰湿凝滞）。

选穴：曲池、合谷、中脘、气海、关元、足三里、内庭、天枢、太溪、肾俞。

诊疗思路：本案为典型肾虚导致肥胖易饥。肾虚则五脏皆虚，饮食较多，脾失健运，痰浊壅盛，水湿痰浊集聚导致肥胖。《灵枢·经脉》云："足少阴之脉……是动则病……心如悬若饥状。"患者不是真正的饥饿，而是心下空洞，需以食物填塞，方觉舒适。脉沉细为肾虚之象，头晕为肾虚脑髓失养所致。故本案重在补肾，在补肾同时也补益阳明气血，使肾气旺，阳明气血旺，则空洞感消失，食量减少；脾运得健，痰浊得除，则饥饿感除，体重减，身体得以康复。

操作：肾俞、气海、关元、合谷、足三里、太溪针刺得气后运用温针灸法，每穴温针灸 2 壮，待燃烧完毕后起针。肾俞温针灸完毕后，在脊柱两侧拔火罐 10 分钟，治疗 5 次为 1 个疗程。休息 2 天再进行下 1 个疗程。

疗效：针灸治疗 1 个疗程后，患者饥饿感即觉减轻，下午略有饥饿感，但已无心慌的感觉。针灸 1 个月后，饥饿感明显减轻，饭量也恢复正常，体重减轻 3kg。患者共治疗 5 个月，体重降至 75.5kg，饥饿感及心慌皆消失，全身舒适，精神充沛，随访半年未复发。

案例思考：试分析本案的针灸处方方义。

知识拓展 《肥胖症基层诊疗指南（2019）》

1. 肥胖诊断标准

（1）以体重指数（body mass index，BMI）诊断肥胖：BMI=体重（kg）/身高（m）^{2}，<18.5 为体重过低，18.5～23.9 为正常，24.0～27.9 为超重，≥28 为肥胖。

（2）以腰围诊断中心性肥胖：男性≥90cm，女性≥85cm 作为肥胖标准。测量方法为被测者取立位，测量腋中线肋弓下缘和髂嵴连线中点的水平位置处体围的周径。

2. 治疗目标 通过减重预防和治疗肥胖相关性并发症，改善患者的健康状况。在 6 个月时间达到 5%～15% 的体重下降被证实为可以达到且利于健康状态的恢复。

3. 生活及行为方式治疗

（1）饮食方式改善的原则为低能量、低脂，适量蛋白质饮食，限制热量摄入，长期平衡膳食、个体化。

（2）运动锻炼应结合患者兴趣爱好，并与患者的年龄、存在的合并症和身体承受能力相适应。运动量和强度逐渐递增，最终应为每周运动 150 分钟以上，每周运动 3～5 天。

（3）行为方式干预包括自我管理、目标设定、心理评估、认知调整等，旨在通过各种方式增加患者治疗的依从性。

第二节 慢性疲劳综合征

一、概　述

慢性疲劳综合征是一种原因不明的持续或反复发作 6 个月及以上，且充分休息后无法缓解的慢性疲劳，同时伴有睡眠障碍、认知功能减退及其他躯体症状的临床综合征。古称"虚劳"、"失眠"、"心悸"、"郁证"、"眩晕"等。

慢性疲劳综合征的发生与劳役过度、情志内伤、饮食起居失常等因素有关，与肝、脾、肾等关系密切。肝主疏泄，肝气失条达可影响到情志与心理活动；肝主筋而藏血，故肝又与运动、疲劳有关。肝气不疏，失于条达，肝不藏血，则筋无所主。脾为后天之本，主运化，主四肢肌肉，若脾气虚弱，失于健运，精微不布，则肌肉疲惫、四肢倦怠无力。肾为先天之本，藏精，主骨，生髓，肾精不足则骨软无力，精神萎靡。慢性疲劳综合征属慢性劳伤导致的元气不足、经络阻滞为特征的多脏腑、器官及组织功能失调状态，基本病机是肝气不疏、脾气虚弱或心肾不交。

二、辨 证 要 点

主症　严重疲劳持续存在或反复发作 6 个月及以上，且充分休息后不能缓解。

肝气不疏　情绪不稳定，常因情绪波动疲劳加重，活动后减轻，胁腹胀痛，心烦易怒，善太息。舌质红，苔薄，脉弦。

脾气虚弱　神疲乏力，少气懒言，纳谷不馨，面色萎黄。舌质淡，苔薄，脉细弱。

脾肾阳虚　神疲乏力，面色白，形寒肢冷，腰酸膝冷，腹部冷痛，下利清谷，阳痿遗精，宫寒不孕。舌质淡胖，苔白滑，脉沉细。

心肾不交　失眠心悸，多梦易惊，腰膝酸软，头晕耳鸣，口干咽燥。舌质红，少苔或无苔，脉细数。

三、治 疗

（一）基本治疗

治法　疏肝健脾，益肾养神。取督脉、任脉、足三阴经及相应背俞穴为主。

主穴　百会　关元　足三里　三阴交　脾俞　肝俞　肾俞

配穴　肝气不疏配太冲、膻中；脾气虚弱配中脘、气海；脾肾阳虚配命门；心肾不交配神门、太溪；失眠、心悸配内关、心俞；头晕、注意力不集中配四神聪、悬钟。

方义　百会为督脉穴，诸阳之会，可升举阳气，清利头目，健脑益神；关元为任脉、足三阴经交会穴，鼓舞先天元气；足三里为胃之下合穴，三阴交为足三阴经交会穴，两穴疏肝理气，健运脾胃；脾俞、肝俞、肾俞为脾、肝、肾的背俞穴，可通调脏腑气机，益气养血。

操作　诸穴常规针刺。百会、关元、足三里、脾俞、肾俞可配合灸法；足三里、肾俞可采用烧山火针法。

（二）其他治疗

1. **皮肤针疗法**　取督脉、夹脊穴和背俞穴。使用梅花针轻叩至局部皮肤潮红为度。

2. **拔罐疗法**　选足太阳经背部第 1、2 侧线，行走罐法或闪罐法，以背部皮肤潮红为度。

3. **耳针疗法**　取心、肾、肝、脾、脑、皮质下、神门、交感。每次选 3～5 穴，两耳交替使用王不留行籽贴压。

【按语】

1. 针灸治疗本病，能较好地缓解躯体疲劳的自觉症状，调节患者的情绪和睡眠，并在一定程度上改善体质虚弱的状况。

2. 在针灸治疗的基础上，配合饮食疗法，补充维生素和矿物质；必要时配合服用中药或西药抗抑郁剂、免疫增强剂等。

3. 保持乐观情绪和规律作息，避免精神刺激，注意劳逸结合；适当参加体育锻炼，对本病的康复十分有益。

文献摘录

1. 《针灸大成·心脾胃门》："思虑过多，无心力，忘前失后，灸百会。"
2. 《铜人腧穴针灸图经》："肾俞，治虚劳……五劳七伤虚惫。"
3. 《普济方·针灸》："三里……华佗云：疗五劳羸瘦，七伤虚乏。"

知识拓展

目前慢性疲劳综合征的常用诊断标准为持续6个月以上的严重疲劳，且充分休息后不能完全恢复，造成患者的工作、教育、社会或个人活动水平明显下降。同时伴有下列症状中的4项或4项以上：①注意力集中障碍或记忆力减退；②咽喉痛；③颈部或项部淋巴结触痛；④肌肉痛；⑤无关节红肿的多关节疼痛；⑥一种新的类型、模式或严重程度的头痛；⑦不能解乏的睡眠；⑧劳力后的不适感超过24小时。

第三节 戒断综合征

戒断综合征是指长期使用酒精、阿片类、烟草大麻等精神活性物质，产生成瘾性后，突然停用而出现的精神症状、躯体症状或社会功能受损等戒断现象，临床主要表现为全身疲乏，烦躁不安，呵欠连作，流泪流涎，感觉迟钝等。中医学无此病名，从临床表现和慢性成瘾损伤来看，在"虚损"、"郁证"、"多寐"、"痫证"等病证中有类似症状。

戒烟综合征有长期大量吸烟史，与肺、心、脑关系密切；戒酒综合征有长期大量饮酒史，与胃、脾、心、脑关系密切；戒毒综合征有长期吸食鸦片类毒品或使用镇静安眠药史，与心、脑、肝、脾、肾关系密切。戒断综合征基本病机是毒邪久滞、内扰心神。

戒烟综合征

一、辨 证 要 点

主症 疲倦乏力，精神萎靡，焦虑不安，呵欠连作，流泪流涎，口淡无味，咽喉不适，胸闷，恶心呕吐，甚至出现感觉迟钝，肌肉抖动等。舌质红，苔黄，脉弦数。

二、治 疗

（一）基本治疗

治法 清肺除烦，宁心安神。取手太阴、手少阴经及奇穴为主。

主穴 丰隆 尺泽 百会 神门 戒烟穴

配穴 胸闷、气促、痰多配膻中、内关；咽部不适配列缺、照海；心神不宁、烦躁不安配内关、水沟；精神萎靡配脾俞、足三里；肌肉抖动配阳陵泉、太冲。

方义 丰隆为足阳明胃经络穴，尺泽为手太阴肺经合穴，两穴相配，清肺化痰，调和气血；百会为督脉穴，诸阳之会，清利头目，健脑益神；神门为心之原穴，宁心安神；戒烟穴为戒烟的经验效穴，位于列缺与阳溪连线的中点，能改变吸烟时的欣快感而使其产生口苦、咽干、恶心欲呕等不适感，导致对香烟产生厌恶感而停止吸烟。

操作 戒烟穴直刺或斜刺 0.3 寸，强刺激，每日 1～2 次；余穴常规针刺，用泻法，可配合电针，选用疏密波或连续波，刺激 20～30 分钟。

（二）其他治疗

耳针疗法 取肺、口、内鼻、皮质下、交感、神门。毫针刺法，或埋针法、压丸法，每次选 3～5 穴，两耳交替使用，每日按压 3～5 次，如有吸烟欲望时应及时按压，能起到抑制吸烟欲望的作用。

【按语】

1. 针灸（尤其是耳针）戒烟效果较好，对有强烈戒烟愿望以及自愿接受戒烟治疗者，大多可以达到预期效果。但对每日吸烟量较大、烟龄较长或因职业、环境造成吸烟习惯者，效果较差。此外，戒烟的近期疗效优于远期疗效。

2. 运用耳针戒烟时，要求戒烟者在抽烟欲望最强时，自行按压已贴好的耳穴以加强刺激，使烟瘾消失。

戒酒综合征

一、辨 证 要 点

主症 全身疲乏，软弱无力，呵欠，流泪，流涕，厌食，恶心呕吐，烦躁不安，精神抑郁等。舌质红，苔白，脉弦细。

二、治 疗

（一）基本治疗

治法 健脾益胃，宁心安神。取督脉、手少阴及脾、胃背俞穴为主。

主穴 百会 神门 脾俞 胃俞 足三里

配穴 烦躁不安、精神抑郁配心俞、内关、太冲；头昏、腰膝酸软配肾俞、太溪；恶心呕吐配内关、中脘；腹痛、腹泻配天枢、上巨虚。

方义 百会为督脉要穴，内通于脑，有宁神之功；神门乃心经原穴，可宁心安神；脾俞、胃俞分别为脾、胃的背俞穴，配胃的下合穴足三里，可健脾和胃、调和气血。

操作 诸穴常规针刺，动留针 30～60 分钟。可配合电针，选用连续波，宜持续保持较强针感。

（二）其他治疗

耳针疗法 胃、口、内分泌、皮质下、神门、咽喉、肝。毫针刺法或压丸法，每次选 3～5 穴，两耳交替使用，每日按压 3～5 次，如酒瘾发作时，可随时按压耳穴，能起到抑制饮酒欲望的作用。

【按语】

1. 针灸戒酒效果明显，对有强烈戒酒愿望以及自愿接受戒酒治疗者，大多可以达到预期的效果。但对饮酒量较大、酒龄较长或因职业、环境造成饮酒习惯者，效果较差。

2. 应用压丸法或耳穴埋针戒酒时，要求患者在酒瘾发作时自行按压已贴好的耳穴以加强刺激，使酒瘾消失。并根据患者戒断后产生的各种不适症状，分别选穴处理，以巩固戒酒的疗效。

戒毒综合征

一、辨 证 要 点

主症 戒断时出现神疲呵欠，流泪流涕，出汗等，随后出现喷嚏，寒战，恶心呕吐，厌食，腹痛腹泻，全身肌肉抽动，软弱无力，失眠，瞳孔扩大，烦躁易怒或精神抑郁，甚至出现攻击行为等，同时伴有强烈的心理渴求。

肝风扰动 性情暴躁，不安烦扰，毁衣损物，抽搐谵妄，碰伤头身，彻夜不眠，口苦目赤，流泪流涕。舌质红，苔黄，脉弦数。

脾肾两虚 精神疲乏，肢体困倦，肌肉震颤，甚或发抖，头晕不寐，口流涎沫，不思饮食，二便自遗。舌质淡，苔白，脉细弱。

心肾不交 精神恍惚，心神不安，头晕心悸，眠而易醒。舌质红，苔白，脉弦细。

二、治 疗

（一）基本治疗

治法 调神定志，调和气血。取督脉、手厥阴、手少阴及手阳明经为主。

主穴 百会 水沟 内关 劳宫 神门 合谷

配穴 肝风扰动配侠溪、太冲；脾肾两虚配脾俞、肾俞；心肾不交配心俞、肾俞；腹泻腹痛配天枢、上巨虚；烦躁惊厥配涌泉、中冲；毒瘾发作初期配太冲；肌肉抽动配阳陵泉。

方义 百会、水沟为督脉要穴，内通于脑，可醒脑开窍定志；内关、劳宫分别为心包经络穴、荥穴，两穴相配，可调神定志；神门为心之原穴，可宁心安神；合谷为手阳明经原穴，可调和气血。

操作 水沟向鼻中隔斜刺，采用雀啄手法，强刺激；余穴常规针刺，留针60分钟，可配合电针，用疏波刺激30分钟。

（二）其他治疗

1. 拔罐疗法 取督脉、夹脊穴及膀胱经背俞穴。采用皮肤针重叩后拔罐，或行走罐法。

2. 耳针疗法 取肺、口、神门、内分泌、肾上腺、皮质下。肝风扰动加耳尖、肝、肝阳；脾肾两虚加脾、肾、艇中、腰骶椎；心肾不交加心、肾、交感；腹痛腹泻加交感、腹、胃、大肠；肢体抽搐加风溪、膝。每次选3～5穴，毫针刺法，或压丸法，两耳交替使用。

【按语】

1. 针灸戒毒有一定疗效。在治疗过程中要对患者进行严密监护，防止其自杀以及伤人毁物；对出现惊厥、虚脱等病情较重者，应及时采取静脉输液、支持疗法等综合治疗措施。本病易复发，应在病症缓解后的间歇期继续治疗，以巩固疗效。

2. 在治疗前应详细了解患者吸毒的原因和方式，有的放矢地进行宣传教育和心理疏导。家庭及社会的配合是巩固疗效、断绝复吸必不可少的因素，应高度重视。

3. 对于因病（如肿瘤、呼吸系统疾病、消化系统疾病及各类神经痛）而吸毒者，要给予相应的治疗，以免出现意外。

第四节 美　容

雀　斑

概　述

雀斑是在日晒部位皮肤上出现的淡黄色或黑色色素斑点，因其色如雀卵，故称雀斑，俗称雀子斑，为常染色体显性遗传。本病无性别差异，多在 5 岁左右出现，随年龄增长而增多。

雀斑的发生多与风火相搏、气郁血瘀等因素有关。病位在面部肌肤，与阳明经关系密切。基本病机为风邪外搏，火郁络脉，循经上犯于面部。

一、辨 证 要 点

主症　常见于面部（尤其是鼻部、鼻翼两旁），多呈点状、圆形、卵圆形或不规则形态；大小如针尖至米粒大，颜色呈淡褐色至深褐色不等；数目少则数十，多者成百，分布密集，但互不融合；多数呈对称性。除影响面容美观外，无其他任何自觉症状。

二、治　疗

（一）基本治疗

治法　祛风通络，化瘀消斑。取局部穴、足太阴及手足阳明经为主。

主穴　颧髎　印堂　三阴交　血海　足三里　合谷

配穴　根据雀斑发病部位取阿是穴。

方义　颧髎、印堂位于面部，疏通局部经络气血，活血消斑；血海和三阴交属足太阴脾经，脾主肌肉，经别上面，两穴相配，可补血养阴；足三里为胃之下合穴，"合治内腑"，调和胃肠，通络化瘀；合谷为手阳明经原穴，擅治面部诸证，清泻阳明风火，凉血消斑。

操作　诸穴常规针刺。

（二）其他治疗

1. 皮肤针疗法　取雀斑处、风池及肺俞。轻叩至局部皮肤潮红为度。

2. 火针疗法　取雀斑处。根据雀斑数目、面积进行分期治疗，宜用细针浅刺手法，每隔 3～4 日治疗 1 次。

3. 耳针疗法　取肺、心、胃、大肠、内分泌、神门。每次选 2～4 穴，毫针刺法或压丸法，两耳交替使用。

【按语】

1. 针灸治疗雀斑具有一定疗效。

2. 治疗期间应尽量避免日光照射。

黄 褐 斑

概　述

黄褐斑是由于皮肤色素沉着而在面部呈现对称性局限性褐色斑的皮肤病，因呈蝴蝶状分布，又称为蝴蝶斑。属中医学"鼾黑斑"、"面尘"、"肝斑"等范畴。

中医学认为情志不畅，肝郁气滞；冲任不调，肝肾亏虚，阴虚发热；或饮食不节，忧思过度，损伤脾胃，脾虚湿困，痰瘀互结均可导致本病。病位在面部肌肤，与阳明经及肝、脾、肾三脏关系密切。基本病机是气滞血瘀，面失所养。

本病多与女性内分泌失调，精神压力大，日晒过多，长期使用化妆品或服用某些药物（如避孕药），以及某些慢性病如月经不调、盆腔炎症、肝病、甲状腺功能亢进症、慢性酒精中毒、结核等有关。

一、辨 证 要 点

主症　面部呈现局部淡褐色、黄褐色或咖啡色斑，边界较清，形状不规则，最初为多发性，渐渐融合成片，常对称分布于面颊部、颧部，有时呈蝴蝶形，面部无炎症及鳞屑，无其他任何自觉症状。

气滞血瘀　斑片颜色较深，急躁易怒，胸胁胀痛，喜叹息，伴经前少腹疼痛，月经色黯，有血块。舌质暗红，有瘀点，苔薄白，脉弦涩沉细。

肝肾阴虚　斑色呈咖啡色，面色晦暗，伴腰膝酸软，身体羸瘦，手足心热，失眠多梦。舌质红，苔少，脉细数。

脾虚湿盛　斑色暗淡，面色㿠白，疲倦乏力，纳呆困倦，体胖，月经色淡，白带量多。舌质淡胖，边有齿印，脉濡细。

二、治　疗

（一）基本治疗

治法　调和气血，化瘀消斑。取局部穴、足太阴及手足阳明经为主。

主穴　颧髎　合谷　血海　三阴交　足三里

配穴　气滞血瘀配太冲、膈俞；肝肾阴虚配肝俞、肾俞、太溪；脾虚湿盛配脾俞、阴陵泉；根据面部黄褐斑不同部位取阿是穴。

方义　"阳明主面"，近取颧髎，远取合谷，疏通局部经络气血，化瘀消斑；血海、三阴交均属足太阴脾经，两穴合用，可补益脾胃，养血活血，化瘀消斑；足三里可沟通阳明之气，益气养血，化瘀消斑。

操作　诸穴常规针刺，皮损局部可配合围刺。

（二）其他治疗

1. 耳针疗法　取肝、肾、脾、肺、心、内分泌、皮质下、内生殖器、面颊。每次选2～4穴，毫针刺法或压丸法，两耳交替使用。

2. 穴位埋线疗法　取肺俞、肝俞、肾俞、气海、血海、三阴交。每次选 3～4 穴，按穴位埋线法常规操作，每 2 周 1 次。

3. 刮痧疗法　按照额头区、眼周区、面颊区、口唇区、鼻区、下颌区分区操作，面色晦暗及斑点部位重点刮拭，以面部皮肤轻微发红，患者能耐受为度。

【按语】

1. 针灸治疗黄褐斑具有一定疗效，但疗程较长，且治疗期间应尽量避免日光照射。

2. 因黄褐斑的发生受多种因素影响，故应积极治疗原发病。因药物或化妆品引起者，应停用药物和化妆品。

3. 注意规律作息，保证充足睡眠，保持心情愉悦。

第五节　癌　病

一、概　述

癌病是多种恶性肿瘤的总称，以局部组织异常增生为基本特征。恶性肿瘤是目前严重危害人类健康的常见疾病之一，其中肿瘤疼痛是因肿瘤压迫、侵犯有关组织神经所产生的疼痛，多为持续性疼痛，是中晚期肿瘤最重要的症状之一，据统计，临床发病率达 70%以上，大致分为两种，一种为可定位的局部性疼痛，另一种为部位不清的弥漫型疼痛；肿瘤发热是肿瘤本身引起的非感染性发热和患者在肿瘤发展过程中因治疗而引起的发热，是中晚期恶性肿瘤常见症状之一；放化疗后副作用非常复杂，主要有骨髓抑制和胃肠道反应。在中医学中，根据肿瘤的临床特点而有以下相应命名，如"癥瘕"、"积聚"、"乳岩"、"噎膈"、"石瘿"、"肝积"等。

本病的发生多与正气内虚，感受邪毒，痰湿，瘀血阻滞经脉，七情所伤，饮食损伤等因素有关。肿瘤发热属内伤发热范畴，分虚实两端；肿瘤阻碍气血运行，使气机郁滞而化热，机体正气奋起与邪抗争，为实性发热；肿瘤损伤机体正气，气血阴阳虚衰，引起虚性发热。放化疗副作用属中医"热"、"毒"范畴，癌病患者正气已亏，经放化疗后，更致体内"热"、"毒"内聚，耗散气血，致脏腑功能受损；其中放疗的毒副作用为"热毒"伤阴耗气，损伤脏器局部黏膜；化疗"药毒"随血直入脏腑，损气血，伤脏腑功能，以脾胃、肠道和肝肾损害为著。五脏六腑皆可患癌病，其基本病机是脏腑功能失调，气滞痰凝，瘀毒搏结。

二、辨 证 要 点

主症　早期无明显症状，逐渐出现发热或病变部位的疼痛，肿块增大、表面高低不平、质地坚硬，在放化疗后出现食欲下降、恶心呕吐、腹胀腹泻等胃肠道反应；白细胞减少、贫血、血小板减少等骨髓抑制表现。常伴发热、乏力、鼓胀、纳差、消瘦等症状并进行性加重。

三、治　疗

（一）基本治疗

1. 改善症状，延长生存期

治法　扶正固本。取强壮保健穴为主。

主穴 关元 神阙 足三里 三阴交

配穴 肺癌配肺俞、列缺；胃癌、肠癌配胃俞、大肠俞、上巨虚；肝癌配肝俞、太冲；乳腺癌配乳根、膺窗；食管癌配膻中、巨阙；瘀血内停配膈俞、血海；痰湿结聚配中脘、丰隆、阴陵泉；气血不足配气海、足三里；脾肾阳虚配肾俞、命门；肝肾阴虚配太冲、太溪；厌食配天枢、上巨虚；呃逆配内关、中脘。

方义 关元、神阙为任脉穴，可扶正固本，回阳救逆；足三里为足阳明经合穴，三阴交属足太阴脾经，补肝脾肾，二者可健脾益胃，扶正祛邪。

操作 神阙用灸法，余穴可根据不同症状，毫针常规刺配合艾灸法，如温针灸、艾炷灸。

2. 镇痛

治法 行气活血，通络止痛。取局部穴、夹脊穴、手阳明及足厥阴经为主。

主穴 阿是穴 夹脊穴 合谷 太冲 血海

配穴 肝癌痛配阳陵泉、期门、章门；肺癌胸痛配孔最、尺泽、列缺；乳腺癌痛配膻中、乳根；脑瘤痛配印堂、前顶、长强。

方义 阿是穴可直接疏通局部经气，达到通则不痛的治疗目的；相应夹脊穴可鼓动相应脏腑气血，通调气机；合谷、太冲为四关穴，阴阳经上下相配，行气止痛；血海养血活血。

操作 诸穴常规针刺，可配合电针，采用密波或疏密波，刺激20～30分钟。根据具体情况每日可治疗数次。

3. 减轻放化疗反应

治法 健脾和胃，益气养血，扶正化浊。取督脉、足阳明经、足太阴经为主。

主穴 大椎 足三里 三阴交

配穴 免疫功能抑制配内关、关元；白细胞计数减少配肝俞、肾俞、膈俞、脾俞、胃俞；胃肠反应配内关、天枢；口腔咽喉反应配列缺、照海、廉泉；直肠反应配支沟、天枢、大肠俞。

方义 大椎为诸阳之会，可宣导阳气，消散瘀热；足三里健脾和胃，补益气血，为人体第一保健要穴，对放化疗后提高人体血细胞数量具有明显效果；三阴交补肝脾肾，生精养血，化湿祛痰。

操作 诸穴常规针刺，可配合温针灸或隔姜灸。

（二）其他治疗

1. 腕踝针疗法 根据肿瘤及疼痛部位的分区，选取与病变部位相应的腕踝针刺激区。毫针刺入皮下后平行进针，不要求针感，以无酸、麻、痛、胀感为佳，一般可留24～72小时。用于肿瘤疼痛。

2. 耳针疗法 相应耳穴部位压痛点、枕部、皮质下、神门等。毫针刺，中等强度刺激，留针1小时至数小时，可间歇行针；也可耳穴埋丸，疼痛时强力按压耳穴。用于肿瘤疼痛。

3. 艾灸疗法 取大椎、足三里、三阴交、膈俞、脾俞、胃俞、肾俞、命门、气海、关元。每次选用2～3穴，每穴施艾条温和灸15～20分钟；或在背俞穴行隔姜灸，艾炷如枣核大。用于放化疗后副作用。

【按语】

1. 作为一种辅助治疗方法，针灸对癌病有一定疗效，可改善患者的部分症状，在提高患者生活质量、延长生存期方面有一定意义。

2. 宜在放化疗前进行针灸治疗，可更有效减轻放化疗反应。

3. 放化疗患者应均衡营养，摄入高热量、高蛋白、富含膳食纤维的食物，忌辛辣、油腻、腌制等食物。

　　4. 癌病患者应保持乐观开朗的心境，避免情绪刺激，积极配合治疗，进行早期功能锻炼，以利于功能重建和提高自理能力。

1. 简述针灸治疗肥胖的主穴和配穴。
2. 简述针灸治疗肥胖的其他方法。
3. 简述针灸治疗慢性疲劳综合征的主穴和配穴。
4. 简述戒断综合征的针灸治疗方法。
5. 简述针灸治疗雀斑、黄褐斑的主穴和配穴。
6. 针灸治疗癌病主要用于哪些方面？

全书课件二维码　　　　全书思维导图二维码　　　　思政内容二维码

参 考 文 献

鲍春龄，东贵荣. 2020. 东贵荣针灸学术经验集[M]. 上海：上海科学技术出版社.

杜元灏. 2017. 实用针灸案例荟萃[M]. 西安：西安交通大学出版社.

李凌江，陆林，王高华，等. 2015. 精神病学[M]. 北京：人民卫生出版社.

陆瘦燕，朱汝功. 2009. 陆瘦燕朱汝功针灸医案选[M]. 北京：人民军医出版社.

石学敏. 2018. 国医大师石学敏针灸验案特辑[M]. 北京：中国医药科技出版社.

孙一民. 1981. 临证医案医方[M]. 郑州：河南科学技术出版社.

孙忠人，王玉琳，张瑞，等. 2012. 孙申田针灸医案精选[M]. 北京：中国中医药出版社.

王辰，王建安. 2015. 内科学[M]. 3版. 北京：人民卫生出版社.

吴明霞. 2009. 吴炳煌针灸医案医论[M]. 北京：学苑出版社.

谢幸，孔北华，段涛. 2018. 妇产科学[M]. 9版. 北京：人民卫生出版社.

杨金生，王莹莹. 2015. 王莹莹中医针灸传承集粹[M]. 北京：中国中医药出版社.

张仁. 2018. 针灸秘验——50年针灸临证实录[M]. 北京：科学出版社.

张仁，王海丽. 2017. 方氏针灸百年集萃[M]. 北京：科学出版社.

赵玉沛，陈孝平. 2015. 外科学[M]. 3版. 北京：人民卫生出版社.

附录1 时间针灸学

第一节 子午流注针法

子午流注针法是以五输穴配合阴阳五行，运用干支以推算经脉气血流注的盛衰开阖，以按时取穴的治疗方法，是我国时间医学的重要组成部分。子午流注针法源于《黄帝内经》的天人相应理论，结合了人体经络循行、气血周流灌注的原理以及阴阳、五行、天干、地支等学说而形成。宋金时代是子午流注针法由理论向临床应用完善的时代，金代何若愚率先提出"子午流注"之称，并系统地论述了子午流注纳甲法，撰写了第一部子午流注针法专著——《流注指微赋》。窦汉卿大力倡导按时取穴的应用，在《标幽赋》中写道："一日取六十六穴之法，方见幽微；一时取一十二经之原，始知妙要。"明代是针灸学发展的鼎盛时期，子午流注针法等时间针法的内容得到了新的补充和发展。明代徐凤《针灸大全》中撰有《论子午流注法》，其记载的"子午流注逐日按时定穴诀"提出了具体的开穴使用方法，为子午流注的推广应用做出了贡献。下面从子午流注的意义、子午流注针法的基本组成、子午流注针法的临床运用等三个方面做概要介绍。

一、子午流注的意义

子午是地支的第一数和第七数，地支是古人用来记年、月、日、时的符号。在子午流注中，"子午"还有阴阳和方位的含义。从时辰上看，一天有 12 个时辰，子时是夜半，午时是日中；在一年中，子为农历的 11 月，午为 5 月。从阴阳来看，子为阴盛之时，为一阳之始的夜半，午为阳盛之时，是一阴初生的中午。从方位上看，《灵枢·卫气行》说："岁有十二月，日有十二辰，子午为经，卯酉为纬。"经指南北（上下），纬指东西（左右）。子指北方，午指南方。子午还具有相对义，是阴阳的分界线，具有阴阳转化的内涵。《华佗中脏经》曰："阳始于子后，末于午前，阴始于午后，末于子前。"

"流"，是流动，"注"，是灌注。中医学将人体的气血循环比作水流，以阐明十二经脉气血的流注过程，其有着像潮水一样定时涨落、盛衰开阖的变化，这是人与自然界相应的整体观的一种体现。

"子午流注"就是将人体气血循行比拟为水流，从子时到午时，随着时间先后不同，阴阳各经气的盛衰也有固定的时间。气血迎时而至为盛，过时而去为衰；逢时为开，过时为阖，定时开穴，可有效地调和阴阳，纠正机体的偏盛偏衰。

二、子午流注针法的基本组成

子午流注针法是以子午流注理论为基础，以五输穴配合阴阳五行，运用干支来推算经气流注盛衰开阖，按时取穴的针刺治疗方法。主要包括天干、地支、阴阳、五行、脏腑、经络及五输穴等内容。

（一）天干地支配合阴阳五行、脏腑

天干又称十干，即甲、乙、丙、丁、戊、己、庚、辛、壬、癸。地支又称十二地支，即子、丑、寅、卯、辰、巳、午、未、申、酉、戌、亥。天干、地支在子午流注有两种含义，一是代表时间，二是配合脏腑经脉。

1. 代表时间 天干与地支相配，可代表年、月、日、时，如甲子年、乙丑月、丙寅时、丁卯时等，天干在前，地支在后，按天干地支顺序依次相配。地支还可以单独与十二个月、时辰相配。

1月地支为寅，2月是卯，3月是辰，4月是巳，5月是午，6月是未，7月是申，8月是酉，9月是戌，10月是亥，11月是子，12月是丑。

每天十二时辰（24小时），用十二地支来代表，每一个时辰为2小时。夜半子时为23~1点钟，丑时为1~3点钟，寅时为3~5点钟，卯时为5~7点钟，辰时为7~9点钟，巳时为9~11点钟，午时为11~13点钟，未时为13~15点钟，申时为15~17点钟，酉时为17~19点钟，戌时为19~21点钟，亥时为21~23点钟。

2. 配合脏腑经脉 天干配脏腑的依据是"肝主春，足厥阴少阳主治，其日甲乙……心主夏，手少阴太阳主治，其日丙丁……脾主长夏，足太阴阳明主治，其日戊己……肺主秋，手太阴阳明主治，其日庚辛……肾主冬，足少阴太阳主治，其日壬癸……"(《素问·脏气法时论》)。天干配合十二脏腑经脉是甲配胆和胆经，乙配肝和肝经，丙配小肠、三焦和小肠经、三焦经，丁配心、心包和心经、心包经，戊配胃和胃经，己配脾和脾经，庚配大肠和大肠经，辛配肺和肺经，壬配膀胱和膀胱经，癸配肾和肾经。天干配脏腑是"纳干法"的基础之一，应记住下列口诀：

甲胆乙肝丙小肠，丁心戊胃己脾乡。庚属大肠辛属肺，壬属膀胱癸肾脏。

三焦阳腑须归丙，包络从阴丁火旁。阳干宜纳阳之腑，脏配阴干理自当。

地支与十二脏腑经脉相配是固定不变的，子配胆及胆经、丑配肝及肝经、寅配肺及肺经、卯配大肠及大肠经、辰配胃及胃经、巳配脾及脾经、午配心及心经、未配小肠及小肠经、申配膀胱及膀胱经、酉配肾及肾经、戌配心包及心包经、亥配三焦及三焦经。这是"纳支法"的基础之一，要熟记下面的歌诀，便能运用自如：

肺寅大卯胃辰宫，脾巳心午小未中，申膀酉肾心包戌，亥焦子胆丑肝通。

地支配属脏腑经脉是将十二地支时辰的推移和十二经脉气血流注结合，二者数字相等，次序排列固定不变。人身经脉气血流注，从中焦开始，上注于肺经，经过大肠经、胃经、脾经、心经、小肠经、膀胱经、肾经、心包经、三焦经、胆经、肝经。时序从寅时开始，止于丑时，再流注于肺，如此循环往复不息。

（二）干支的阴阳、五行分配

1. 分阴阳 根据运用不同，干支分阴阳有两种含义，一是在子午流注针法中开井穴时，依据天干为阳、地支为阴而提出阳进阴退的规律；二是根据干支序数的奇数偶数分阴阳，1、3、5、7、9、11属阳，2、4、6、8、10、12属阴。天干按其序数，甲、丙、戊、庚、壬为阳干，乙、丁、己、辛、癸为阴干；地支，子、寅、辰、午、申、戌为阳支，丑、卯、巳、未、酉、亥为阴支。

2. 配五行 天干：甲乙属木，丙丁属火，戊己属土，庚辛属金，壬癸属水。地支：子丑属木，未亥午戌属火，辰巳属土，寅卯属金，申酉属水。

（三）五输穴配合阴阳五行、脏腑

《灵枢·本输》提出五输穴的部位，并指出"阴井木，阳井金"的阴阳五行配合关系。《难经·六十四难》做了全面补充："阴井木，阳井金；阴荥火，阳荥水；阴输土，阳输木；阴经金，阳经火；阴合水，阳合土。"现把十二经的五输穴与五行脏腑配合关系列表如下（附表1-1）。

附表 1-1 十二经的五输穴与五行脏腑配合关系

阳经六输穴						阴经五输穴					
经脉	井(金)	荥(水)	输(木)	原	经(火)	合(土)	经脉	井(木)	荥(火)	输(土)	经(金)	合(水)
胆(木)	足窍阴	侠溪	足临泣	丘墟	阳辅	阳陵泉	肝(木)	大敦	行间	太冲	中封	曲泉
小肠(火)	少泽	前谷	后溪	腕骨	阳谷	小海	心(火)	少冲	少府	神门	灵道	少海
胃(土)	厉兑	内庭	陷谷	冲阳	解溪	足三里	脾(土)	隐白	大都	太白	商丘	阴陵泉
大肠(金)	商阳	二间	三间	合谷	阳溪	曲池	肺(金)	少商	鱼际	太渊	经渠	尺泽
膀胱(水)	至阴	足通谷	束骨	京骨	昆仑	委中	肾(水)	涌泉	然谷	太溪	复溜	阴谷
三焦(相火)	关冲	液门	中渚	阳池	支沟	天井	心包(君火)	中冲	劳宫	大陵	间使	曲泽

（四）年、月、日、时干支的推算

1. 年干支推算法　天干从甲到癸，计有 10 数；地支由子至亥，计有 12 数。干支配合，天干六轮、地支五轮，循环一遍，便成六十环周，称为一个花甲，列表如附表 1-2 所示。只要掌握六十环周，就很容易推出年干支。如 2016 年为丙申，依次顺推 2017 年为丁酉，2018 年为戊戌等。

附表 1-2　干支配合六十环周

甲子	乙丑	丙寅	丁卯	戊辰	己巳	庚午	辛未	壬申	癸酉
甲戌	乙亥	丙子	丁丑	戊寅	己卯	庚辰	辛巳	壬午	癸未
甲申	乙酉	丙戌	丁亥	戊子	己丑	庚寅	辛卯	壬辰	癸巳
甲午	乙未	丙申	丁酉	戊戌	己亥	庚子	辛丑	壬寅	癸卯
甲辰	乙巳	丙午	丁未	戊申	己酉	庚戌	辛亥	壬子	癸丑
甲寅	乙卯	丙辰	丁巳	戊午	己未	庚申	辛酉	壬戌	癸亥

推算年干支的简单方法是：取当年的公元数减 3，得出的数值除以 60，余数就是该年的干支数。如推算 2016 年的年干支：

（2016−3）÷60=33…33

余数 33，在附表 1-2 中是丙申，故 2016 年是丙申年。

年干支还有另一种推算方法：离我们最近的甲子年是 1984 年，可以用所求年数与 1984 年的差再加 1，将其得数作为年干支代数，再去查附表 1-2，即为所求年的年干支。如推算 2000 年的年干支：

（2000−1984）+1=17

17 在甲子周期表中是庚辰，故 2000 年是庚辰年。

2. 月干支推算法　按照农历计算。一年 12 个月，配合十二地支，1 月为寅，2 月是卯，3 月是辰，4 月是巳，5 月是午，6 月是未，7 月是申，8 月是酉，9 月是戌，10 月是亥，11 月是子，12 月是丑，十二地支配 12 个月是固定不变的。再根据年干推算月干，需要熟记下列歌诀：

> 甲己之年丙作首，乙庚之年戊当头，
> 丙辛之年庚寅上，丁壬壬寅顺行流，
> 若言戊癸何方起，甲寅之上去寻求。

即甲年、己年正月的天干都是丙，正月干支是丙寅，按顺序下推，二月的干支是丁卯……依次类推；乙年、庚年正月干支是戊寅，丙年、辛年正月是庚寅……依次类推。如：2016 年为丙申年，正月干支就是庚寅。按顺序下推，二月为辛卯，其余依次类推。

3. 日干支推算法　用阳历进行。运用时有几个先决条件：①当年元旦的干支代数；②每月干支应加应减数；③闰年自 3 月起都加一；④当天的日数。有了这四点，便可推算任何一天的干支。元旦干支可以推算，但查表更为方便，现将 1985～2032 年元旦干支列表列举如附表 1-3 所示。

附表 1-3　公元 1985～2032 年元旦干支

年份	元旦干支	年份	元旦干支	年份	元旦干支
1985	庚子	1993	壬午	2001	甲子
1986	乙巳	1994	丁亥	2002	乙巳
1987	庚戌	1995	壬辰	2003	甲戌
1988	乙卯	1996	丁酉	2004	己卯
1989	辛酉	1997	癸卯	2005	乙酉
1990	丙寅	1998	戊申	2006	庚寅
1991	辛未	1999	癸丑	2007	乙未
1992	丙子	2000	戊午	2008	庚子

年份	元旦干支	年份	元旦干支	年份	元旦干支
2009	丙午	2017	戊子	2025	庚午
2010	辛亥	2018	癸巳	2026	乙亥
2011	丙辰	2019	戊戌	2027	庚辰
2012	辛酉	2020	癸卯	2028	乙酉
2013	丁卯	2021	己酉	2029	辛卯
2014	壬申	2022	甲寅	2030	丙申
2015	丁丑	2023	己未	2031	辛丑
2016	壬午	2024	甲子	2032	丙午

各月加减数是根据日数与六十环周关系推算出来的，下面列出各月加减数表（附表 1-4）。为便于记忆，可熟背加减数口诀：

一五双减一，二六加零六，三减二加十，四减一加五，七零九加二，

八上加一七，十上加二八，冬三腊三九，闰年三月起，余数均加一。

附表 1-4　各月加减数（闰年 3 月 1 日以后加 1）

	1月	2月	3月	4月	5月	6月	7月	8月	9月	10月	11月	12月
天干	−1	+0	−2	−1	−1	+0	+0	+1	+2	+2	+3	+3
地支	−1	+6	+10	+5	−1	+6	+0	+7	+2	+8	+3	+9

日干支的推算公式如下：

日干序数=元旦天干序数+月份天干加减数（闰年三月后加 1）+所求日期数，其和除以 10，取其余数（无余数者作 10）。

日支序数=元旦地支序数+月份地支加减数（闰年三月后加 1）+所求日期数，其和除以 12，取其余数（无余数者作 12）。 （附式 1-1）

如：2016 年元旦干支为壬午，求：2016 年 5 月 1 日的干支。

根据公式（附式 1-1）推算如下：

日干数：9−1+1+1=10，取其尾数 10，为癸。

日支数：7−1+1+1=8，取其尾数 8，为未。

故 2016 年 5 月 1 日为癸未日。

4. 时干支推算法　时干支的推算是运用五门十变理论，把天干化五行，其推算歌诀是：

甲己起甲子，乙庚起丙子，丙辛起戊子，丁壬起庚子，戊癸起壬子。

甲日、己日的十二时辰，都是从甲子开始，其后为乙丑时、丙寅时……依次类推；乙日、庚日从丙子开始；丙日、辛日从戊子开始；丁日、壬日从庚子开始；戊日、癸日从壬子开始。

三、子午流注针法的临床应用

子午流注针法的临床应用，一为按天干开穴，又称纳干法，或称日干子午流注；一为按地支开穴，又称纳支法，或称时支子午流注。现分别介绍如下。

（一）纳干法

纳干法又称纳甲法，是运用天干配脏腑的一种按时开穴的子午流注针法。应用时，在熟悉上述多种配属关

系的基础上，先推算患者来诊当天的天干和开取井穴的时辰，再按阳日阳时开阳经穴，阴日阴时开阴经穴的规律，结合十二经脉的流注和五输穴的相生规律依次开穴。运用时，需要掌握下面的基本内容。

1. 阳进阴退定井穴 井穴的开取是根据日、时干支，阳进阴退的规律。阳进是指天干（为阳）主进，即按甲、乙、丙、丁……的顺序推算；阴退是指地支（为阴）主退，即按戌、酉、申……的顺序推算。戌是地支中最后一个阳支，故阴退从戌开始。阳进阴退是推算次日的干支取井穴时辰的方法。如甲日戌时开窍阴，根据阳进阴退原则，次日天干从甲进为乙，地支从戌退为酉，故乙日应在酉时开井穴为大敦，余可类推（附表 1-5）。

附表 1-5 子午流注按时开井穴

日干	甲	乙	丙	丁	戊	己	庚	辛	壬	癸
井穴	甲→	乙→	丙→	丁→	戊→	己→	庚→	辛→	壬→	癸→
时辰	戌←	酉←	申←	未←	午←	巳←	辰←	卯←	寅←	亥←
经脉	胆	肝	小肠	心	胃	脾	大肠	肺	膀胱	肾
井穴	窍阴	大敦	少泽	少冲	厉兑	隐白	商阳	少商	至阴	涌泉

注：→阳进；←阴退

2. 经生经，穴生穴，开其他五输穴 纳甲法的开穴，先从值日经的井穴开始，该日的天干与值日经的天干相同。开井穴之后，下面就按时生时、经生经、穴生穴的规律开五输穴。如甲日是胆经主气，甲（木）戌时开胆经井穴窍阴，然后按相生的顺序，下个时辰丙子时（甲木生丙火），开小肠经的前谷穴，因为小肠属火，胆属木，木生火；窍阴属金，金生水，故开小肠经的水穴前谷。根据这一规律，下一开穴时辰应是戊寅（丙火生戊土），小肠经属火，胃经属土，火生土，前谷属水，水生木，故开胃经的木穴陷谷，水生木。按时、经、穴相生，再下一个开穴时辰是庚辰，当开大肠经阳溪；再下当开膀胱经委中。

3. 返本还原（遇输过原） 运用纳甲法经穴相生顺序开穴，当开的穴是输穴时，同时要开值日经的原穴，这一规律称"返本还原"。如甲日胆经值日，当穴位开到足阳明胃经输穴陷谷时，应同时开胆经原穴丘墟。"本"指的是本日的值日经，"原"指的是值日经的原穴。一般开原穴的时辰，是在开井穴以后的 4 个时辰。若为阴经，则以"输"代之，称遇输过原。

4. 气纳三焦，开生我穴，血归包络，开我生穴 五输穴依次开完后，阳经最后都要纳入三焦而开三焦经的穴位，称"气纳三焦"；阴经都要纳入心包络而开心包经的穴位，称"血归包络"。阳经按"他生我"，阴经按"我生他"的规律选穴。如甲日胆经值日，五输穴依次开完后，最后一个阳时（甲申）的选穴应按"他生我"的规律，开三焦经的液门，因为胆属木，液门属水，水生木。又如乙日肝经值日，五输穴依次开完后，最后应在乙未时按"我生他"的规律，开心包经的劳宫，肝属木，劳宫属火，木生火。

"我"指的是值日经，"他"是指要开的穴。胆经的最后一个阳时甲申，甲日两见甲，称日干重见，因为天干 10 个，经脉 12 条，10 天干不够配 12 经，故起于甲必重见于甲，起于乙必重见于乙。

5. 子午流注逐日按时定穴法 根据徐凤的《子午流注逐日按时定穴歌》，在推算出日干以后，直接取穴，方法简便，推算迅速，建议熟练背诵。

> 甲日戌时胆窍阴，丙子时中前谷荥，戊寅陷谷阳明输，返本丘墟木在寅，
> 庚辰经注阳溪穴，壬午膀胱委中寻，甲申时纳三焦水，荥合天干取液门。
> 乙日酉时肝大敦，丁亥时荥少府心，己丑太白太冲穴，辛卯经渠是肺经，
> 癸巳肾宫阴谷合，乙未劳宫火穴荥。
> 丙日申时少泽当，戊戌内庭治胀康，庚子时在三间输，本原腕骨可祛黄，
> 壬寅经火昆仑上，甲辰阳陵泉合长，丙午时受三焦火，中渚之中仔细详。
> 丁日未时心少冲，己酉大都脾土逢，辛亥太渊神门穴，癸丑复溜肾水通，
> 乙卯肝经曲泉合，丁巳包络大陵中。
> 戊日午时厉兑先，庚申荥穴二间选，壬戌膀胱寻束骨，冲阳土穴必还原，
> 甲子胆经阳辅是，丙寅小海穴安然，戊辰气纳三焦脉，经穴支沟刺必痊。

己日巳时隐白始，辛未时中鱼际取，癸酉太溪太白原，乙亥中封内踝比，
丁丑时合少海心，己卯间使包络止。

庚日辰时商阳居，壬午膀胱通谷之，甲申临泣为输木，合谷金原返本归，
丙戌小肠阳谷火，戊子时居三里宜，庚寅气纳三焦合，天井之中不用疑。

辛日卯时少商本，癸巳然谷何须忖，乙未太冲原太渊，丁酉心经灵道引，
己亥脾合阴陵泉，辛丑曲泽包络准。

壬日寅时起至阴，甲辰胆脉侠溪荥，丙午小肠后溪输，返本京骨本原寻，
三焦寄有阳池穴，返本还原似的亲，戊申时注解溪胃，大肠庚戌曲池真，
壬子气纳三焦寄，井穴关冲一片金，关冲属金壬属水，子母相生恩义深。

癸日亥时井涌泉，乙丑行间穴必然，丁卯输穴神门是，本寻肾水太溪原，
包络大陵原并过，己巳商丘内踝边。辛未肺经合尺泽，癸酉中冲包络连，
子午截时安定穴，留传后学莫忘言。

6. 一、四、二、五、三、○反克取穴法 根据六甲周期、阳进阴退开井穴、阳日阳时开阳经、阴日阴时开阴经、地支顺时推进等基础，进行推算，解决癸日十时无穴可开的不足。此法系运用反克规律推算而来，介绍其开穴如下（附表1-6）。

附表1-6 一、四、二、五、三、○反克取穴

常规		一	四	二	五	三	○
五输纳穴		井	经	荥	合	输	纳
六甲	干支	甲日甲戌	己日甲子	戊日甲寅	丁日甲辰	丙日甲午	乙日甲申
	穴名	窍阴	阳辅	侠溪	阳陵泉	临泣	液门
六乙	干支	乙日乙酉	己日乙亥	己日乙丑	戊日乙卯	丁日乙巳	丙日乙未
	穴名	大敦	中封	行间	曲泉	太冲	劳宫
六丙	干支	丙日丙申	庚日丙戌	庚日丙子	己日丙寅	戊日丙辰	丁日丙午
	穴名	少泽	阳谷	前谷	小海	后溪	中渚
六丁	干支	丁日丁未	辛日丁酉	庚日丁亥	庚日丁丑	己日丁卯	戊日丁巳
	穴名	少冲	灵道	少府	少海	神门	大陵
六戊	干支	戊日戊午	壬日戊申	辛日戊戌	辛日戊子	庚日戊庚	己日戊辰
	穴名	厉兑	解溪	内庭	足三里	陷谷	支沟
六己	干支	己日己巳	癸日己未	壬日己酉	辛日己亥	辛日己丑	庚日己卯
	穴名	隐白	商丘	大都	阴陵泉	太白	间使
六庚	干支	庚日庚辰	甲日庚午	癸日庚申	壬日庚戌	壬日庚子	辛日庚寅
	穴名	商阳	阳溪	二间	曲池	三间	天井
六辛	干支	辛日辛卯	乙日辛巳	甲日辛未	癸日辛酉	壬日辛亥	壬日辛丑
	穴名	少商	经渠	鱼际	尺泽	太渊	曲泽
六壬	干支	壬日壬寅	丙日壬辰	乙日壬午	甲日壬申	癸日壬戌	癸日壬子
	穴名	至阴	昆仑	通谷	委中	束骨	关冲
六癸	干支	癸日癸亥	戊日癸丑	丁日癸卯	丙日癸巳	乙日癸未	甲日癸酉
	穴名	涌泉	复溜	然谷	阴谷	太溪	中冲

根据上述按时开穴规律，设计的"子午流注计算盘"，临床运用也比较方便。制盘时，剪去盘（一）时间旁的阴影部分（图中有剪去说明），把盘（一）放在盘（二）上面，其剪去的镂空处即可露出一天应开穴名。

计算盘是根据前面第一、第二两法，相互补充而成。其中有"△"号者，为两法共通取穴，凡有〈 〉号者，为一、四、二、五、三、○反克取穴，没有符号的是徐氏开穴（附图1-1，附图1-2）。

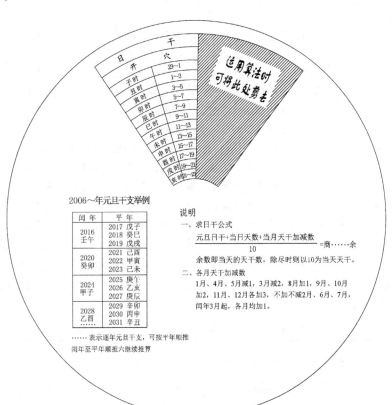

附图 1-1　子午流注计算盘（一）

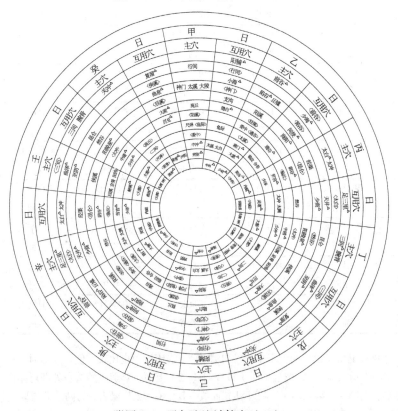

附图 1-2　子午流注计算盘（二）

（二）纳支法

子午流注纳支法又称纳子法，是以地支为主的一种按时针刺取穴的方法。纳支法是以一天十二时辰配合脏腑（见前地支配脏腑）按时开穴。临床上有两种运用方法，一种是补母泻子取穴法，另一种是一日六十六穴法，分别介绍于下。

1. 补母泻子取穴法　以本经经脉的五行属性和五输穴的五行属性为基础，推算母子关系，按照"虚则补其母，实则泻其子"进行按时取穴。例如，手太阴肺经病，肺属金，它的母穴是属土的太渊，子穴是属水的尺泽。如果肺经邪气实，就在肺气方盛的寅时，取尺泽行泻法；如果正气虚，又应当在肺气方衰的卯时取太渊行补法。

若本经开穴时间已过，或不虚不实的病证。可取本经同一属性的经穴，又称本穴，或取本经所属脏腑原穴进行治疗。例如，肺经本穴为经渠，肺之原穴为太渊。十二经补母泻子取穴见附表 1-7。

附表 1-7　十二经补母泻子取穴

经脉	五行	流注时间	补法		泻法		本穴	原穴
			母穴	时间	子穴	时间		
肺	金	寅	太渊	卯	尺泽	寅	经渠	太渊
大肠	金	卯	曲池	辰	二间	卯	商阳	合谷
胃	土	辰	解溪	巳	厉兑	辰	足三里	冲阳
脾	土	巳	大都	午	商丘	巳	太白	太白
心	火	午	少冲	未	神门	午	少府	神门
小肠	火	未	后溪	申	小海	未	阳谷	腕骨
膀胱	水	申	至阴	酉	束骨	申	通谷	京骨
肾	水	酉	复溜	戌	涌泉	酉	阴谷	太溪
心包	火	戌	中冲	亥	大陵	戌	劳宫	大陵
三焦	火	亥	中渚	子	天井	亥	支沟	阳池
胆	木	子	侠溪	丑	阳辅	子	临泣	丘墟
肝	木	丑	曲泉	寅	行间	丑	大敦	太冲

2. 一日六十六穴法　纳支法的运用比较灵活，所以临床上都很重视。由于"虚则补其母，实则泻其子"取穴尚不完善，阴经一天只取 20 穴，阳经一天只取 24 穴，还有 22 穴没有取用。所以窦汉卿在《标幽赋》里提出了"一日取六十六穴之法，方见幽微"。就是说应按十二时辰所属脏腑，阴经开井、荥、输、经、合五穴，阳经开井、荥、输、原、经、合六穴。临床运用中，根据病因、病性、病势，在相关经脉经气旺盛时，灵活取用本经五输穴进行治疗。

第二节　灵龟八法

灵龟八法又称"奇经纳甲法"、"奇经纳卦法"。它是运用古代哲学的八卦九宫学说，结合人体奇经八脉气血的会合，取其与奇经八脉相通的 8 个经穴，按照日时干支的推演数字变化，采用相加、相除的方法，做出按时取穴的一种针刺法。此法包含着"天人相应"之说、阴阳消长之理、五行生克之变、气血流注之机，运用八脉八穴而发展起来。这种方法和子午流注针法相辅相成，配合应用。兹将灵龟八法的八脉、八穴和八卦干支等，分述如下。

一、灵龟八法的组成

（一）九宫八卦

八卦是古人取阴阳之象，结合自然界的天、地、水、火、风、雷、山、泽而成的。即：乾为天作形，坤为地作形，坎为水作形，离为火作形，巽为风作形，震为雷作形，艮为山作形，兑为泽作形。把八卦的名称和图像结合四方，即成九宫。由于八卦各有方位，配合九宫，根据戴九履一、左三右七、二四为肩、八六为足、五十居中的九宫数字，每宫再配上一条奇经及其配属的穴位，可总结为歌诀：

坎一联申脉，照海坤二五，震三属外关，巽四临泣数，乾六是公孙，兑七后溪府，艮八系内关，离九列缺主。

此八穴的代表数字，在灵龟八法的推算中占有极为重要的地位，所以运用本法必须牢记（附表 1-8）。

附表 1-8　八卦、九宫、八穴关系

八卦	乾	坎	艮	震	巽	离	坤	兑
九宫	六	一	八	三	四	九	二、五	七
八脉交会穴	公孙	申脉	内关	外关	临泣	列缺	照海	后溪

（二）八脉交会穴

八脉指任、督、冲、带、阴维、阳维、阴跷、阳跷；交指交通；会指会合。它具有统率和调节十二经脉气血的作用，而十二经脉本身又有上下循行、交错相会的特性，所以在四肢部位的十二经上有八个经穴相通于八脉。即：小肠经后溪通于督脉，肺经列缺通于任脉，脾经公孙通于冲脉，胆经临泣通于带脉，肾经照海通于阴跷，膀胱经申脉通于阳跷，心包经内关通于阴维，三焦经外关通于阳维。另外这八个经穴彼此之间又有着密切的联系和沟通。如公孙与内关相通，合于心、胃、胸；后溪与申脉相通，合于目内眦、颈项、耳、肩、小肠、膀胱；临泣与外关相通，合于目锐眦、耳后、颈项、肩；列缺与照海相通，合于肺系、咽喉、胸膈等。这样就使八脉八穴分为四组，相互结合，有着一致的主治范围，如内关配公孙治胸、心、胃部之疾。

（三）八法逐日干支代数

灵龟八法的组成，除八脉、八穴、八卦外，尚有日时的干支数字作为八法取穴的依据。八法逐日干支代数的由来，是根据五行生成数和干支顺序的阴阳定出的，它是演算灵龟八法穴位的基本数字（附表 1-9）。宜牢记下列歌诀：

甲己辰戌丑未十，乙庚申酉九为期，
丁壬寅卯八成数，戊癸巳午七相宜，
丙辛亥子亦七数，逐日干支即得知。

附表 1-9　八法逐日干支代数

代数	10	9	8	7
天干	甲己	乙庚	丁壬	戊丙癸辛
地支	辰戌丑未	申酉	寅卯	巳亥午子

（四）八法临时干支代数

每日每个时辰的干支，亦各有一个代数，这个代数与逐日干支的代数有着同样的意义，是推演八法必须掌握的内容（附表 1-10）。一般宜牢记下列歌诀，以利推算：

甲已子午九宜用，乙庚丑未八无疑，丙辛寅申七作数，丁壬卯酉六须知，戊癸辰戌各有五，已亥单加四共齐，阳日除九阴除六，不及零余穴下推。

附表 1-10　八法临时干支代数

代数	9	8	7	6	5	4
天干	甲己	乙庚	丙辛	丁壬	戊癸	已亥
地支	子午	丑未	寅申	卯酉	辰戌	

二、灵龟八法的临床应用

（一）开穴法

运用灵龟八法，是将日、时的干支数字加起来，得出四个数字的和数，然后按照阳日用 9 除，阴日用 6 除的公式，去除干支的和数，再将它的余数，求得八卦所分配的某穴的数字，就是当时应开的腧穴。

如欲求甲子日的子、丑等时所开穴位，首先要从甲日子时上起出时干。甲日子时按时干支歌诀推算，则仍起于"甲子"，再按六十环周表的顺序排列，第二个时辰就是"乙丑"。

八法逐日干支代数，甲为 10，子为 7；八法临时干支代数，甲为 9，子亦为 9。四数相加的总和为 35，由于天干的甲属阳，故用 9 除，所剩的余数是 8。8 为内关所应，故甲子日甲子时应开内关。凡除尽不余，遇到这种情况，阳日作 9 计算，应开的是列缺，阴日则作 6 计算，应开的穴是公孙。

以上是根据公式计算按时所开的经穴，临床运用时还有父母、夫妻、男女、主客等的配用关系，就是公孙配内关，临泣配外关，后溪配申脉，列缺配照海，这样综合应用就可以提高疗效。

为便于掌握和运用灵龟八法开穴，可绘制灵龟八法逐日按时开穴环周盘（附图 1-3）。

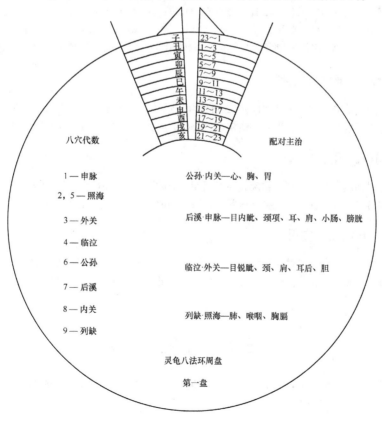

灵龟八法环周盘

第一盘

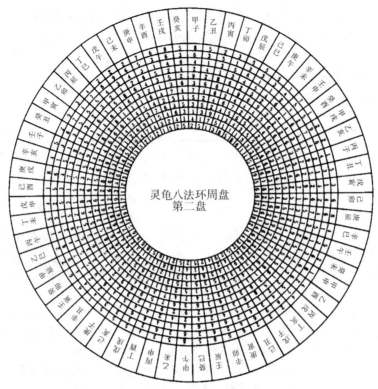

附图1-3　灵龟八法逐日按时开穴环周盘

注：①第二盘上的数字代表穴位，即：1.申脉；2.照海；3.海关；4.临泣；5.照海；6.公孙；7.后溪；8.内关；9.列缺。②在制作时，第一盘应较第二盘小一圈，将第一盘斜线处剪掉，使成空缺，覆于第二盘上，露出第一盘的干支名称，如须查对开穴时间，将第二盘的当天干支名称对准第一盘的空缺，再按时辰去对数字，即可知道所开的穴位。

（二）定时取穴、配穴的治疗

根据病情选取与病情适应的八法开穴的穴位，再配以适当的经穴进行治疗。例如：头面之疾可选后溪、列缺、临泣、照海适应证的开穴时间；胃心胸诸疾可选公孙、内关适应证的开穴时间进行治疗。

（三）按时取穴、配合病穴

根据患者就诊时间所开的八法穴，再配合与疾病相适应的穴位进行治疗，以扶正祛邪，消除病痛。例如：厥心痛，适逢丙申日己丑时，即先开公孙、内关，再取厥阴俞、巨阙针刺，以提高疗效。

（四）流注、八法联合应用

子午流注、灵龟八法二者以"时穴"为主，二者联合应用，可先开八法穴，再配纳甲按时取穴；或先开八法穴，再配纳子取穴；或根据病情，预定八法开穴时间，再配纳甲定时取穴。运用时穴法，必须根据病情，适应配穴，发挥时穴的疗效。

第三节　飞腾八法

飞腾八法也是以八脉八穴为基础，按时开穴的一种方法。它的运用与灵龟八法略有不同。本法不论日干支和时干支，均以天干为主，不用零余方法（附表1-11）。

飞腾八法歌

壬甲公孙即是乾，丙居艮上内关然，
戊为临泣生坎水，庚属外关震相连，
辛上后溪装巽卦，乙癸申脉到坤传，
己土列缺南离上，丁居照海兑金全。

附表 1-11 飞腾八法表

时辰	壬甲	丙	戊	庚	辛	乙癸	己	丁
腧穴	公孙	内关	临泣	外关	后溪	申脉	列缺	照海
八卦	乾	艮	坎	震	巽	坤	离	兑

例如：甲日戊辰时开何穴？据时干，戊对应临泣，所以甲日戊辰时开临泣。丁日乙巳时开何穴？据时干，乙对应申脉，所以丁日乙巳时开申脉。

附录2　针灸歌赋选

标　幽　赋

——选自金·窦汉卿《针经指南》

拯救之法，妙用者针。察岁时于天道，定形气于予心。春夏瘦而刺浅，秋冬肥而刺深。不穷经络阴阳，多逢刺禁；既论脏腑虚实，须向经寻。原夫起自中焦，水初下漏，太阴为始，至厥阴而方终；穴出云门，抵期门而最后。正经十二，别络走三百余支；正侧偃伏，气血有六百余候。手足三阳，手走头而头走足；手足三阴，足走腹而胸走手。要识迎随，须明逆顺。况乎阴阳，气血多少为最。厥阴太阳，少气多血；太阴少阴，少血多气；而又气多血少者，少阳之分；气盛血多者，阳明之位。先详多少之宜，次察应至之气。轻滑慢而未来，沉涩紧而已至。既至也，量寒热而留疾；未至者，据虚实而痀气。气之至也，若鱼吞钩饵之浮沉；气未至也，似闲处幽堂之深邃。气速至而效速，气迟至而不治。

观夫九针之法，毫针最微，七星可应，众穴主持。本形金也，有蠲邪扶正之道；短长水也，有决凝开滞之机。定刺象木，或斜或正；口藏比火，进阳补赢。循机扪而可塞以象土，实应五行而可知。然是三寸六分，包含妙理；虽细桢于毫发，同贯多歧。可平五脏之寒热，能调六腑之虚实。拘挛闭塞，遣八邪而去矣；寒热痛痹，开四关而已之。

凡刺者，使本神朝而后入；既刺也，使本神定而气随。神不朝而勿刺，神已定而可施。定脚处，取气血为主意；下手处，认水木是根基。天地人三才也，涌泉同璇玑百会；上中下三部也，大包与天枢地机。阳跷阳维并督脉，主肩背腰腿在表之病；阴跷阴维任带冲，去心腹胁肋在里之疑。二陵二跷二交，似续而交五大；两间两商两井，相依而列两支。

大抵取穴之法，必有分寸，先审自意，次观肉分；或伸屈而得之，或平直而安定。在阳部筋骨之侧，陷下为真；在阴分郄腘之间，动脉相应。取五穴用一穴而必端；取三经用一经而可正。头部与肩部详分，督脉与任脉易定。明标与本，论刺深刺浅之经；住痛移疼，取相交相贯之径。

岂不闻脏腑病，而求门海俞募之微；经络滞，而求原别交会之道。更穷四根三结，依标本而刺无不痊；但用八法五门，分主客而针无不效。八脉始终连八会，本是纪纲；十二经络十二原，是为枢要。一日取六十六穴之法，方见幽微，一时取一十二经之原，始知要妙。

原夫补泻之法，非呼吸而在手指；速效之功，要交正而识本经。交经缪刺，左有病而右畔取；泻络远针，头有病而脚上针。巨刺与缪刺各异，微针与妙刺相通。观部分而知经络之虚实，视浮沉而辨脏腑之寒温。且夫先令针耀，而虑针损；次藏口内，而欲针温。目无外视，手如握虎；心无内慕，如待贵人。左手重而多按，欲令气散；右手轻而徐入，不痛之因。空心恐怯，直立侧而多晕；背目沉掐，坐卧平而没昏。推于十干十变，知孔穴之开阖；论其五行五脏，察日时之旺衰。伏如横弩，应若发机。阴交阳别，而定血晕；阴跷阳维，而下胎衣。痹厥偏枯，迎随俾经络接续；漏崩带下，温补使气血依归。静以久留，停针待之。必准者，取照海治喉中之闭塞；端的处，用大钟治心内之呆痴。

大抵疼痛实泻，痒麻虚补。体重节痛而俞居，心下痞满而井主。心胀咽痛，针太冲而必除；脾冷胃疼，泻公孙而立愈。胸满腹痛刺内关，胁疼肋痛针飞虎。筋挛骨痛而补魂门，体热劳嗽而泻魄户。头风头痛，刺申脉与金门；眼痒眼疼，泻光明与地五。泻阴郄止盗汗，治小儿骨蒸；刺偏历利小便，医大人水蛊。中风环跳而宜刺，虚损天枢而可取。

由是午前卯后，太阴生而疾温；离左酉南，月朔死而速冷。循扪弹怒，留吸母而坚长；爪下伸提，疾呼子而嘘短。动退空歇，迎夺右而泻凉；推内进搓，随济左而补暖。

慎之！大患危疾，色脉不顺而莫针；寒热风阴，饥饱醉劳而切忌。望不补而晦不泻，弦不夺而朔不济。精其心而穷其法，无灸艾而坏其皮；正其理而求其原，免投针而失其位。避灸处而加四肢，四十有九；禁刺处而除六俞，二十有二。

抑又闻，高皇抱疾未瘥，李氏刺巨阙而后苏；太子暴死为厥，越人针维会而复醒。肩井曲池，甄权刺臂痛而复射；悬钟环跳，华陀刺躄足而立行。秋夫针腰俞而鬼免沉疴，王纂针交俞而妖精立出。刺肝俞与命门，使瞽士视秋毫之末；刺少阳与交别，俾聋夫听夏蚋之声。

嗟夫！去圣逾远，此道渐坠。或不得意而散其学，或愆其能而犯禁忌。愚庸智浅，难契于玄言；至道渊深，得之者有几？偶述斯言，不敢示诸明达者焉，庶几乎童蒙之心启。

通玄指要赋

——选自金·窦汉卿《针经指南》

必欲治病，莫如用针。巧运神机之妙，工开圣理之深。外取砭针，能蠲邪而扶正；中含水火，善回阳而倒阴。

原夫络别支殊，经交错综，或沟池溪谷以歧异，或山海丘陵而隙共。斯流派以难揆，在条纲而有统。理繁而昧，纵补泻以何功，法捷而明，曰迎随而得用。

且如行步难移，太冲最奇。人中除脊膂之强痛，神门去心性之呆痴。风伤项急，始求于风府；头晕目眩，要觅于风池。耳闭须听会而治也，眼痛则合谷以推之。胸结身黄，取涌泉而即可；脑昏目赤，泻攒竹以偏宜。但见两肘之拘挛，仗曲池而平扫；四肢之懈惰，凭照海以消除。

牙齿痛，吕细堪治；头项强，承浆可保。太白宣通于气冲，阴陵开通于水道。腹膨而胀，夺内庭兮休迟；筋转而疼，泻承山而在早。

大抵脚腕痛，昆仑解愈；股膝疼，阴市能医。痫发癫狂兮，凭后溪而疗理；疟生寒热兮，仗间使以扶持；期门罢胸满血膨而已，劳宫退胃翻心痛亦何疑！稽夫大敦去七疝之偏坠，王公谓此；三里却五劳之羸瘦，华佗言斯。

固知腕骨祛黄，然骨泻肾，行间治膝肿目疾，尺泽去肘疼筋紧。目昏不见，二间宜取；鼻窒无闻，迎香可引。肩井除两臂难任，丝竹疗头疼不忍。咳嗽寒痰，列缺堪治；眵曦冷泪，临泣尤准。髋骨将腿痛以祛残，肾俞把腰疼而泻尽。以见越人治尸厥于维会，随手而苏；文伯泻死胎于阴交，应针而陨。

圣人于是察麻与痛，分实与虚。实则自外而入也，虚则自内而出欤！故济母而裨其不足，夺子而平其有余。观二十七之经络，一一明辨；据四百四之疾症，件件皆除。故得尪枉都无，跻斯民于寿域；几微已判，彰往古之玄书。

抑又闻心胸病，求掌后之大陵；肩背患，责肘前之三里。冷痹肾败，取足阳明之土；连脐腹痛，泻足少阴之水。脊间心后者，针中诸而立痊；胁下肋边者，刺阳陵而即止。头项痛，拟后溪以安然；腰背疼，在委中而已矣。夫用针之士，于此理苟能明焉，收祛邪之功，而在乎捻指。

百　症　赋

——选自明·高武《针灸聚英》

百症腧穴，再三用心。囟会连于玉枕，头风疗以金针。悬颅、颔厌之中，偏头痛止；强间、丰隆之际，头痛难禁。原夫面肿虚浮，须仗水沟、前顶；耳聋气闭，全凭听会、翳风。面上虫行有验，迎香可取；耳中蝉噪有声，听会堪攻。目眩兮，支正、飞扬；目黄兮，阳纲、胆俞。攀睛攻少泽、肝俞之所，泪出刺临泣、头维之处。目中漠漠，即寻攒竹、三间；目觉眻眻，急取养老、天柱。

观其雀目肝气，睛明、行间而细推；审他项强伤寒，温溜、期门而主之。廉泉、中冲，舌下肿疼堪取；天府、合谷，鼻中衄血宜追。耳门、丝竹空，住牙疼于顷刻；颊车、地仓穴，正口㖞于片时。喉痛兮，液门、鱼际去疗，转筋兮，金门、丘墟来医。阳谷、侠溪，颔肿口噤并治；少商、曲泽，血虚口渴同施。通天去鼻内无闻之苦，复溜祛舌干口燥之悲。哑门、关冲，舌缓不语而要紧；天鼎、间使，失音嗫嚅而休迟。太冲泻唇㖞以速愈，承浆泻牙疼而即移。项强多恶风，束骨相连于天柱；热病汗不出，大都更接于经渠。

且如两臂顽麻，少海就傍于三里；半身不遂，阳陵远达于曲池。建里、内关，扫尽胸中之苦闷；听宫、脾俞，祛残心下之悲凄。久知胁肋疼痛，气户、华盖有灵；腹内肠鸣，下脘、陷谷能平。胸胁支满何疗，章门、不容细寻；膈疼饮蓄难禁，膻中、巨阙便针。胸满更加噎塞，中府、意舍所行；胸膈停留瘀血，肾俞、巨髎宜征。胸满项强，神藏、璇玑已试；背连腰痛，白环、委中曾经。脊强兮，水道、筋缩；目 兮，颧髎、大迎。痓病非颅息而不愈，脐风须然谷而易醒。委阳、天池，腋肿针而速散；后溪、环跳，腿疼刺而即轻。梦魇不宁，厉兑相谐于隐白；发狂奔走，上脘同起于神门。惊悸怔忡，取阳交、解溪勿误；反张悲哭，仗天冲、大横须精。癫疾必身柱、本神之令，发热仗少冲、曲池之津。岁热时行，陶道复求肺俞理；风痫常发，神道须还心俞宁。湿寒湿热下髎定，厥寒厥热涌泉清。寒慄恶寒，二间疏通阴郄暗；烦心呕吐，幽门开彻玉堂明。行间、涌泉，主消渴之肾竭；阴陵、水分，去水肿之脐盈。痨瘵传尸，趋魄户、膏肓之路；中邪霍乱，寻阴谷、三里之程。治疸消黄，谐后溪、劳宫而看；倦言嗜卧，往通里、大钟而明。咳嗽连声，肺俞须迎天突穴；小便赤涩，兑端独泻太阳经。刺长强与承山，善主肠风新下血；针三阴于气海，专司白浊久遗精。

且如肓俞、横骨，泻五淋之久积；阴郄、后溪，治盗汗之多出。脾虚谷以不消，脾俞、膀胱俞觅；胃冷食而难化，魂门、胃俞堪责。鼻痔必取龈交，瘿气须求浮白。大敦、照海，患寒疝而善蠲；五里、臂臑，生疬疮而能治。至阴、屏翳，疗痒疾之疼多；肩髃、阳溪，消瘾风之热极。

抑又论妇人经事改常，自有地机、血海；女子少气漏血，不无交信、合阳。带下产崩，冲门、气冲宜审；月潮违限，天枢、水泉细详。肩井乳痈而极效，商丘痔瘤而最良。脱肛趋百会、尾翳之所，无子搜阴交、石关之乡。中脘主乎积痢，外丘收乎大肠。寒疟兮商阳、太溪验；痃癖兮冲门、血海强。

夫医乃人之司命，非志士而莫为；针乃理之渊微，须至人之指教。先究其病源，后攻其穴道，随手见功，应针取效。方知玄理之玄，始达妙中之妙。此篇不尽，略举其要。

玉 龙 赋

——选自明·高武《针灸聚英》

夫参博以为要，辑简而舍繁，总玉龙以成赋，信金针以获安。原夫卒暴中风，顶门、百会；脚气连延，里、绝、三交。头风鼻渊，上星可用；耳聋腮肿，听会偏高。攒竹、头维，治目疼头痛；孔根、俞府，疗气嗽痰哮。风市、阴市，驱腿脚之乏力；阴陵、阳陵，除膝肿之难熬。二白医痔漏，间使剿疟疾。大敦去疝气，膏肓补虚劳。天井治瘰疬瘾疹，神门治呆痴笑咷。

咳嗽风痰，太渊、列缺宜刺；尪羸喘促，璇玑、气海当知。期门、大敦，能治坚瘕疝气；劳宫、大陵，可疗心闷疮痍。心悸虚烦刺三里，时疫疬疟寻后溪。绝骨、三里、阴交，脚气宜此；睛明、太阳、鱼尾，目症凭兹。老者便多，命门兼肾俞而著艾；妇人乳肿，少泽与太阳之可推。身柱蠲嗽，能除脊痛；至阳却疸，善治神疲。长强、承山，灸痔最妙；丰隆、肺俞，痰嗽称奇。风门主伤冒寒邪之嗽，天枢理感患脾泄之危。

风池、绝骨，而疗乎伛偻；人中、曲池，可治其痿伛。期门刺伤寒未解，经不再传；鸠尾针癫痫已发，慎其妄施。阴交、水分、三里，蛊胀宜刺；商丘、解溪、丘墟，脚痛堪追。尺泽理筋急之不用，腕骨疗手腕之难移。肩脊痛兮，五枢兼于背缝；肘挛痛兮，尺泽合于曲池。风湿传于两肩，肩髃可疗；壅热盛乎三焦，关冲最宜。手臂红肿，中渚、液门要辨；脾虚黄疸，腕骨、中脘何疑。伤寒无汗，攻复溜宜泻；伤寒有汗，取合谷当随。

欲调饱满之气逆，三里可胜；要起六脉之沉匿，复溜称神。照海、支沟，通大便之秘；内庭、临泣，理小腹之膜。天突、膻中医喘嗽，地仓、颊车疗口㖞。迎香攻鼻窒为最，肩井除臂痛如拿。二间治牙疼，中魁理翻胃而即愈；百劳止虚汗，通里疗心惊而即瘥。大小骨空，治眼烂能止冷泪；左右太阳，医目疼善除血翳。心俞、肾俞，治腰肾虚乏之梦遗；人中、委中，除腰脊痛闪之难制。太溪、昆仑、申脉，最疗足肿之迍；涌泉、关元、丰隆为治尸劳之例。

印堂治其惊搐，神庭理乎头风。大陵、人中频泻，口气全除；带脉、关元多灸，肾败堪攻。腿脚重疼，针髋骨、膝关、膝眼；行步艰楚，刺三里、中封、太冲。取内关于照海，医腹疾之块，搐迎香于鼻内，消眼热之红。肚痛秘结，大陵合外关于支沟；腿风湿痛，居髎兼环跳于委中。上脘、中脘，治九种心痛，赤带、白带，求中极之异同。

又若心虚热壅，少冲明于济夺；目昏血溢，肝俞辨其实虚。当心传之玄要，究手法之疾徐。或值挫闪疼痛之不定，此为难拟定之可袪。辑管见以便诵读，幸高明而无哂诸。

肘　后　歌

——选自明·高武《针灸聚英》

头面之疾针至阴，腿脚有疾风府寻。心胸有病少府泻，脐腹有病曲泉针。
肩背诸疾中渚下，腰膝强痛交信凭，胁肋腿痛后溪妙，股膝肿起泻太冲。
阴核发来如升大，百会妙穴真可骇。顶心头痛眼不开，涌泉下针定安泰。
鹤膝肿劳难移步，尺泽能舒筋骨疼，更有一穴曲池妙，根寻源流可调停；
其患若要便安愈，加以风府可用针。更有手臂拘挛急，尺泽刺深去不仁。
腰背若患挛急风，曲池一寸五分攻。五痔原因热血作，承山须下病无踪。
哮喘发来寝不得，丰隆刺入三分深。狂言盗汗如见鬼，惺惺间使便下针。
骨寒髓冷火来烧，灵道妙穴分明记；疟疾寒热真可畏，须知虚实可用意；
间使宜透支沟中，大椎七壮合圣治；连日频频发不休，金门刺深七分是。
疟疾三日得一发，先寒后热无他语，寒多热少取复溜，热多寒少用间使。
或患伤寒热未收，牙关风壅药难投，项强反张目直视，金针用意列缺求。
伤寒四肢厥逆冷，脉气无时仔细寻，神奇妙穴真有二，复溜半寸顺骨行。
四肢回还脉气浮，须晓阴阳倒换求，寒则须补绝骨是，热则绝骨泻无忧。
脉若浮洪当泻解，沉细之时补便瘥。百合伤寒最难医，妙法神针用意推。
口噤眼合药不下，合谷一针效甚奇。狐惑伤寒满口疮，须下黄连犀角汤。
虫在脏腑食肌肉，须要神针刺地仓，伤寒腹痛虫寻食，吐蛔乌梅可难攻。
十日九日必定死，中脘回还胃气通。伤寒痞气结胸中，两目昏黄汗不通，
涌泉妙穴三分许，速使周身汗自通。伤寒痞结胁积痛，宜用期门见深功。
当汗不汗合谷泻，自汗发黄复溜凭。飞虎一穴通痞气，祛风引气使安宁。
刚柔二痉最乖张，口噤眼合面红妆，热血流入心肺腑，须要金针刺少商。
中满如何去得根，阴包如刺效如神，不论老幼依法用，须教患者便抬身。
打扑伤损破伤风，先于痛处下针攻，后向承山立作效，甄权留下意无穷。
腰腿疼痛十年春，应针不了便惺惺，大都引气探根本，服药寻方枉费金。
脚膝经年痛不休，内外踝边用意求，穴号昆仑并吕细，应时消散即时瘥。
风痹痿厥如何治，大杼曲泉真是妙，两足两胁满难伸，飞虎神针七分到。
腰软如何去得根，神妙委中立见效。

孙真人十三鬼穴歌

——选自明·高武《针灸聚英》

百邪颠狂所为病，针有十三穴须认，
凡针之体先鬼宫，次针鬼信无不应，
一一从头逐一求，男从左起女从右。
一针人中鬼宫停，左边下针右出针。
第二手大指甲下，名鬼信刺三分深。
三针足大指甲下，名曰鬼垒入二分，
四针掌后大陵穴，入针五分为鬼心，
五针申脉名鬼路，火针三下七锃锃。
第六却寻大杼上，入发一寸名鬼枕，
七刺耳垂下五分，名曰鬼床针要温。
八针承浆名鬼市，从左出右君须记，
九针间使鬼路上，十针上星名鬼堂。
十一阴下缝三壮，女玉门头为鬼藏。
十二曲池名鬼臣，火针仍要七锃锃。
十三舌头当舌中，此穴须名是鬼封。
手足两边相对刺，若逢孤穴只单通。
此是先师真妙诀，狂猖恶鬼走无踪。

金 针 赋

——选自明·徐凤《针灸大全》

　　观夫针道，捷法最奇。须要明于补泻，方可起于倾危。先分病之上下，次定穴之高低。头有病而足取之，左有病而右取之。男子之气，早在上而晚在下，取之必明其理；女子之气，早在下而晚在上，用之必识其时。午前为早属阳，午后为晚属阴，男女上下，凭腰分之。手足三阳，手走头而头走足；手足三阴，足走腹而胸走手。阴升阳降，出入之机。逆之者为泻、为迎，顺之者为补、为随。春夏刺浅者以瘦，秋冬刺深者以肥。更观元气厚薄，浅深之刺犹宜。

　　原夫补泻之法，妙在呼吸手指。男子者，大指进前左转，呼之为补，退后右转，吸之为泻，提针为热，插针为寒；女子者，大指退后右转，吸之为补，进前左转，呼之为泻，插针为热，提针为寒。左与右各异，胸与背不同，午前者如此，午后者反之。是故爪而切之，下针之法；摇而退之，出针之法；动而进之，催针之法；循而摄之，行气之法。搓而去病，弹则补虚，肚腹盘旋，扪为穴闭。重沉豆许曰按，轻浮豆许曰提。一十四法，针要所备。补者一退三飞，真气自归；泻者一飞三退，邪气自避。补则补其不足，泻则泻其有余。有余者为肿为痛曰实，不足者为痒为麻曰虚。气速效速，气迟效迟，死生贵贱，针下皆知。贱者硬而贵者脆，生者涩而死者虚，候之不至，必死无疑。

　　且夫下针之先，须爪按重而切之，次令咳嗽一声，随咳下针。凡补者呼气，初针刺至皮内，乃曰天才；少停进针，刺入肉内，是曰人才；又停进针，刺至筋骨之间，名曰地才。此为极处，就当补之，再停良久，却须退针至人之分，待气沉紧，倒针朝病，进退往来，飞经走气，尽在其中矣。凡泻者吸气，初针至天，少停进针，直至于地，得气泻之，再停良久，即须退针，复至于人，待气沉紧，倒针朝病，法同前矣。其或晕针者，神气虚也，以针补之，以袖掩之，口鼻气回，热汤与之，略停少顷，依前再施。

　　及夫调气之法，下针至地之后，复人之分；欲气上行，将针右捻；欲气下行，将针左捻；欲补先呼后吸，欲泻先吸后呼。气不至者，以手循摄，以爪切掐，以针摇动，进捻搓弹，直待气至。以龙虎升腾之法，按之在前，使气在后，按之在后，使气在前。运气走至疼痛之所，以纳气之法，扶针直插，复向下纳，使气不回。若关节阻涩，气不过者，以龙虎龟凤通经接气，大段之法，驱而运之，仍以循摄爪切，无不应矣，此通仙之妙。

况夫出针之法，病势既退，针气微松，病未退者，针气如根，推之不动，转之不移，此为邪气吸拔其针，乃真气未至，不可出之；出之者其病即复，再须补泻，停以待之，直候微松，方可出针豆许，摇而停之。补者吸之去疾，其穴急扪；泻者呼之去徐，其穴不闭。欲令膝密，然后吸气。故曰：下针贵迟，太急伤血；出针贵缓，太急伤气。以上总要，于斯尽矣。

考夫治病，其法有八：一曰烧山火，治顽麻冷痹，先浅后深，凡九阳而三进三退，慢提紧按，热至，紧闭插针，除寒之有准。二曰透天凉，治肌热骨蒸，先深后浅，用六阴而三出三入，紧提慢按，寒至，徐徐举针，退热之可凭。皆细细搓之，去病准绳。三曰阳中隐阴，先寒后热，浅而深，以九六之法，则先补后泻也。四曰阴中隐阳，先热后寒，深而浅，以六九之方，则先泻后补也。补者直须热至，泻者务待寒侵，犹如搓线，慢慢转针，法浅则用浅，法深则用深，二者不可兼而紊之也。五曰子午捣臼，水蛊膈气，落穴之后，调气均匀，针行上下，九入六出，左右转之，十遭自平。六曰进气之诀，腰背肘膝痛，浑身走注疼，刺九分，行九补，卧针五七吸，待气上行。亦可龙虎交战，左捻九而右捻六，是亦住痛之针。七曰留气之诀，疬癖癥瘕，刺七分，用纯阳，然后乃直插针，气来深刺，提针再停。八曰抽添之诀，瘫痪疮癞，取其要穴，使九阳得气，提按搜寻，大要运气周遍，扶针直插，复向下纳，回阳倒阴，指下玄微，胸中活法，一有未应，反复再施。

若夫过关过节催运气，以飞经走气，其法有四：一曰青龙摆尾，如扶船舵，不进不退，一左一右，慢慢拨动。二曰白虎摇头，似手摇铃，退方进圆，兼之左右，摇而振之。三曰苍龟探穴，如入土之象，一退三进，钻剔四方。四曰赤凤迎源，展翅之仪，入针至地，提针至天，候针自摇，复进其原，上下左右，四围飞旋，病在上吸而退之，病在下呼而进之。

至夫久患偏枯，通经接气之法，已有定息寸数。手足三阳，上九而下十四，过经四寸；手足三阴，上七而下十二，过经五寸。在乎摇动出纳，呼吸同法，驱运气血，顷刻周流，上下通接，可使寒者暖而热者凉，痛者止而胀者消。若开渠之决水，立时见功，何倾危之不起哉？虽然，病有三因，皆从气血，针分八法，不离阴阳。盖经脉昼夜之循环，呼吸往来之不息，和则身体康健，否则疾病竞生。譬如天下国家地方，山海田园，江河溪谷，值岁时风雨均调，则水道疏利，民安物阜。其或一方一所，风雨不均，遭以旱涝，使水道涌竭不通，灾忧遂至。人之气血，受病三因，亦犹方所之于旱涝也。盖针砭所以通经脉，均气血，蠲邪扶正，故曰捷法最奇者哉。

磋夫！轩岐古远，卢扁久亡，此道幽深，非一言而可尽，斯文细密，在久习而能通。岂世上之常辞，庸流之泛术。得之者若科之及第，而悦于心；用之者如射之发中，而应于目。述自先圣，传之后学，用针之士，有志于斯，果能洞造玄微，而尽其精妙，则世之伏枕之疴，有缘者遇针，其病皆随手而愈矣。

马丹阳天星十二穴治杂病歌

——选自明·徐凤《针灸大全》

三里内庭穴，曲池合谷接，委中配承山，太冲昆仑穴，环跳与阳陵，通里并列缺。合担用法担，合截用法截，三百六十六，不出十二诀。治病如神灵，浑如汤泼雪，北斗降真机，金锁教开彻，至人可传授，匪人莫浪说。

三里膝眼下，三寸两筋间。能通心腹胀，善治胃中寒；肠鸣并泄泻，腿肿膝胻酸；伤寒羸瘦损，气蛊及诸般。年过三旬后，针灸眼便宽。取穴当审的，八分三壮安。

内庭次趾外，本属足阳明。能治四肢厥，喜静恶闻声；隐疹咽喉痛，数欠及牙疼；疟疾不能食，针着便惺惺。

曲池拱手取，屈肘骨边求。善治肘中痛，偏风手不收；挽弓开不得，筋缓莫梳头；喉闭促欲死，发热更无休，遍身风癣癞，针着即时瘳。

合谷在虎口，两指歧骨间。头疼并面肿，疟疾热还寒，齿龋鼻衄血，口噤不开言。针入五分深，令人即便安。

委中曲腘里，横纹脉中央。腰痛不能举，沉沉引脊梁，酸痛筋莫展，风痹复无常，膝头难伸屈，针入即安康。

承山名鱼腹，腨肠分肉间。善治腰疼痛，痔疾大便难，脚气并膝肿，辗转战疼酸，霍乱及转筋，穴中刺便安。

太冲足大趾，节后二寸中。动脉知生死，能医惊痫风。咽喉并心胀，两足不能行。七疝偏坠肿，眼目似云朦，亦能疗腰痛，针下有神功。

昆仑足外踝，跟骨上边寻。转筋腰尻痛，暴喘满冲心。举步行不得，一动即呻吟。若欲求安乐，须于此穴针。

环跳在髀枢，侧卧屈足取。折腰莫能顾，冷风并湿痹。腿胯连腨痛，转侧重唏嘘。若人针灸后，顷刻病消除。

阳陵居膝下，外廉一寸中。膝肿并麻木，冷痹及偏风。举足不能起，坐卧似衰翁。针入六分止，神功妙不同。

通里腕侧后，去腕一寸中。欲言声不出，懊恼及怔忡。实则四肢重，头腮面颊红，虚则不能食，暴瘖面无容。毫针微微刺，方信有神功。

列缺腕侧上，次指手交叉，善疗偏头患，遍身风痹麻。痰涎频壅上，口噤不开牙。若能明补泻，应手即如拿。

席 弘 赋

——选自明·徐凤《针灸大全》

凡欲行针须审穴，要明补泻迎随诀，胸背左右不相同，呼吸阴阳男女别。

气刺两乳求太渊，未应之时泻列缺；列缺头痛及偏正，重泻太渊无不应。耳聋气痞听会针，迎香穴泻功如神。谁知天突治喉风，虚喘须寻三里中。手连肩脊痛难忍，合谷针时要太冲。曲池两手不如意，合谷下针宜仔细。心痛手颤少海间，若要除根觅阴市。但患伤寒两耳聋，金门听会疾如风。五般肘痛寻尺泽，太渊针后却收功。

手足上下针三里，食癖气块凭此取。鸠尾能治五般痫，若下涌泉人不死。胃中有积刺璇玑，三里功多人不知。阴陵泉治心胸满，针到承山饮食思。大杼若连长强寻，小肠气痛即行针。

委中专治腰间痛，脚膝肿时寻至阴。气滞腰痛不能立，横骨大都宜救急。气海专能治五淋，更针三里随呼吸。期门穴主伤寒患，期门穴主伤寒患，六日过经犹未汗，但向乳根二肋间，又治妇人生产难。

耳内蝉鸣腰欲折，膝下明存三里穴，若能补泻五会间，且莫向人容易说。睛明治眼未效时，合谷光明安可缺。

人中治癫功最高，十三鬼穴不须饶，水肿水分兼气海，皮内随针气自消。冷嗽先宜补合谷，却须针泻三阴交。牙齿肿痛并咽痹，二间阳溪疾怎逃。更有三间肾俞妙，善除肩背消风劳。若针肩井须三里，不刺之时气未调。最是阳陵泉一穴，膝间疼痛用针烧。委中腰痛脚挛急，取得其经血自调。脚痛膝肿针三里，悬钟二陵三阴交，更向太冲须引气，指头麻木自轻飘。

转筋目眩针鱼腹，承山昆仑立便消。肚疼须是公孙妙，内关相应必然瘳。冷风冷痹疾难愈，环跳腰俞针与烧。风府风池寻得到，伤寒百病一时消。阳明二日寻风府，呕吐还须上脘疗。

妇人心痛心俞穴，男子疝癖三里高。小便不禁关元好，大便闭涩大敦烧。髋骨腿疼三里泻，复溜气滞便离腰。

从来风府最难针，却用工夫度浅深，倘若膀胱气未散，更宜三里穴中寻。若是七疝小腹痛，照海阴交曲泉针。又不应时求气海，关元同泻效如神。小肠气撮痛连脐，速泻阴交莫在迟，良久涌泉针取气，此中玄妙少人知。

小儿脱肛患多时，先灸百会次鸠尾。久患伤寒肩背痛，但针中渚得其宜。肩上痛连脐不休，手中三里便须求，下针麻重即须泻，得气之时不用留。腰连胯痛急必大，便于三里攻其隘，下针一泻三补之，气上攻噎只管在，噎不在时气海灸，定泻一时立便瘥。

补自卯南转针高，泻从卯北莫辞劳，逼针泻气便须吸，若补随呼气自调，左右拈针寻子午，抽针行气自迢迢，用针补泻分明说，更用搜穷本与标。咽喉最急先百会，太冲照海及阴交。学者潜心宜熟读，席弘治病最名高。

灵 光 赋

——选自明·徐凤《针灸大全》

黄帝岐伯针灸诀，依他经里分明说。
三阴三阳十二经，更有两经分八脉。
灵光典注极幽深，偏正头疼泻列缺。

睛明治眼胬肉攀，耳聋气闭听会间。
两鼻衄齄针禾髎，鼻窒不闻迎香间。
治气上壅足三里，天突宛中治喘痰。
心疼手颤针少海，少泽应除心下寒。
两足拘挛觅阴市，五般腰痛委中安。
髀枢不动泻丘墟，复溜治肿如神医。
犊鼻治疗风邪疼，住喘却痛昆仑愈。
后跟痛在仆参求，承山筋转并久痔。
足掌下去寻涌泉，此法千金莫妄传。
此穴多治妇人疾，男蛊女孕两病痊。
百会鸠尾治痢疾，大小肠俞大小便。
气海血海疗五淋，中脘下脘治腹坚。
伤寒过经期门愈，气刺两乳求太渊。
大敦二穴主偏坠，水沟间使治邪癫。
吐血定喘补尺泽，地仓能止口流涎。
劳宫医得身劳倦，水肿水分灸即安。
五指不伸中渚取，颊车可灸牙齿愈。
阴跷阳跷两踝边，脚气四穴先寻取。
阴阳陵泉亦主之，阴跷阳跷与三里，
诸穴一般治脚气，在腰玄机宜正取。
膏肓岂止治百病，灸则玄功病须愈。
针灸一穴数病除，学者尤宜加仔细。
悟得明师流注法，头目有病针四肢。
针有补泻明呼吸，穴应五行顺四时。
悟得人身中造化，此歌依旧是筌蹄。

行针指要歌

——选自明·杨继洲《针灸大成》

或针风，先向风府百会中；或针水，水分夹脐上边取；
或针结，针着大肠泄水穴；或针劳，须向膏肓及百劳；
或针虚，气海丹田委中奇；或针气，膻中一穴分明记；
或针嗽，肺俞风门须用灸；或针痰，先针中脘三里间；
或针吐，中脘气海膻中补；翻胃吐食一般医，针中有妙少人知。

胜　玉　歌

——选自明·杨继洲《针灸大成》

胜玉歌兮不虚言，此是杨家真秘传。或针或灸依法语，补泻迎随随手捻。
头痛眩晕百会好，心疼脾痛上脘先，后溪鸠尾及神门，治疗五痫立便痊。鸠尾穴禁灸，针三分，家传灸七壮。
髀疼要针肩井穴，耳闭听会莫迟延。针一寸半，不宜停。经言禁灸，家传灸七壮。
胃冷下脘却为良，眼痛须觅清冷渊。霍乱心疼吐痰涎，巨阙着艾便安然。

　星专。头项强急承浆保，牙腮疼紧大迎全。
　筋拘挛。若人行步苦艰难，中封太冲针便瘥。
　海天井边。筋疼闭结支沟穴，颔肿喉闭少商前。
　驱疗脚风缠。泻却人中及颊车，治疗中风口吐沫。
　使大杼真妙穴；经年或变劳怯者，痞满脐旁章门决。
　膻中七壮除膈热。目内红痛苦皱眉，丝竹攒竹亦堪医。
　治却须当灸肺俞，更有天突与筋缩，小儿吼闭自然疏。
　物，曲池合谷共肩髃；臂疼背痛针三里，头风头痛灸风池。
　泄泻，脐旁两寸灸天枢，诸般气症从何治，气海针之灸亦宜；
　归来治，腰痛中空穴最奇。中空穴，从肾俞穴量下三寸，各开三寸是穴，灸十四壮，向外针一寸
膀胱经之中髎也。
　转酸难移步，妙穴说与后人知，环跳风市及阴市，泻却金针病自除。阴市虽云禁灸，家传亦灸七壮。
　疮臁内年年发，血海寻来可治之，两膝无端肿如斗，膝眼三里艾当施。
两股转筋承山刺，脚气复溜不须疑，踝跟骨痛灸昆仑，更有绝骨共丘墟。
灸罢大敦除疝气，阴交针入下胎衣。遗精白浊心俞治，心热口臭大陵驱。
腹胀水分多得力，黄疸至阳便能离，肝血盛兮肝俞泻，痔疾肠风长强欺。
肾败腰疼小便频，督脉两旁肾俞除。六十六穴施应验，故成歌诀显针奇。

长桑君天星秘诀歌

——选自明·朱权《乾坤生意》

天星秘诀少人知，此法专分前后施。
若是胃中停宿食，后寻三里起璇玑；
脾病血气先合谷，后刺三阴交莫迟。
如中鬼邪先间使，手臂挛痹取肩髃；
脚若转筋并眼花，先针承山次内踝。
脚气酸疼肩井先，次寻三里阳陵泉；
如是小肠连脐痛，先刺阴陵后涌泉。
耳鸣腰痛先五会，次针耳门三里内；
小肠气痛先长强，后刺大敦不要忙。
足缓难行先绝骨，次寻条口及冲阳；
牙疼头痛兼喉痹，先刺二间后三里。
胸膈痞满先阴交，针到承山饮食喜；
肚腹浮肿胀膨膨，先针水分泻建里。
伤寒过经不出汗，期门通里先后看；
寒疟面肿及肠鸣，先取合谷后内庭。
冷风湿痹针何处？先取环跳次阳陵，
指痛挛急少商好，依法施之无不灵。
此是桑君真口诀，时医莫作等闲轻。

睛明治眼胬肉攀，耳聋气闭听会间。
两鼻鼽衄针禾髎，鼻窒不闻迎香间。
治气上壅足三里，天突宛中治喘痰。
心疼手颤针少海，少泽应除心下寒。
两足拘挛觅阴市，五般腰痛委中安。
髀枢不动泻丘墟，复溜治肿如神医。
犊鼻治疗风邪疼，住喘却痛昆仑愈。
后跟痛在仆参求，承山筋转并久痔。
足掌下去寻涌泉，此法千金莫妄传。
此穴多治妇人疾，男蛊女孕两病痊。
百会鸠尾治痢疾，大小肠俞大小便。
气海血海疗五淋，中脘下脘治腹坚。
伤寒过经期门愈，气刺两乳求太渊。
大敦二穴主偏坠，水沟间使治邪癫。
吐血定喘补尺泽，地仓能止口流涎。
劳宫医得身劳倦，水肿水分灸即安。
五指不伸中渚取，颊车可灸牙齿愈。
阴跷阳跷两踝边，脚气四穴先寻取。
阴阳陵泉亦主之，阴跷阳跷与三里，
诸穴一般治脚气，在腰玄机宜正取。
膏肓岂止治百病，灸则玄功病须愈。
针灸一穴数病除，学者尤宜加仔细。
悟得明师流注法，头目有病针四肢。
针有补泻明呼吸，穴应五行顺四时。
悟得人身中造化，此歌依旧是筌蹄。

行针指要歌

——选自明·杨继洲《针灸大成》

或针风，先向风府百会中；或针水，水分夹脐上边取；
或针结，针着大肠泄水穴；或针劳，须向膏肓及百劳；
或针虚，气海丹田委中奇；或针气，膻中一穴分明记；
或针嗽，肺俞风门须用灸；或针痰，先针中脘三里间；
或针吐，中脘气海膻中补；翻胃吐食一般医，针中有妙少人知。

胜　玉　歌

——选自明·杨继洲《针灸大成》

胜玉歌兮不虚言，此是杨家真秘传。或针或灸依法语，补泻迎随随手捻。
头痛眩晕百会好，心疼脾痛上脘先，后溪鸠尾及神门，治疗五痫立便痊。鸠尾穴禁灸，针三分，家传灸七壮。
髀疼要针肩井穴，耳闭听会莫迟延。针一寸半，不宜停。经言禁灸，家传灸七壮。
胃冷下脘却为良，眼痛须觅清冷渊。霍乱心疼吐痰涎，巨阙着艾便安然。

脾疼背痛中渚泻，头风眼痛上星专。头项强急承浆保，牙腮疼紧大迎全。
行间可治膝肿病，尺泽能医筋拘挛。若人行步苦艰难，中封太冲针便瘥。
脚背痛时商丘刺，瘰疬少海天井边。筋疼闭结支沟穴，颔肿喉闭少商前。
脾心痛急寻公孙，委中驱疗脚风缠。泻却人中及颊车，治疗中风口吐沫。
五疟寒多热更多，间使大杼真妙穴；经年或变劳怯者，痞满脐旁章门决。
噎气吞酸食不投，膻中七壮除膈热。目内红痛苦皱眉，丝竹攒竹亦堪医。
若是痰涎并咳嗽，治却须当灸肺俞，更有天突与筋缩，小儿吼闭自然疏。
两手酸疼难执物，曲池合谷共肩髃；臂疼背痛针三里，头风头痛灸风池。
肠鸣大便时泄泻，脐旁两寸灸天枢，诸般气症从何治，气海针之灸亦宜；
小肠气痛归来治，腰痛中空穴最奇。中空穴，从肾俞穴量下三寸，各开三寸是穴，灸十四壮，向外针一寸半，此即膀胱经之中髎也。
腿股转酸难移步，妙穴说与后人知，环跳风市及阴市，泻却金针病自除。阴市虽云禁灸，家传亦灸七壮。
热疮臁内年年发，血海寻来可治之，两膝无端肿如斗，膝眼三里艾当施。
两股转筋承山刺，脚气复溜不须疑，踝跟骨痛灸昆仑，更有绝骨共丘墟。
灸罢大敦除疝气，阴交针入下胎衣。遗精白浊心俞治，心热口臭大陵驱。
腹胀水分多得力，黄疸至阳便能离，肝血盛兮肝俞泻，痔疾肠风长强欺。
肾败腰疼小便频，督脉两旁肾俞除。六十六穴施应验，故成歌诀显针奇。

长桑君天星秘诀歌

——选自明·朱权《乾坤生意》

天星秘诀少人知，此法专分前后施。
若是胃中停宿食，后寻三里起璇玑；
脾病血气先合谷，后刺三阴交莫迟。
如中鬼邪先间使，手臂挛痹取肩髃；
脚若转筋并眼花，先针承山次内踝。
脚气酸疼肩井先，次寻三里阳陵泉；
如是小肠连脐痛，先刺阴陵后涌泉。
耳鸣腰痛先五会，次针耳门三里内；
小肠气痛先长强，后刺大敦不要忙。
足缓难行先绝骨，次寻条口及冲阳；
牙疼头痛兼喉痹，先刺二间后三里。
胸膈痞满先阴交，针到承山饮食喜；
肚腹浮肿胀膨膨，先针水分泻建里。
伤寒过经不出汗，期门通里先后看；
寒疟面肿及肠鸣，先取合谷后内庭。
冷风湿痹针何处？先取环跳次阳陵，
指痛挛急少商好，依法施之无不灵。
此是桑君真口诀，时医莫作等闲轻。